U0198361

临床肿瘤放射治疗典型病例丛书

总主编　李宝生

腹部肿瘤放射治疗典型病例

主编　刘士新　董丽华　王铁君　赵玲　吴洪芬

上海科学技术文献出版社

Shanghai Scientific and Technological Literature Press

图书在版编目（CIP）数据

腹部肿瘤放射治疗典型病例 / 刘士新等主编 . -- 上
海：上海科学技术文献出版社，2022.3
ISBN 978-7-5439-8520-9

Ⅰ.①腹… Ⅱ.①刘… Ⅲ.①腹腔疾病—肿瘤—放射
疗法—病案 Ⅳ.① R735.05

中国版本图书馆 CIP 数据核字（2022）第 026951 号

策划编辑：张　树
责任编辑：应丽春
封面设计：李　楠

腹部肿瘤放射治疗典型病例
FUBU ZHONGLIU FANGSHE ZHILIAO DIANXING BINGLI
主　　编　刘士新　董丽华　王铁君　赵　玲　吴洪芬
出版发行：上海科学技术文献出版社
地　　址：上海市长乐路 746 号
邮政编码：200040
经　　销：全国新华书店
印　　刷：朗翔印刷（天津）有限公司
开　　本：787mm×1092mm　1/16
印　　张：22.75
版　　次：2022 年 3 月第 1 版　2022 年 3 月第 1 次印刷
书　　号：ISBN 978-7-5439-8520-9
定　　价：278.00 元

http：//www.sstlp.com

临床肿瘤放射治疗典型病例丛书

总主编　李宝生

《腹部肿瘤放射治疗典型病例》
编委会

主　编

刘士新　董丽华　王铁君
赵　玲　吴洪芬

副主编

杨永净　姜　新
刘林林　贾晓晶

编　委

王　雪　曹　玲　岳　丹
王　冰　许德权　马　瑞
李新迪　张　淼　艾郁葱
常鹏宇　杨国姿　刘　敏
刘百龙　陈　祥　赵　钦
张玉宇　丁丽娟　杨建征
郭　杰　刘忠山　李云峰

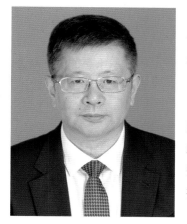

刘士新，主任医师，二级教授，博士研究生导师，现任吉林省肿瘤医院院长、吉林省肿瘤防治研究所所长、吉林省肿瘤医院恶性肿瘤临床精准放疗研究中心主任。

兼任中华医学会放射肿瘤治疗学分会副主任委员，中国抗癌协会肿瘤放射治疗专业委员会副主任委员，中国医师协会结直肠肿瘤专业委员会放射治疗专业委员会（学组）副主任委员，吉林省医学会放射肿瘤治疗学分会主任委员，《中华放射肿瘤学杂志》编委，《中华放射医学与防护杂志》编委，《实用癌症杂志》常务编委等。

1986 年至今一直从事肿瘤放射治疗临床、科研工作，主要研究方向为腹部肿瘤精准放射治疗，尤其对直肠癌术前术后放疗有较高造诣。作为吉林省肿瘤放射治疗领军者，在吉林省率先开展多项先进放射治疗技术，承担省级课题多项，发表学术论文 40 余篇，组织编写《中国直肠癌放射治疗指南（2020 版）》，参与编写卫生部规培教材《肿瘤放射治疗学》《中国 2017 胶质瘤放射治疗专家共识》《放射治疗疼痛全程管理指南（2017 版）》。获得吉林省科学技术二等奖、三等奖各 1 项，吉林省自然科学学术成果二等奖、三等奖各 1 项，均排名第一。获吉林省第五批第三层次、第六批第二层次、第七批第一层次拔尖创新人才，吉林省第十三批有突出贡献的中青年专业技术人才，第八届国家卫生计生突出贡献中青年专家。

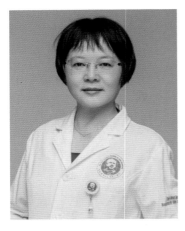

董丽华，主任医师，教授，博士研究生导师，现任吉林大学第一医院放疗科主任。

兼任中华医学会放射肿瘤治疗学分会委员，中国医师协会放射肿瘤治疗医师委员会委员，中国抗癌协会肿瘤放射治疗专业委员会委员，中国临床肿瘤学会（CSCO）肿瘤放射治疗委员会委员，长春市医学会肿瘤放射治疗委员会主任委员，吉林省医学会肿瘤放射治疗专业委员会副主任委员，吉林省医学会肿瘤学专业委员会副主任委员。

1987年毕业于白求恩医科大学医疗系，一直从事肿瘤研究及肿瘤放射治疗的临床、科研、教学工作。主要研究方向为恶性肿瘤精准放射治疗的临床与基础研究及肿瘤的综合治疗。曾于美国杜克大学、加拿大LAVAL大学、韩国延世大学等国际先进的肿瘤放疗中心研修。现任吉林大学公共卫生学院双聘教授、吉林大学第一医院优秀学科带头人。主持国家自然科学基金、"十三五"国家重点研发计划、吉林省发改委项目、吉林省科技厅项目等多项科研项目。近五年以第一或通讯作者发表论文80余篇，其中SCI论文40余篇；发明专利1项；获吉林省自然科学学术成果二等奖、吉林省科学技术三等奖、吉林大学学术成果奖等多项奖项。先后培养研究生25人。

王铁君，主任医师，教授，博士研究生导师，国家级专家，现任吉林大学第二医院放疗科主任，吉林大学医学部肿瘤学系副主任。

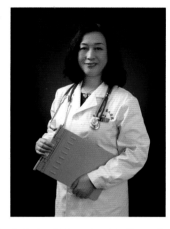

兼任中华医学会放射肿瘤治疗学分会委员，中华医学会放射医学与防护学分会委员会委员，中国医师协会放射肿瘤治疗医师分会委员会委员，中国医师协会放射肿瘤治疗医师分会妇科肿瘤放疗学组副组长，中华医学会近距离治疗学组委员，中国医师协会结直肠肿瘤专业委员会放射治疗专业委员会（学组）委员，中国医师协会放射肿瘤治疗医师分会近距离治疗学组委员，中国抗癌协会肿瘤放射治疗专业委员会委员，中国抗癌协会肿瘤支持治疗放疗专业委员会委员，中国生物医学工程学会精确放疗技术委员会副主任委员，中国医疗器械行业协会放射治疗专业委员会副主任委员，吴阶平医学基金会肿瘤放疗专业委员会常务委员，吴阶平医学基金会肿瘤放疗专业委员会全国消化道肿瘤专业委员会常务委员，中国研究型医院学会肿瘤放射生物与多模态诊疗专业委员会常务委员，中国研究型医院学会肿瘤放疗专业委员会委员，中国医促会放疗专业委员会委员，北京医学会放疗学分会泛京津冀妇科肿瘤多中心专业协作组副组长，北京医学会肝癌学组委员，中国北方肿瘤放疗协作组委员会委员，国家卫计委人才交流服务中心全国卫生人才评价领域专家，全国卫生产业企业管理协会健康服务适宜技术分会专业委员会特邀专家，中华放射医学与防护杂志审稿专家，吉林省抗癌协会肿瘤放疗分会主任委员，吉林省肿瘤放疗专业继续医学教育基地负责人，吉林省医学会放疗学专科分会副主任委员，吉林省医师协会肿瘤放疗分会副主任委员，吉林省抗癌协会放射损伤分会副主任委员，吉林省中医药学会肿瘤专业委员会副主任委员，吉林省医师协会肿瘤医师分会常务委员，吉林省医学会放射医学与防护专科分会常务委员，长春市医学会首届肿瘤放疗分会主任委员，长春市医学会肿瘤学分会副主任委员。

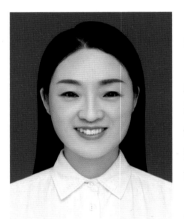

赵玲，主任医师，现任吉林省肿瘤医院放疗一科主任。

兼任中华医学会放射肿瘤治疗学分会免疫放疗学组委员，中国抗癌协会肿瘤人工智能专业委员会常务委员，中国医师协会结直肠肿瘤专业委员会临床技能培训专业委员会委员，中国医师协会放射治疗医师分会淋巴瘤放疗学组委员，吉林省抗癌协会放疗专业委员会委员，吉林省抗癌协会大肠癌专业委员会委员。

1990 年毕业于白求恩医科大学放射医学专业，于1998 年及 2010 年在中国医学科学院肿瘤医院放疗科进修学习。主要研究方向：乳腺癌、胃肠道恶性肿瘤、恶性淋巴瘤、软组织肉瘤及泌尿系统肿瘤等精准放疗。主持及参与省部级科研课题 10 项，发表学术论文 20 余篇，参加国内多中心临床研究 10 项，获得吉林省科学技术奖二等奖、三等奖、吉林省自然科学学术成果三等奖各 1 项。

吴洪芬，主任医师，现任吉林省肿瘤医院放疗五科副主任。

兼任中华医学会放射肿瘤治疗学分会食道癌治疗学组委员、中华医学会放射肿瘤学分会中枢神经系统肿瘤学组委员、中国临床肿瘤学会（CSCO）神经系统肿瘤专家委员会委员、中国医师协会结直肠肿瘤专业委员会放射治疗专业委员会（学组）委员、中国医师协会放射肿瘤治疗医师分会放射生物免疫学组委员、中国抗癌协会肿瘤放射治疗专业委员会胃癌学组委员、中国北方肿瘤放疗协作组委员、中国生物医学工程学会儿童肿瘤精准治疗专业委员会

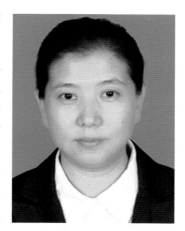

第一届委员、北京医学会放射肿瘤治疗学分会泛京津冀肝癌多中心协助组委员、北京医学奖励基金会肿瘤多学科诊疗专家委员会委员、吉林省抗癌协会放疗专业委员会委员、吉林省抗癌协会头颈肿瘤专业委员会委员、吉林大学公共卫生学院教学基地实习指导教师等。

1993 年毕业于白求恩医科大学英语医学专业，吉林省肿瘤医院肺癌 MDT 成员，主要研究方向是胸部肿瘤的精准放疗等。承担及参与省部级课题 10 项，发表学术论文 30 余篇，获吉林省科学技术二等奖、三等奖、吉林省自然科学技术成果三等奖各 1 项，参与国内多中心临床研究 15 项，参与《肿瘤放射治疗学》配套教材实习指导及习题集第一版的编写工作。

序

近二十年来，放射治疗技术日新月异，循证医学证据不断更新，精准放疗技术得到了长足的发展，放疗成为肿瘤综合治疗不可或缺的重要手段。腹部肿瘤的放疗领域涵盖了胃肠道肿瘤、泌尿系统肿瘤、骨肿瘤、软组织肉瘤、恶性淋巴瘤、皮肤附属器恶性肿瘤等多种瘤种，发挥着重要的作用，包括术前新辅助放疗、立体定向放射外科、术中放疗、术后放疗、根治性放疗、姑息减症放疗等都有其应用的适应证。

先进的放疗技术应用于每一位患者，都是具体的、个体化的，并且患者是一个有机的整体，在放射治疗过程中，不仅仅是放疗技术的应用，还有对其疾病综合的判断和处理。为此，刘士新教授组织吉林省内区域的放疗科医生，系统回顾了在临床工作中收治的腹部肿瘤典型病例，对每个病例的放射治疗过程进行了翔实的介绍，并总结治疗经验和相关知识点。本书中理论与实践内容有机结合，对从事腹部肿瘤放射治疗的医生有极强的实用性，但也应该看到因为病例的搜集整理时间跨度大，不同年代的治疗技术和规范还要同行们客观评价。

受刘士新教授的诚挚邀请，为本书作序，深感编者们的用心和努力，本书的出版和发行客观地反映了近年我国三级甲等医院腹部肿瘤放射治疗水平，可为腹部肿瘤放疗医生的临床工作提供帮助与借鉴，对提高基层医院放疗科医生的理论和实践水平，改善腹部肿瘤患者的放疗疗效和生活质量具有良好的推动作用！

于金明

中国工程院院士
山东省肿瘤医院院长

　　腹部肿瘤占全身所有恶性肿瘤的 55% 以上，放射治疗是腹部肿瘤综合治疗不可缺少的一部分，目前已得到临床肿瘤学家的认可。在放射治疗领域，腹部肿瘤涵盖的瘤种较多，除胃癌、肝癌、结直肠癌、泌尿系统肿瘤等位于腹部的器官外，还包括恶性淋巴瘤、原发骨软组织恶性肿瘤、皮肤附属器恶性肿瘤等，在很多放射治疗中心乳腺癌也纳入腹部肿瘤范畴。放射治疗的合理应用，如局部进展期直肠癌术前放化疗 / 术前放疗的应用对降低局部复发率、提高 R0 切除率发挥着重要的作用，术前新辅助放化疗联合 TME 手术已成为局部进展期直肠癌的标准治疗手段；乳腺癌的术后放疗可显著降低早期乳腺癌保乳手术后或局部晚期乳腺癌改良根治术后的复发风险；前列腺癌的根治性放疗、术后放疗及姑息放疗为不同期别及风险的前列腺癌患者的重要治疗手段；肝癌的根治性放疗及术后放疗等可改善肝癌患者预后的价值已得到肯定。

　　本书的资料主要来源于吉林省肿瘤医院腹部肿瘤放疗科、吉林大学第一医院放疗科、吉林大学第二医院放疗科收治的腹部肿瘤典型及少见病例，通过翔实的病史资料、靶区勾画及放疗计划展示，并纳入了作者的治疗经验，以及通过查询大量文献对相关的专业知识加以介绍，以期为从事腹部肿瘤放射治疗的临床医生特别是基层医院的放疗科医生提供一些帮助。因本书纳入的为以往治疗的典型病例，有些治疗理念和靶区勾画原则可能与现在的原则有所差异，我们旨在客观反映病例真实的治疗情况。

　　由于我们学术水平与工作时间有限，对书中存在的缺点与错误，请读者予以批评指正，以敦促编写者的进步。在本书出版之际，感谢所有参编者付出的辛勤劳动，感谢编辑部工作人员在书稿整理与校审等方面所做的细致而繁冗的工作！

编　者
2021 年 6 月

目 录

病例1 中枢神经系统淋巴瘤放疗

一、病历摘要

患者女性，43 岁，汉族，吉林省长春市人，因"中枢神经系统淋巴瘤术后 5 年 7 个月，诊断复发 1 个半月"为进一步治疗于 2016 年 7 月 7 日 14 时 23 分入我院淋巴血液科。

病史：患者 5 年 7 个月前无明显诱因出现头痛，为持续性钝痛，无恶心、呕吐，无肢体活动障碍及语言障碍，就诊于 ×× 医院。行头 MRI 提示左顶枕叶占位性病变，行幕上开颅肿瘤切除术，术后病理诊断为"非霍奇金淋巴瘤，弥漫大 B 细胞型"。给予"MTX"方案化疗 6 个周期（8g、12g、13g、13g、13g、13g），后定期复查，病情稳定。1 个半月前患者出现双眼视物模糊，无头痛、头晕，无恶心、呕吐，在当地医院行头部 MRI（2016 年 5 月 17 日）示：右侧枕叶可见团片状异常信号，T_1WI 呈稍低及稍高信号，T_2WI 及压水像呈稍高信号，DWI 上呈等信号，增强后见结节状强化，较大者长径约 2.1cm，病灶周围可见大片状水肿带。考虑为疾病复发，转诊于我院淋巴血液科，给予"MTX ＋替莫唑胺"方案化疗 1 个周期，复查 MRI 提示疗效 SD，继续给予阿糖胞苷单药化疗 1 个周期，患者视物模糊较前明显减轻。此次入院后再次给予阿糖胞苷化疗 1 个周期，现化疗后 2 周，患者出现头痛，视物模糊再次加重，轻度恶心，无呕吐，无肢体活动障碍，行头部 MRI（2016 年 7 月 11 日）评价疗效为 PD。为行放疗于 2016 年 7 月 27 日转入我科。既往史：患者 2000 年行剖宫产术。无高血压、冠心病、糖尿病病史，无高血脂病史，否认肝炎、结核、伤寒等传染病史，否认外伤史，无药物过敏史，否认肿瘤家族史。月经史：15 岁初潮，行经天数 3 ～ 5 天，月经周期 28 ～ 30 天，末次月经 2016 年 5 月 2 日。

入院查体：T：36.4℃，P：76 次 / 分，R：18 次 / 分，BP：120/80mmHg，H：159cm，W：70kg，BS：1.727m²，KPS：70 分，NRS：4 分。青年女性，发育正常，营养中等，慢性痛苦面容，正力型，神志清醒，精神差。自主体位，查体合作。全身皮肤正常，无黄染，无出血点，全身浅表淋巴结未触及肿大。左顶枕叶见 C 形手术瘢痕，愈合良好。化疗后脱发，双侧眼睑无水肿，巩膜无黄染，眼结膜无苍白，双侧瞳孔等大等圆，对光反射灵敏。双眼视力粗测减弱，无复视，无视野缺损。双耳郭未见异常，外耳道未见异常分泌物。鼻外形未见异常，通气良好，无异常分泌物，鼻窦无压痛，口唇红润，牙龈无出血，伸舌居中，咽部无充血水肿。双侧扁桃体无肿大。颈软，无抵抗，气管居中，无颈静脉怒张，未见颈动脉异常搏动。胸廓两侧对称无畸形，呼吸运动双侧对称，无胸膜摩擦感，双侧语颤正常，两肺叩诊清音，双侧呼吸音清，未闻及异常呼吸音，未闻及干湿啰音。心前区无隆起，心尖冲动有力，心界不大，心率76次／分，律齐，心音有力，未闻及病理性杂音。下腹可见长约9cm横行剖宫产手术瘢痕，愈合良好；腹平坦，未见胃肠型，未见蠕动波，无腹壁静脉曲张；全腹无压痛及反跳痛，未扪及明显包块；Murphy氏征阴性，肝肋下未及，脾未触及，移动性浊音阴性，肝及双肾区无叩痛；肠鸣音4次／分，未闻及气过水声。肛门指诊及外生殖器未查。脊柱、四肢无畸形，活动自如。双侧上、下肢肌力Ⅴ级，无活动障碍。腹壁反射、角膜反射存在，Babinski征阴性。

实验室与辅助检查：2016年5月17日头部MRI平扫＋增强（诊断为复发时）：右侧枕叶可见团片状异常信号，T_1WI呈稍低及稍高信号，T_2WI及压水像呈稍高信号，DWI上呈等信号，增强后见结节状强化，较大者长径约2.1cm，病灶周围可见大片状水肿带。

2016年6月16日头部MRI平扫＋增强（"MTX＋替莫唑胺"方案化疗1个周期后）：左侧枕部颅骨形态不整，呈术后改变，邻近脑实质内可见团块状异常信号，T_1WI呈低信号，T_2WI呈高信号，压水像信号不均匀减低，DWI上未见明显高信号，增强后未见明显强化，邻近左侧脑室增宽；右侧枕叶可见团块状异常信号影，T_1WI呈低信号，T_2WI及压水像呈稍高信号，DWI上呈稍高信号，增强后见明显强化，长径约2.6cm，周围可见大片状水肿带，右侧脑室受压；另两侧额叶及脑室周围可见多发小斑片状T_2WI及压水像高信号影，T_1WI呈等低信号，DWI上未见明显高信号，增强后未见明显强化，中线结构略向左侧移位。印象诊断：①左侧枕部软化灶，符合术后改变；②右侧枕叶异常强化肿块，符合淋巴瘤；③脑内少许腔隙性脑梗死伴小缺血灶；④少许脑白质脱髓鞘（病例1图1）。

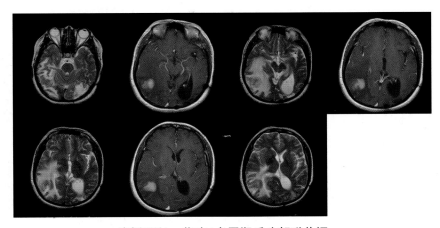

病例1图1　化疗1个周期后头部磁共振

2016 年 7 月 11 日头部 MRI 平扫＋增强（中枢神经系统淋巴瘤术后 5 年 8 个月、复发 2 个月复查）：头颅形态如常，左侧枕部颅骨形态不整呈术后改变，邻近脑实质内可见团块状异常信号，T_1WI 呈低信号，T_2WI 呈高信号，压水像信号不均匀减低，DWI 上未见明显高信号，增强后未见明显强化，邻近左侧脑室增宽；右侧枕叶可见团块状异常信号影，T_1WI 呈低信号，T_2WI 及压水像呈稍高信号，DWI 上呈稍高信号，增强后见明显强化，长径约 1.9cm，周围可见大片状水肿带，右侧脑室受压；另两侧额叶及脑室周围可见多发小斑片状 T_2WI 及压水像高信号影，T_1WI 呈等低信号，DWI 上未见明显高信号，增强后未见明显强化。中线结构略向左侧移位（病例 1 图 2）。印象诊断：与 2016 年 6 月 16 日片比较：①左侧枕部软化灶，符合术后改变；②右侧枕叶异常强化肿块，符合淋巴瘤，较前略缩小，水肿范围也略缩小；③脑内少许腔隙性脑梗死伴小缺血灶及少许脑白质脱髓鞘，同前。

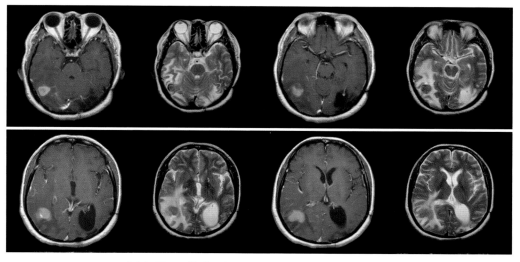

病例1图2 化疗2个周期后（放疗前）头部磁共振

入院诊断：①左顶枕叶原发中枢神经系统弥漫大 B 细胞淋巴瘤术后、化疗后复发右枕叶复发；②腔隙性脑梗死。

二、查房记录

（一）第一次查房

住院医师：患者青年女性，既往 2000 年行剖宫产术。因"中枢神经系统淋巴瘤术后 5 年 7 个月，诊断为复发 1 个半月"为进一步治疗于 2016 年 7 月 7 日 14 时 23 分入我院淋巴血液科。患者 5 年 7 个月前无明显诱因出现头痛，就诊于吉林 ×× 医院，行头 MRI 提示左顶枕叶占位性病变，行幕上开颅肿瘤切除术，术后病理为非霍奇金淋巴瘤，弥漫大 B 细胞型。给予"MTX"方案化疗 6 个周期（8g、12g、13g、13g、13g、13g），后定期复查，病情稳定。1 个半月前患者出现视物模糊，行头部 MRI 考虑右侧枕叶复发，给予"MTX ＋替莫唑胺"方案化疗 1 个周期、阿糖胞苷化疗 1 个周期，治疗后患者视物模糊较前明显减轻。此次入院后再次给予阿糖胞苷化疗 1 个周期，疗效评价为 SD。化疗后 2 个周期，患者出现头痛，视物模糊再次加重。查体：双眼视力粗测减弱，无复视，无视野缺损；双侧肢体肌力正常，生理反射存在，病理反射未引出。血常规：白细胞计数 7.2×10^9/L，血红蛋白 101.7g/L，血小板计数 316×10^9/L；血 β_2- 微球蛋白 2.16mg/L。

主治医师：该患者 5 年 7 个月前行左顶枕叶肿瘤切除术，术后病理为弥漫大 B 细胞淋巴瘤。原发性中枢神经系统淋巴瘤（primary central nervous system lymphoma，PCNSL）不同于其他淋巴瘤，只发生在脑或脊髓，不伴有全身其他部位播散，具有其独特的生物学特征及治疗方法，故不适宜应用 Ann-Arbor 分期。目前 PCNSL 无可提供的标准分期方法，根据多个大宗回顾性研究和文献综合评述，影响 PCNSL 预后不良的因素有血清 LDH 水平增高、脑脊液（CSF）蛋白水平增高、深部病灶、多发病灶、脑干脊髓病变、CSF 中出现 NHL 细胞、免疫缺陷（HIV 阳性）。患者头部 MRI 提示腔隙性脑梗死，考虑为陈旧性，无急性期发作症状，可给予拜阿司匹林口服治疗。因患者存在颅内压增高，不建议应用血管扩张药，为降低颅内压，给予糖皮质激素、甘露醇、甘油果糖等药物治疗。患者经术后化疗、复发后的解救化疗后，病情出现进展，应考虑给予放疗。

主任医师：患者初始治疗时原发部位为左顶枕叶，经肿物切除术及术后化疗，现右侧枕叶出现复发。50% 的 PCNSL 为多发病灶。据统计，多发病灶在免疫功能正常的患者中发生率为 25% ~ 30%，而在伴有艾滋病、免疫功能低下的患者中，发生率为 60% ~ 80%。鉴于 PCNSL 多灶性病变、弥散性浸润的生物学特征，目前照射范围建议为全脑放疗基础上给予病灶局部推量照射，可以行序贯推量照射，也可以给予同步推量照射方式。

（二）第二次查房

住院医师：患者经降颅压治疗后头痛、恶心症状略缓解，视物模糊症状大致同前，饮食、睡眠较前好转，拟给予全脑放疗。因该患者右枕叶复发灶占位效应明显，颅压增高症状较重，请示上级医师，可否全脑放疗同时给予右枕叶复发灶同步推量照射。

主治医师：患者诊断明确，放疗准备工作就绪，向患者及家属充分交代病情及放疗可能的并发症，取得理解合作，并签署知情同意书。安排行放疗定位及勾画靶区。该患右枕叶复发灶占位效应明显，颅压增高症状较重，且病史较长、经多个周期解救化疗后疗效不佳，属于复发、难治性 PCNSL，估计放疗敏感性差，可在全脑放疗同时给予右枕叶复发灶同步推量照射。具体放疗方案为：调强适形放疗，全脑单次量 2Gy，右枕叶复发灶单次量 2.5Gy，总剂量全脑 40Gy/20f，右枕叶复发灶同步推量 50Gy/20f。

主任医师：患者原发中枢神经系统弥漫大 B 细胞淋巴瘤术后、化疗后复发诊断明确。全脑放疗的同时予右枕叶复发灶同步推量，放疗期间注意观察可能引起的一过性脑水肿加重等放疗不良反应，及时调整脱水药物并予以对症处理。

三、治疗经过

2016 年 7 月 29 日开始行放疗，放疗方式 IMRT，放射源 8MV-X 线，靶区：PTV：全脑，PGTV：右枕叶复发灶，放疗组织量 PTV DT 40Gy/（20f·4w），PGTV DT 50Gy/（20f·4w）。放疗同时给予降颅压、对症治疗。患者出现轻度颅内压增高症状（Ⅰ度恶心），余无明显不良反应发生（病例 1 图 3，病例 1 图 4）。2016 年 8 月 19 日放疗结束，待 1 个月后复查头部 MRI 评价疗效。

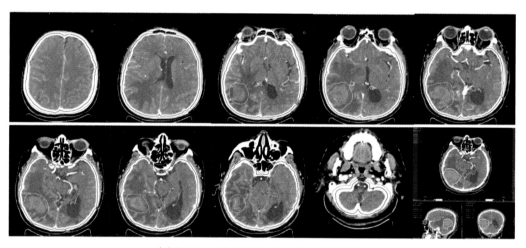

病例1图3 放疗靶区与计划（横断面）

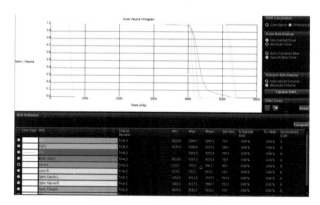

病例1图4 剂量曲线分布图

四、诊疗结局及随访

放疗结束时患者视物模糊症状较前明显好转。放疗结束后 1 个月复查头部 MRI（2016 年 9 月 18 日）：左侧枕部颅骨形态不整呈术后改变，邻近脑实质内可见团块状异常信号，T_1WI 呈低信号，T_2WI 呈高信号，压水像信号不均匀减低，DWI 上未见明显高信号，增强后未见明显强化，邻近左侧脑室后角增宽；右侧枕叶可见结节状异常信号影，T_1WI、T_2WI 及压水像呈低信号，DWI 上呈低信号，增强病变边缘见少许斑片状强化，长径约 1.4cm（病例 1 图 5 第 6 个图），周围可见片状水肿带；另两侧额叶及脑室周围可见多发小斑片状 T_2WI 及压水像高信号影，T_1WI 呈等低信号，DWI 上未见明显高信号，增强后未见明显强化。中线结构略向左侧移位（病例 1 图 5）。诊断意见：与2016 年 8 月 28 日片比较：①左侧枕部软化灶，符合术后改变；②右侧枕叶异常强化肿块，较前强化范围略缩小，请结合临床；③考虑脑内少许腔隙性脑梗死伴小缺血灶及少许脑白质脱髓鞘，同前。此后患者每 3 个月复查脑 MRI，病情稳定（随访至目前）。

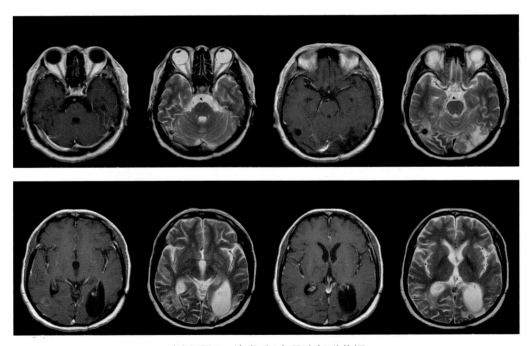

病例1图5　放疗后1个月头部磁共振

五、主要治疗经验

1. 对于头部 MRI 诊断提示淋巴瘤的初诊患者，建议以最小侵入法作为脑活检术明确病理诊断。手术切除不但不能延长患者生存期，甚至可能引起严重的神经系统损伤。目前，多数学者推荐使用立体定向活检。

2. 如病理诊断明确为 PCNSL，NCCN 指南推荐完善以下相关检查：裂隙灯眼检查（15% 的 PCNSL 患者存在眼内受侵）、腰椎穿刺（如果安全）、脊髓 MRI、HIV 检测、全血细胞分析、血清化学检测、全身 CT。另外，骨髓穿刺、老年男性患者的睾丸超声、PET-CT 也可以被考虑（2B 类证据）。

3. 糖皮质激素在 ^{18}F-FDG PET-CT 检查前和病理活检前应避免使用糖皮质激素，因这类药物有裂解细胞的作用，应用糖皮质激素后可降低肿瘤的 ^{18}F-FDG 摄取，并可使病灶缩小甚至消失，影响检查及诊断的结果。而对于已病理明确为阳性的患者，NCCN 指南推荐有占位症状的患者可应用糖皮质激素。

六、相关知识点

1. PCNSL 的首次治疗　考虑到糖皮质激素对症状缓解的有效作用，可在开始治疗的同时给予。目前化疗已成为 PCNSL 的一线治疗，甲氨蝶呤（MTX）是常用药物，目前 NCCN 指南推荐大剂量甲氨蝶呤（HD-MTX）为标准治疗方案，如 CSF 阳性或脊髓 MRI 阳性，考虑 CSF 内化疗（2B 类证据），如眼球检查阳性，考虑眼球放疗或眼内化疗（2B 类证据）。PCNSL 的系统化疗多数研究主张 MTX 与其他化疗药物联合应用，以提高患者生存率，而大剂量阿糖胞苷（HD-Ara-C）为其最常联合应用的药物。Ferreri 等开展一项多中心 II 期临床研究，将 79 例初治 PCNSL 患者随机分为两组，试验组予 MTX（3.5g/m^2，第 1 天）+ Ara-C（2g/m^2，1 次/12 小时，第 2-3 天），对照组予 MTX（3.5g/m^2，第 1 天），结果试验组的 CR 率 46%，3 年 OS 率 46%；对照组的 CR 率 18%，3 年 OS 率 32%，MTX 联合 Ara-C 化疗优于 MTX 单独化疗。欧洲 PCNSL 研究组（G-PCNSL-SG-1）开展的一项 III 期临床试验，予 551 例初治 PCNSL 患者 MTX（4g/m^2，第 1 天）+ IFO（1.5g/m^2，第 3-5 天）化疗 6 个周期，CR 者随机分为放疗组和未放疗组。结果显示：中位 OS 放疗组 VS 非放疗组 32.4 个月 VS 37.1 个月，PFS 两组分别为 18.3 个月 VS 11.9 个月，均无统计学差异。Thiel 等的一项随机、III 期、非劣效研究发现，在 318 例患者中，高剂量甲氨蝶呤合并异环磷酰胺，联合全脑放疗与不联合全脑放疗相比，其总生存期无显著性差异，同时接受全脑放疗会引发较多的神经毒性反应。因此，NCCN 指南建议，对于 KPS ≥ 40 的患者，推荐大剂量的甲氨蝶呤为基础的单纯化疗，KPS < 40 的患者，可考虑行全脑放疗（whole brain radiation therapy，WBRT），如果有眼部累及，可行眼部放疗。如果腰椎穿刺或脊髓 MRI 显示阳性，可考虑鞘内注射化疗并给予局部脊髓放疗。

2. 复发或难治性 PCNSL 的治疗　NCCN 指南推荐：对于接受过 WBRT 复发的患

者，应考虑进一步的化疗（系统给药或鞘内给药）或最佳支持治疗。高剂量化疗联合自体干细胞移植（high-dose chemotherapy with autologous stem cell transplantation，HDC＋ASCT）也可以考虑（2B 类证据）。对于最初接受过高剂量甲氨蝶呤化疗但未接受过放疗的患者，是先行化疗还是行放疗取决于患者初次化疗起效后的持续时间。如患者初次治疗对化疗敏感，且持续时间超过 1 年，可以考虑再次使用相同的甲氨蝶呤化疗方案或其他化疗方案。然而，如果患者对首次的化疗反应较差或快速复发，则推荐使用全脑放疗或累及野放疗，联合或不联合化疗。在任何一种情况下，都可以考虑最佳支持治疗，或者考虑行 HDC＋ASCT（2B 级证据）。Langner-lemercier 等回顾性分析来自法国 LOC 网络的 256 例复发 / 难治性 PCNSL 的数据，其中难治性 PCNSL 的发生率为 29%，复发率为 16.5%，难治和早期复发（PFS ＜ 1 年）提示预后不良。Soussain 等开展了一项多中心回顾性研究，接受 HD-MTX 治疗失败的 79 例患者，予塞替派 250mg/（$m^2 \cdot d$）＋白消安 8mg/kg ＋环磷酰胺 60mg/（$m^2 \cdot d$）联合化疗，序贯 ASCT，提示 5 年 OS 率、PFS 率分别为 51%、37.8%。Alimohamed 等纳入 21 例复发的 PCNSL 患者，予塞替派 250mg（$m^2 \cdot d$）＋白消安 10mg/kg ＋环磷酰胺 60mg（$m^2 \cdot d$），序贯 ASCT，提示其 2 年 OS 率、PFS 率分别为 69%、58%。因此，HDC-ASCT 可作为复发或难治性 PCNSL 患者的选择，尤其是年轻患者（年龄＜ 65 岁）。

3. 放疗的剂量　目前，PCNSL 的放疗剂量及分割方式、是否进行缩野或推量照射无统一标准。以前对 PCNSL 的全脑照射和局部推量剂量均较高。RTOG 进行一项研究报道，全脑照射 40Gy，然后局部缩野推量到 60Gy，与以往全脑照射 45 ~ 50Gy，局部缩野推量到 65Gy 治疗方法比较，局部控制和存活率并没有明显的下降，总的中位生存期为 11.6 个月，2 年存活率为 28%，孤立的脊髓复发＜ 5%。欧洲 PCNSL 研究组（G-PCNSL-SG-1）开展的Ⅲ期临床试验中，全脑放疗的单次量 1.5Gy，总剂量 45Gy/30次。NCCN 指南推荐的全脑放疗剂量为 24 ~ 36Gy，每次 1.8 ~ 2.0Gy，不实施缩野。最佳的放疗方式尚在探索中，放疗科医师可根据患者的年龄、状态、症状、放疗可能引起的神经系统毒性等多方面因素来考虑，个体化选择最佳的放疗方式。

病例2　原发中枢黑色素瘤同步放化疗

一、病历摘要

患者女性，37岁，汉族，吉林省梅河口市人，因"复视半月，加重伴头痛5天"于2011年9月15日入院。

病史：患者入院前半个月无明显诱因出现向右侧视重影，症状逐渐加重，出现阵发性头痛，无呕吐及肢体活动不灵。既往无高血压病、糖尿病等慢性病史；自幼癫痫史，入院前1个月曾发作1次；无吸烟酗酒史。患者自幼全身皮肤散在直径数毫米至数厘米大小不等黑痣，稍隆起于皮肤，大部分有毛发生长；近期无增大、增多、或破溃出血。门诊以"头痛待查"收入院，患者自发病以来，精神食欲尚可，大小便正常。近期体重无明显变化。患者否认高血压、冠心病、糖尿病史，否认高血脂病史，否认肝炎、结核、伤寒等传染病史，否认外伤史，否认肿瘤家族史，无药物过敏史。

入院查体：T：36.3℃，P：72次/分，R：19次/分，BP：120/80mmHg，H：165cm，W：66kg，BS：1.70m^2，KPS：70分，NRS：0分。青壮年女性，发育正常，营养中等，正常面容，正力型，神志清醒，精神好。自主体位，查体合作。全身皮肤正常，散在直径数毫米至数厘米大小不等黑痣，稍隆起于皮肤，大部分有毛发生长，无黄染，无瘀斑，全身浅表淋巴结未触及肿大。头颅正常，无畸形，毛发分布均匀，双侧眼睑无水肿，巩膜无黄染，眼结膜无苍白，双侧瞳孔等大等圆，对光反射灵敏。双耳郭未见异常，外耳道未见异常分泌物，鼻外形未见异常，通气良好，无异常分泌物，鼻窦无压痛，口唇红润，牙龈无出血，伸舌居中，咽部无充血水肿，双侧扁桃体无肿大。颈软，无抵抗，气管居中，颈静脉怒张，未见颈动脉异常搏动。胸廓两侧对称无畸形，呼吸运动双侧对称，无胸膜摩擦感，双侧语颤正常，两肺叩诊清音，双侧呼吸音清，异常呼吸音，未闻及干湿啰音。心前区无隆起，心尖冲动有力，心界不大，心率72次/分，律齐，心音有力，未闻及病理性杂音。腹平坦，未见胃肠型，未见蠕动波，腹壁静脉无怒张。全腹无压痛及反跳痛，未扪及明显包块。Murphy氏征阴性，肝肋下未及，脾未触及，移动性浊音阴性，肝及双肾区叩痛，肠鸣音4次/分，未闻及气过水声。肛门指诊及外生殖器未见异常。脊柱、四肢无畸形，活动自如。腹壁反射、角膜反射存在，Babinski征阴性。神经系统检查：神清语明，双侧瞳孔等大同圆，光反射灵敏，右眼球运动外展不全；双侧肢体肌力、肌张力正常，病理征阴性；深浅感觉及共济查体未见明显异常；无项强，kernig 征阴性。

实验室与辅助检查：于外院查头部 MRI：双侧额枕顶叶局部脑沟内异常信号影，脑桥内腔隙性缺血灶；左侧颞叶局部皮质区异常信号。

入院诊断：①头痛原因待查；②颅神经麻痹原因待查。

二、查房记录

（一）第一次查房

住院医师：患者青年女性，既往体健，头痛伴颅神经障碍起病。患者无肢体活动不灵，无锥体束征，神志清楚，语言交流正常；无高热等感染症状。目前常规检查缺如，给予进一步行常规实验室检查及头部影像学检查。

主治医师：患者主要症状及体征为头痛及颅神经麻痹，曾发生抽搐。无锥体束征及感染性疾病征象。外院头部 MRI 检查可见多发腔隙性脑梗死及其他异常信号。诊断为头痛原因待查，颅神经麻痹原因待查。鉴别诊断包括：炎性疾病，脱髓鞘疾病，非特异性炎性疾病包括结核性脑膜炎，肿瘤性疾病包括原发中枢神经系统肿瘤、低级别脑胶质瘤，甚至继发转移性肿瘤。建议进一步行头部 MRI 增强扫描、腰椎穿刺脑脊液相关检查明确病情。

主任医师：同意住院医师及主治医师意见。暂时按照脑梗死，给予改善循环、营养神经治疗。

（二）第二次查房

住院医师：患者症状无改善，头痛症状进行性加重，并出现间断呕吐（非喷射性）、耳鸣，不除外感染性脑膜炎。入院后第 3 天行头部 MRI 1.5T 平扫＋增强扫描：左侧颞叶可见直径约 0.6cm 异常信号，T_1WI、FLARE 像均呈高信号；T_2WI 像呈低信号；双侧额颞叶脑沟回内 T_2WI 及 FLARE 像呈高及稍高信号；增强扫描左颞叶异常信号稍强化；小脑沟回内可见点线状异常强化（病例 2 图 1）。腰椎穿刺检查：压力 230mmH$_2$O，色淡红、无混浊，蛋白 0.63g/L，葡萄糖 2.10mmol/L，氯 122.9mmol/L，红细胞为血性，白细胞 120×10^6/L，多核 40%，单核 60%。行脑脊液细菌、病毒、寄生虫等相关病原微生物检测，均阴性。暂排除感染性脑膜炎，不除外恶性肿瘤脑膜转移。行胸、腹 CT 检查未见占位病变。第 5 天复查腰椎穿刺检查：压力大于 400mmH$_2$O，淡红色透亮，蛋白 0.63g/L，葡萄糖 1.60mmol/L，氯 123.8mmol/L，白细胞 15×10^6/L，红细胞 110×10^6/L，多核 45%，单核 55%。脑脊液液基细胞学检查：找到恶性细胞，符合恶性黑色素瘤细胞特点（病例 2 图 2）。

主治医师：患者病情进展快，头痛等症状数日来明显加重。患者脑脊液中发现异形细胞，符合肿瘤细胞形态特征。脑脊液中找到肿瘤为脑膜癌病诊断的金标准。患者头痛及颅神经麻痹症状与诊断也相互吻合。患者头部MRI表现左颞叶异常信号，多发脑沟回异常信号，符合脑膜癌病影像学特点。

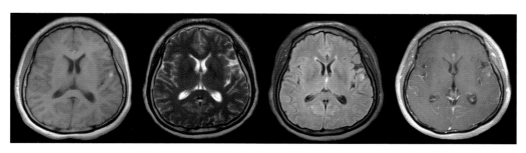

病例2图1　头部MRI

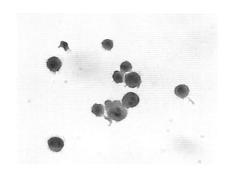

病例2图2　脑脊液细胞学检查

主任医师：患者头部MRI显示左侧颞叶皮层直径约0.6cm异常信号，T_1WI、FLARE像均呈高信号；T_2WI像呈低信号；该信号特点为黑色素瘤特征性的顺磁性表现。患者脑脊液中肿瘤细胞单个散在分布，细胞圆形或卵圆形，体积大小不等，核圆形，偏位，染色质粗，分布不均，胞质中等，边缘有小伪足，嗜碱性，核仁大明显，有多核仁，核或胞质中有黑色颗粒。黑色颗粒为恶性黑色素瘤特征性细胞学特征，该患者恶性黑色瘤诊断成立。经过胸腹影像学检查，患者未见其他病灶。患者皮肤多发黑痣，但无恶变表现。综上所述，符合原发中枢恶性黑色素瘤诊断。

中枢恶性黑色素瘤由于肿瘤细胞弥散于脑脊液中，对整个中枢神经系统造成广泛浸润，且没有实体性转移病灶，无法进行如立体定向放射外科等精确定位的局部治疗。相比黑色素瘤脑转移患者，病情发展迅速，治疗上更为棘手，目前国内尚无明显治疗有效的报道。Chamberlain等曾报道了一组对16例恶性黑色素瘤脑膜转移患者采用鞘内注射MTX（一线方案）、ara-C（二线方案）、thio-TEPA（三线方案），并结合放射治疗的综合治疗方法的二期临床试验。全组患者生存期2～8个月，中位生存期4个月。尽管研究入组患者主要为转移性脑膜黑色素瘤，但患者主要死因仍为脑膜转移的进展，部分死于全身肿瘤进展。本例患者参考恶性实体瘤脑膜转移的治疗模式，给予症状区或影像学显示病灶区放疗，以及鞘内化疗的综合治疗模式。但考虑恶性黑色素瘤对放化疗的抗拒性，给予该患者放射治疗与鞘内注射化疗同时应用的同步放化疗模式。

三、治疗经过

2011年9月27日开始行给予全脑放疗DT 40Gy/（20次·4周），放疗第2天行鞘内注射化疗，甲氨蝶呤（MTX）12.5mg＋地塞米松5mg。鞘内注射后第2天患者头痛、呕吐状较前明显减轻。治疗1周后，患者头痛、呕吐症状显著缓解。行第2次鞘内注射化疗后约30小时，患者无明显诱因出现癫痫大发作，持续数十秒。癫痫发作第2天患者完全清醒，神清语明，肢体活动正常，头痛呕吐症状基本缓解，复视、耳鸣较前减轻。患者经过4周全脑放疗，4周（次）鞘内注射化疗后，症状完全缓解，偶有头晕。第8次鞘内注射化疗时复查腰椎穿刺脑脊液检查：压力260mmH$_2$O，无色透明，蛋白1.85g/L，葡萄糖2.00mmol/L，氯124.8mmol/L，白细胞20×10^6/L，红细胞10×10^6/L，多核10%，单核90%。治疗过程中患者无血常规抑制，除脱发及轻度放射皮炎外，无严重不良反应发生；治疗后患者症状完全缓解，记忆力、反应力及认知能力无下降。建议每个月行1次MTX鞘内注射维持治疗（病例2图3，病例2图4）。

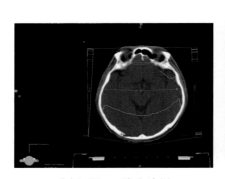　　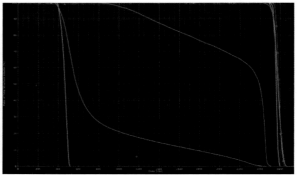

病例2图3　放疗计划　　　　　　　　病例2图4　剂量曲线分布图

四、诊疗结局及随访

患者于当地医院行维持治疗，5个月后中断鞘内注射化疗。中断1个月后，即出院后6个月出现头痛、头晕症状行MTX鞘内注射化疗后，症状缓解。至9个月时第2次中断鞘内注射化疗后，再次出现头痛等症状。于当地医院继续行MTX鞘内注射化疗，症状无明显缓解，逐渐出现嗜睡、抽搐，至出院10.5个月死于神经系统症状进展。患者由诊断开始，总生存期近13个月，无病生存期约7个月。

五、主要诊疗经验

1. 脑膜转移（leptomeningeal metastases，LM）也称脑膜癌病（meningeal carcinomatosis，MC）或癌性脑膜炎（neoplastic meningitis，NM），定义为肿瘤细胞侵入蛛网膜下隙及脑脊液中，弥散浸润软脑膜或蛛网膜（柔脑膜），脑脊液细胞学检查为本病诊断金标准。

2. 由于黑色素中含有稳定的自由基，其中不配对电子与水质子相互作用造成 T_1 及 T_2 弛豫时间缩短，病灶呈 T_1WI 高信号，T_2WI 低信号表现。这种顺磁性的信号特征与其他颅内肿瘤的影像表现特点正相反，可以作为本病的特征性诊断依据。

3. 脑膜转移是实体肿瘤的致死性并发症，具有预后不良因素的脑膜转移患者预后极差，尚无有效治疗手段。对于这些患者，包括美国国家癌症网（NCCN）指南在内，均建议仅给予支持对症治疗，以改善神经系统症状，但无法改善患者生存期。本例患者采用全脑放射治疗同步甲氨蝶呤鞘内化疗的治疗模式，有效改善患者生存质量，缓解神经系统症状，延长生存期。该患者未见严重及不可逆毒性反应发生。该方法值得进一步临床研究。

4. 治疗过程中密切监测患者放化疗不良反应，及时对症处理。全部治疗结束后，需定期随诊。

六、相关知识点

恶性黑色素瘤是一种罕发于亚裔人种的高度恶性肿瘤，而其发生于脑膜转移极为罕见，是黑色素瘤的致死性发病方式，对此病的诊断困难，治疗方案尚不明确。有学者认为，按照肿瘤来源，此病应分为原发性及转移性。原始胚胎细胞具有向黑色素细胞和神经组织双向分化的能力。黑色素母细胞起源于神经脊，是黑色素细胞的前体，分布于软脑膜，其一旦发生恶变，成为原发颅内恶性黑色素瘤。本例患者为青壮年女性，亚急性起病，以颅神经麻痹为首发症状，病情快速进展，短期出现明显头痛、呕吐等高颅压症状。头部 MRI 检查见左颞叶小血肿，小脑沟回内点线状异常强化。其中左颞叶小血肿不除外为黑色素瘤体破裂出血，掩盖了瘤体本身的信号特点。而小脑沟回内点线状异常强化复合软脑膜受累表现。脑脊液表现为蛋白升高，葡萄糖稍低，血性脑脊液，符合恶性肿瘤脑膜转移的典型表现。黑色素瘤富含血管，易自发破裂出血，并易侵蚀血管发生出血，脑表面小血管受侵造成蛛网膜下隙出血是恶性黑色素瘤脑膜转移的特点之一，对诊断具有提示性。脑脊液细胞学检查为本病的诊断起到了关键作用。为提高阳性率，取材时应注意标本量大于 10ml，并尽快送检。患者自幼全身皮肤多发黑痣，部分为直接达 8 ~ 10cm，存在发生皮肤恶性黑色素瘤变的高危概率。然而患者尽管全身皮肤散在黑痣，但无颜色加深、增大、破溃等表现；全身检查未见其他病灶及肿大淋巴结；患者从发病至最终死于颅内疾病进展，始终未见远地转移病灶。综上所述，该患者符合原发颅内黑色素瘤诊断标准。由于肿瘤细胞弥散于脑脊液中，对整个中枢神经系统造成广泛浸润；且没有实体性转移病灶，无法进行如立体定向放射外科等精确定位的局部治疗。相比黑色素瘤脑转移患者，病情发展迅速，治疗上更为棘手，目前国内尚无明显治疗有效的报道。

脑膜转移的治疗：脑膜转移是实体肿瘤的致死性并发症。尽管经过积极治疗，总中位生存期仅 2 ～ 3 个月，1 年生存率不足 15%。低 KPS 评分（< 60）、严重而多样的神经功能障碍、脑病、颅外病灶未控并缺少有效治疗手段、存在脑实质转移病灶，为本病主要预后不良因素。存在以上因素的患者预后极差，鞘内注射化疗等 LM 特异性治疗无获益。对于这些患者，包括美国国家癌症网（NCCN）指南在内，均建议仅给予支持对症治疗，以改善神经系统症状，但无法改善患者生存期。

脑膜转移治疗的主要目的是维持并稳定神经系统功能，改善患者症状，并延长生存期。迄今为止，鞘内注射化疗仍是实体瘤脑膜转移最主要的治疗手段。甲氨蝶呤及脂质体阿糖胞苷是最重要的用于实体瘤脑膜转移的鞘内注射化疗药物。尽管脂质体阿糖胞苷在一些临床研究中显示出更好的无进展生存及生活质量改善情况，但是这些临床研究的主要研究对象为淋巴瘤患者，仅有一项研究入组了乳腺癌、肺癌、恶性黑色素瘤，以及原发脑肿瘤及其他恶性肿瘤患者。此外，阿糖胞苷目前的适应证仅仅是淋巴瘤脑膜转移，而实体瘤脑膜转移并未获批进行常规应用。

目前，甲氨蝶呤用于鞘内化疗的主要给药方案为：开始的 4 周，每周两次鞘内注射给药，随后降低给药频次，维持 3 ～ 6 个月。区域放疗也是本病主要治疗方法，放疗范围为本病相关症状区、脑脊液流通阻塞区及影像学显示的病灶区。全脑放疗被证实可以改善神经系统，并控制可能同时存在的脑内实质性转移病灶。此外，放射治疗可以消灭鞘内注射化疗难以杀灭的肿瘤团块。放疗还可重建脑脊液循环，正常的脑脊液循环可以改善鞘内化疗药物的弥散，以提高疗效，并可降低药物循环不畅、局部聚集所致的神经毒性。因此，放射治疗被建议早期用于脑膜转移的治疗。

综合治疗具有更佳的有效率而作为本病可采用的治疗方法。同步放化疗具有的优势包括：①甲氨蝶呤为抗代谢类抗肿瘤药，属细胞周期特异性药物，主要作用于细胞 S 期，对 G_1/S 期细胞也有作用；放射治疗对 G_2 期及 M 期肿瘤细胞敏感，G_1 末期较敏感，S 期耐受。放射治疗与甲氨蝶呤化疗协同作用于不同细胞周期敏感时相，可能提高抗肿瘤效果；②甲氨蝶呤对放射治疗具有增敏作用；③放射治疗可改善脑脊液的流通性，重建正常脑脊液循环，促进鞘内化疗药物在脑脊液中的弥散，同时降低由于脑脊液阻塞造成的药物局部聚集，减轻药物所致的相关神经毒性。

病例3　鼻腔NK-T细胞淋巴瘤放疗

一、病历摘要

患者男性，31 岁，汉族，吉林省抚松县抚松镇人，因"咽痛 2 个月，上腭部破溃 10 天"于 2016 年 10 月 9 日 10 时 57 分由门诊入院。

病史：患者缘于 2 个月前无明显诱因出现咽部疼痛，声音改变，间断发热，体温最高 38.0℃，不伴寒战，无涕中带血，无胸闷气短，自行间断抗感染治疗（具体用药、剂量及用法不详）1 个月，咽部疼痛较前略缓解。1 个月前上腭出现浅溃疡，到当地医院就诊，给予抗感染、雾化及理疗治疗，溃疡无明显好转，呈进行性加重。10 天前上腭处出现破溃，破溃进行性增大，并出现饮水呛咳，到 ×× 医院就诊。行鼻咽镜检查见双侧鼻咽部及鼻咽后壁见大量黄色干痂附着，表面污秽，软腭背侧见一较大溃疡面，表面不平，取病理组织活检，病理回报：（软腭）考虑恶性肿瘤，建议进一步行免疫组化检查。现患者为进一步诊治入我院。病程中患者体重下降 5kg。既往体健，无冠心病、糖尿病、高血脂病史，否认肝炎、结核、伤寒等传染病史，否认外伤史，无药物过敏史，否认肿瘤家族史及遗传病家族史。

查体：T：36.5℃，P：75 次 / 分，R：18 次 / 分，BP：120/70mmHg，H：175cm，W：66kg，BS：1.80m²，PS：1 分。一般状态尚可，吐字不清，自动体位，查体合作。全身皮肤黏膜无黄染，未见皮疹、瘀点、紫癜及瘀斑，未见肝掌及蜘蛛痣。全身浅表淋巴结未触及肿大。头颅大小形态发育正常，眼睑无水肿，巩膜无黄染，双侧瞳孔等大同圆，对光反射灵敏。鼻外形正常，无鼻翼翕动，未见异常分泌物，鼻窦区无压痛。双侧鼻腔通气不畅，软腭可见一大小约 2cm×3cm 破溃，周覆有白苔，腭垂充血红肿，扁桃体无红肿两侧扁桃体无肿大。颈部对称，未见颈静脉怒张及颈动脉异常波动，气管居中，甲状腺无肿大。胸廓对称无畸形，胸骨无压痛叩击痛，纵隔不宽，两肺叩诊呈清音，听诊呼吸音清晰，未闻及干湿性啰音。心浊音界正常，心率 75 次 / 分，节律规整，各瓣膜听诊区未闻及病理性杂音。腹部平软，未见胃肠型及蠕动波，未见腹壁静脉曲张。腹软，全腹无压痛、反跳痛及肌紧张，肝脾肋下未触及，未触及包块，移动性浊音阴性，肠鸣音可闻及 4 次 / 分。肛门及外生殖器未见异常。脊柱呈生理性弯曲，活动不受限，四肢活动自如，双下肢无水肿，各椎体棘突无压痛及叩击痛。无杵状指 / 趾，膝腱及跟腱反射正常，Babinski 征阴性，Kernig 征阴性，Brudzinski 征阴性。

实验室与辅助检查：病理：（软腭）考虑恶性肿瘤，建议进一步行免疫组化。鼻咽镜（2016 年 10 月 8 日）：双侧鼻咽部及鼻咽后壁见大量黄色干痂附着，表面污秽，软腭背侧见一较大溃疡面，表面不平（病例 3 图 1）。

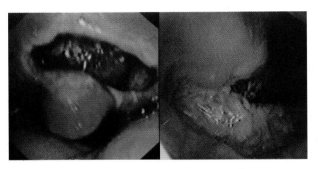

病例3图1　电子鼻咽镜检查图像

入院诊断：鼻咽恶性肿瘤。

二、查房记录

（一）第一次查房

住院医师：患者青年男性，因"咽痛 2 个月，上腭部破溃 10 天"入院。患者缘于 2 个月前无明显诱因出现咽部疼痛，声音改变，间断发热，体温最高 38.0℃，无涕中带血，无耳鸣、复视及头痛，自行间断给予抗感染治疗（具体用药、剂量及用法不详）1 个月，咽部疼痛较前略缓解。1 个月前上腭出现浅溃疡，经抗感染、雾化及理疗后无好转。10 天前上腭处出现破溃，并出现饮水呛咳，外院行鼻咽镜检查见双侧鼻咽部及鼻咽后壁见大量黄色干痂附着，表面污秽，软腭背侧见一较大溃疡面，表面不平。病理回报：（软腭）考虑恶性肿瘤。现患者为进一步诊治入院。

主治医师：该患以"咽痛 2 个月，上腭破溃 10 天"入院，目前患者吐字不清，口咽部疼痛明显。查体：浅表淋巴结未触及明显肿大。双侧鼻腔通气不畅，张口示上腭可见一大小约 2cm×3cm 破溃口，口周覆有白苔，腭垂充血红肿，扁桃体无红肿。外院病理诊断：（软腭）考虑恶性肿瘤。依据患者病史及症状，应予以全面检查，明确病变具体类型，待全部检查结果回报后明确临床诊断及治疗方案。建议行血常规、生化、血型、凝血常规、病毒标志物、PET-CT 及心电图检查。

主任医师：该患鼻咽部病变考虑恶性肿瘤可能性大，头颈部肿瘤以上皮来源的恶性肿瘤为主，尤其以鼻咽癌为多，其次包括淋巴瘤、腺样囊性癌、多形性腺瘤等。该患者具体病理类型暂不明确，临床症状不完全符合鼻咽癌特征，且有发热、体重减轻等类似于淋巴瘤 B 组症状，故建议完善相关检查后可重新行病理学检查。

（二）第二次查房

住院医师：患者每日仍有午后发热，体温最高达38.2℃，口腔疼痛伴鼻塞、吐字不清。辅助检查回报：PET-CT：鼻咽顶及后壁增厚，最大径线约1.5cm，FDG代谢增高（SUVmax = 4.2）。软腭部分缺失，范围约1.0cm×3.8cm，缺失部分边缘FDG代谢增高（SUVmax = 3.6）。双颈肌肉间隙及颌下见淋巴结影，较大者短径约0.6cm，FDG代谢增高。印象诊断：①鼻咽顶及后壁增厚，FDG代谢增高，考虑恶性，请结合镜检；②软腭部分缺失，缺失组织边缘FDG代谢增高，请结合病理结果；③盆腔积液；④双侧颈部肌肉间隙及颌下淋巴结，部分FDG代谢增高，建议随诊（病例3图2）。心电图示窦性心律，完全性右束支传导阻滞，异常心电图。血常规及生化等血液学检查指标大致正常。行鼻咽镜检查于软腭处重新取病理诊断：（软腭）恶性肿瘤。形态学及IHC：CK$^-$、Ki$_{67}^+$ 70%、CD$_{56}^+$、CD$_3^+$、CD$_{20}^-$、GrB$^+$、TIA-1$^+$、CD$_{21}^-$、CD$_{10}^-$、Bcl-2 少 +、Bcl-6$^-$、cMyc$^+$ < 40%、MUM-1 少 +。支持非霍奇金恶性淋巴瘤，WHO分类：NK/T细胞淋巴瘤，鼻型。

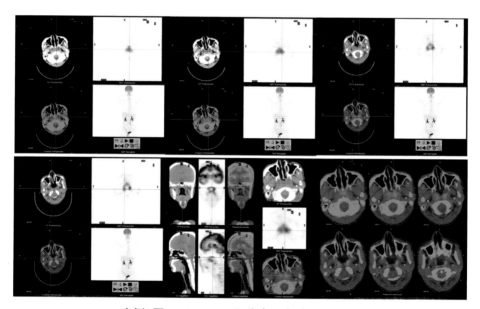

病例3图2　PET-CT显像鼻咽部高代谢病变

主治医师：结合患者病史及辅助检查，确立临床诊断为：非霍奇金淋巴瘤（结外鼻型NK/T细胞淋巴瘤）ⅡE期（aaIPI：0分，低危组）（Ann Arbor分期），侵及鼻咽顶及后壁，侵及软腭，盆腔积液。目前患者一般状态尚可，无放、化疗禁忌证，向患者及家属交代病情、治疗方案及治疗中注意事项，并签署《放疗知情同意书》，做放疗前准备工作。

主任医师：患者临床诊断已明确为：非霍奇金淋巴瘤（结外鼻型 NK/T 细胞淋巴瘤）ⅡE 期（aaIPI：0 分，低危组）（Ann Arbor 分期），侵及鼻咽顶及后壁，侵及软腭。在我国，鼻腔是韦氏环以外最常见地结外 NHL 好发部位，90% 以上为 NK/T 细胞淋巴瘤。放疗是早期鼻腔 NK/T 细胞瘤的主要治疗手段。经全面检查提示肿瘤局部侵犯范围较广，临床分期为ⅡE 期，但无其他结外器官受累，故靶区范围在包括原发灶及受累区域的同时，应包括双侧颈部淋巴结引流区。头颈部肿瘤，尤其以照射口腔及咽喉部位时，口腔黏膜放疗反应较重，故应注意及时给予对症治疗，确保放疗顺利进行，定期检测血常规、肝肾功能。

三、治疗经过

患者仰卧位，头垫 C 枕，张口含瓶，头颈肩热缩膜固定，经 CT 模拟机扫描，获取影像图像，勾画靶区，GTV 为鼻咽肿瘤及其受累区域，CTV：上界位于颅底水平，沿眶内侧壁向下，达眼眶下缘后包括双侧前后组筛窦及上颌窦后 1/3，同时靶区需包括咽后淋巴结及双侧颈内动、静脉及其周围淋巴结引流区及咽淋巴环（韦氏环），靶区向下延伸至锁骨上淋巴结引流区（病例 3 图 3）。PTV：在 CTV 基础上外扩 0.5cm，靶区勾画后提放疗计划单：放射源：6MV-X 线，单次剂量：2.0Gy，放疗组织总量：50.0Gy/（25 次·5 周）。危及器官要求：晶体 < 9.0Gy、视神经 < 54.0Gy、脑干 < 54.0Gy、脊髓 < 45.0Gy、口腔 < 50.0Gy、喉 < 45.0Gy、下颌骨 < 54.0Gy、腮腺 V_{30} < 50%，经物理师制作及优化计划，上级医师审核后开始放疗（病例 3 图 4），95% 等剂量线为处方剂量包绕 PTV，以总量 50.0Gy 评价。晶体最大受量为：左侧：568.0cGy，右侧：567.8cGy；视神经最大受量为：左侧：4363.3cGy，右侧：5116.7cGy；脑干最大受量为 4938.3cGy；脊髓最大受量为 4452.6cGy；口腔平均剂量为 3363.8cGy、喉平均受量为 3183.1cGy、下颌骨平均受量为 3224.4cGy；腮腺：左侧 V_{30}：38%，平均受量：2757.8cGy，右侧 V_{30}：27%，平均受量：2476.6cGy。

2016 年 11 月 21 日放疗结束，放疗期间出现口腔肿瘤坏死、感染，恶心、呕吐及口腔黏膜、皮肤的 2 级放射反应，给予对症治疗。

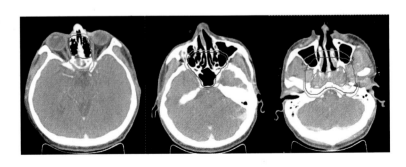

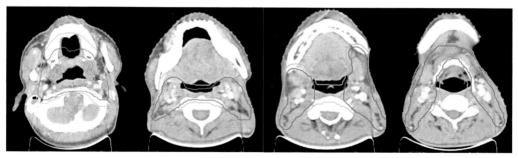

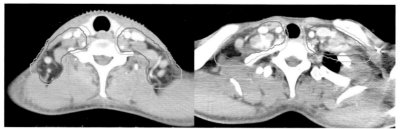

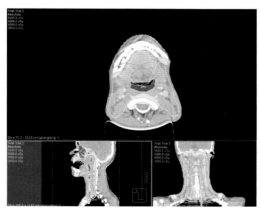

病例3图3　放疗靶区与计划

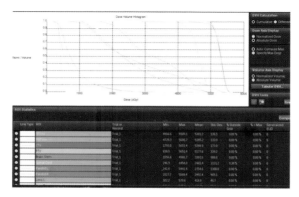

病例3图4　剂量曲线分布图

四、诊疗结局及随访

诊疗结局：放疗过程中患者口腔肿瘤合并感染好转，发热消失，鼻腔通气不畅缓解，但仍有吐字不清。患者颜面部及颈部可见皮肤色素沉着，无红肿、破溃；张口示口腔黏膜红肿，可见散在多发的小溃疡面。软腭处仍可见一大小约 2cm×3cm 破溃口，腭垂充血红肿。病程中因进食疼痛，患者体重减轻约 3kg。出院前复查鼻咽磁共振提示：鼻咽壁略厚，黏膜表面欠光滑，T_2WI 呈略高信号，T_1WI 呈等信号，双侧咽隐窝略扩大，左侧为著，双侧咽旁间隙未见确切异常信号。软腭略增厚，信号不均，T_2WI 呈混杂高信号。右侧口咽壁略厚，双侧颈部见略增大淋巴结，大者短径约 0.6cm；双侧乳突蜂房可见斑点、片状 T_2WI 高信号，T_1WI 呈略低信号。诊断：①双侧鼻咽壁略厚，形态欠规整，考虑符合放疗后改变；②软腭略厚并信号欠均，请与前片比较；③双侧乳突炎；④右侧口咽壁略厚，双侧颈部淋巴结略大，隔期复查（病例 3 图 5）。

随访：患者于 2016 年 12 月 12 日、2017 年 1 月 3 日、2017 年 2 月 9 日及 2017 年 3 月 7 日我院血液肿瘤内科治疗，序贯行 "VIPD" 方案化疗 4 个周期，化疗期间多次复查鼻咽 CT 提示鼻咽部肿物持续好转至病情稳定，目前疗效评价 SD。

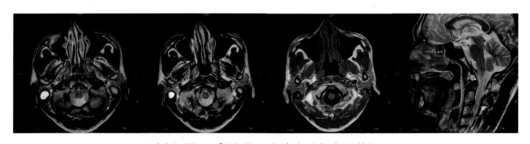

病例3图5　鼻腔淋巴瘤放疗后复查磁共振

五、主要治疗经验

1. 对于鼻咽部肿物，如行鼻咽镜检取病理仅提示为恶性肿瘤，不能贸然断定为鼻咽癌，需进一步行免疫组化具体分型，如组织样本较少，无法行免疫组化分型，应重新镜检，尤其淋巴瘤组织分型复杂，单纯镜检取组织较少，病理诊断困难，如有明显肿大淋巴结，可行淋巴结切检术，并做病理学检查。

2. 淋巴瘤为血液系统疾病，全身淋巴结及淋巴器官都有可能受累，故应全面检查，如有条件建议行全身 PET-CT 检查，对肿瘤分期、治疗及判断预后等都有很大帮助。

3. 目前淋巴瘤的治疗从以往大的斗篷野、锄形野等逐渐过渡到累及野的照射。即便如此，该患靶区范围仍较大，特别是鼻咽、口咽、口腔等黏膜组织放射性反应较明显，后程放疗患者耐受性及依从性均下降。故应积极给予抗感染、糖皮质激素、皮肤黏膜防护剂，甚至止痛等对症治疗，必要时可行鼻饲饮食，以保证放疗顺利进行，避免体重大幅度下降、贫血等放疗反应相关事件的发生。

4. 为减少舌体等口腔软组织照射，应嘱患者张口含瓶，把舌体下压，放疗期间嘱患者保持口腔卫生，按时刷牙、勤漱口，坚持口腔及颈部肌肉的功能锻炼，预防肌肉、脂肪等组织的纤维化。

5. 鼻腔NK-T细胞淋巴瘤属于放疗比较敏感的肿瘤，如放疗前肿瘤瘤体较大，治疗期间肿瘤大量坏死，迅速缩小，可导致大量坏死物质及酸性代谢产物入血，影响肾功能，故治疗期间可予以别嘌呤醇同时口服，以碱化尿液。

6. 治疗过程中密切监测患者放疗不良反应，及时对症处理。放疗后应给予相关检查，以评估治疗疗效。

六、相关知识点

恶性淋巴瘤是指原发于淋巴系统的一组疾病，来源于B淋巴细胞、T淋巴细胞或自然杀伤细胞的非正常性、克隆性增生，包括霍奇金淋巴瘤（Hodgkin's lymphoma，HL）和非霍奇金氏淋巴瘤（non-Hodgkin's lymphoma，NHL）两大类。Ann Arbor分期是应用最广泛的淋巴瘤分期方法，适用于HL和NHL。在我国，鼻腔是韦氏环以外最常见地结外NHL好发部位，其中90%以上为NK/T细胞淋巴瘤。鼻腔NK/T细胞淋巴瘤以血管中心性病变为主要病理特征，肿瘤细胞侵犯小血管壁或血管周围组织，导致组织缺血和广泛坏死。鼻腔NK/T细胞淋巴瘤以男性多见，中位年龄44岁，最常见的症状为鼻塞，局部病变广泛受侵时，出现眼球突出、面部肿胀、硬腭穿孔、恶臭和发热等症状及体征。B组症状较常见。肿瘤常局限于鼻腔及邻近结构，邻近器官或结构受侵以同侧上颌窦和筛窦最常见，其他依次为皮肤、硬腭、软腭、眼球和口咽等。颈淋巴结受侵以颌下淋巴结最常见。对于鼻腔NK/T细胞淋巴瘤，由于肿瘤对化疗欠敏感，I～II期以放疗为主的治疗可取得良好的效果。

1. 鼻腔NK/T细胞淋巴瘤的放射治疗　放疗是早期NK/T细胞淋巴瘤的主要治疗手段。肿瘤局限于一侧鼻腔，未侵犯邻近器官或组织结构（局限 I_E 期），射野靶区应包括双侧鼻腔、双侧前组筛窦和同侧上颌窦；肿瘤超出鼻腔时（广泛 I_E 期），靶区应扩大至受累的邻近器官或结构，如果前组筛窦受侵，应包括同侧后组筛窦。如果肿瘤邻近后鼻孔或侵犯鼻咽，照射野应包括鼻咽。 I_E 期患者不必做颈淋巴结引流区的预防照射。 II_E 期在原发病灶和受侵器官/结构照射时，需同时做双颈部照射。III～IV期化疗后放疗，照射野包括原发灶和区域淋巴引流区。鼻腔NK/T细胞淋巴瘤的根治性照射剂量为 50～55Gy。

2. 同步放化疗　有报道认为，虽然鼻腔 NK/T 细胞淋巴瘤主要为临床 Ⅰ 期、Ⅱ 期，但以化疗为首程治疗时，化疗完全缓解率仅为 0～59%，化疗中有一半患者出现肿瘤进展。中国台湾 Li 等报道 77 例鼻腔 NK/T 细胞淋巴瘤中，在 56 例 Ⅰ～Ⅱ 期患者中，接受综合治疗和单纯放疗的疗效明显优于单纯化疗，5 年生存率分别为 59%、50% 和 15%（$P = 0.01$）。2015 年版恶性淋巴瘤诊疗规范指出，原发鼻腔的 Ⅰ 期、无不良预后因素患者，可选择单纯放疗、序贯化放疗或同步放化疗；对原发鼻腔的 Ⅰ 期、有不良预后因素和 Ⅱ 期患者，可选择同步化放疗或序贯化放疗；对原发鼻腔的 Ⅳ 期和原发鼻腔外的 Ⅰ 期、Ⅱ 期和 Ⅳ 期患者，可选择同步化放疗或以左旋门冬酰胺酶（或培门冬酶）为主的联合化疗 ± 放疗。化疗药物可以选择左旋门冬酰胺酶联合吉西他滨、甲氨蝶呤、异环磷酰胺、铂类、依托泊苷和皮质醇激素等。自体或异基因造血干细胞移植治疗可考虑用于初治高危和复发难治的患者。

Shikama 等回顾性分析 42 例 Ⅰ～Ⅱ 期鼻腔 NHL，放疗加化疗综合治疗 30 例，单纯放疗 12 例，两组的 5 年无病生存率分别为 64% 和 46%（$P = 0.021$），差别有显著意义。我国也有学者比较单纯放疗与放化疗结合治疗结外鼻型 NK/T 淋巴瘤的临床效果，认为放化疗联合组临床疗效显著优于单用放疗组（$P < 0.05$）；放化疗联合组不良反应发生率高于单用放疗组，但差异无统计学意义。但香港 Cheung 等治疗 79 例 Ⅰ～Ⅱ 期鼻腔 NK/T 细胞淋巴瘤，综合治疗和单纯放疗的 5 年总生存率分别为 40.3% 和 29.8%（$P = 0.693$），5 年无病生存率为 35.8% 和 30.5%（$P = 0.795$），差别无显著意义。Kim 等比较了两种治疗方式的并发症发生的种类及发生率，发现尽管各种并发症的发生率无统计学差异，但是放化疗组更易发生败血症或难治性出血等并发症。因此，同期放化疗的缓解率高提示鼻腔 NK/T 细胞淋巴瘤预后可能与放疗介入的早晚有关，但是否优于单纯放疗还有待于进一步观察研究。

Chim 等报道 66 例患者，比较了首程放疗和首程含或不含蒽环类抗生素的化疗的效果，建议首先给予放疗诱导 CR 后，行全身化疗预防局部区域复发和远处播散，尤其是 IPI（国际预后指数）评分高预后差的病例将受益于辅助化疗。但晚期肿瘤对化疗抗拒疗效差，需考虑更强或新的有效的治疗方案。

病例4 晚期胃癌个体化治疗

一、病历摘要

患者女性，78岁，汉族，吉林省长春市人，因"上腹部不适1个月，皮肤黄染伴瘙痒1天"于2015年9月28日13时29分由门诊入院。

病史：患者入院前1个月即2015年8月31日无明显诱因出现上腹部不适，于当地医院行腹部彩超提示肝脏多发占位，2015年9月6日就诊于我院肝胆胰外科。行肝脾磁共振三期增强提示肝左叶内侧段近肝门区不规则混杂信号团块影，大小约6.6cm×6.1cm；胃窦部胃壁不规则增厚，其周围及胰头区可见结节、不规则形软组织信号，较大者约3.4cm×2.7cm。行胃镜检查示胃角占位。行病理：胃角中分化腺癌，免疫组化结果提示来源胃肠道及胆道。2015年9月25日行超声引导下肝脏穿刺活检病理：肝穿刺组织内可见低分化癌浸润，结合病史及免疫组化结果符合肝样腺癌。入院前1天皮肤黄染伴瘙痒，门冬氨酸氨基转移酶252U/L，丙氨酸氨基转移酶305U/L，总胆红素77μmol/L，直接胆红素47.7μmol/L，门诊以"胃癌"收入院，患者自发病以来，精神食欲可，大小便正常。近期体重无明显变化。无高血压、冠心病、糖尿病病史，无高血脂病史，否认肝炎、结核、伤寒等传染病史，否认外伤史，无药物过敏史，否认肿瘤家族史。

入院查体：T：36.5℃，P：72次/分，R：19次/分，BP：120/70mmHg，H：156cm，W：56kg，BS：1.52m²，KPS：90分，NRS：0分。老年女性，发育正常，营养中等，皮肤轻度黄染，正力型，神志清醒，精神好。自主体位，查体合作。全身皮肤黄染，无瘀斑，全身浅表淋巴结未触及肿大。头颅正常，无畸形，毛发分布均匀，双侧眼睑无水肿，巩膜轻度黄染，眼结膜无苍白，双侧瞳孔等大等圆，对光反射灵敏。双耳郭未见异常，外耳道未见异常分泌物，鼻外形未见异常，通气良好，无异常分泌物，鼻窦无压痛，口唇红润，牙龈无出血，伸舌居中，咽部无充血水肿，双侧扁桃体无肿大。颈软，无抵抗，气管居中，颈静脉怒张，未见颈动脉异常搏动。胸廓两侧对称无畸形，呼吸运动双侧对称，无胸膜摩擦感，双侧语颤正常，两肺叩诊清音，双侧呼吸音清，异常呼吸音，未闻及干湿啰音。心前区无隆起，心尖冲动有力，心界不大，心率72次/分，律齐，心音有力，未闻及病理性杂音。腹平坦，未见胃肠型，未见蠕动波，腹壁静脉无怒张。上腹部轻压痛，无反跳痛，未扪及明显包块；Murphy氏征阴性，肝肋下未及，脾未触及，移动性浊音阴性；肝及双肾区叩痛；肠鸣音 4 次 / 分，未闻及气过水声。肛门指诊及外生殖器未见异常。脊柱、四肢无畸形，活动自如。腹壁反射、角膜反射存在，Babinski 征阴性。

实验室与辅助检查：（2015 年 8 月 31 日，本院）甲胎蛋白 > 800ng/ml，CEA 39.38ng/ml，细胞角蛋白 19 片段 23.61ng/ml。（2015 年 9 月 2 日，本院）肝脾磁共振三期增强影像所见：肝左叶内侧段近肝门区不规则混杂信号团块影，边界尚清，大小约 6.6cm×6.1cm，不均匀强化，病灶与门静脉左右支分界欠清，肝内可见散在类圆形异常信号影，大小 0.7～1.2cm，未见强化；肝内动脉期可见结节样、斑片样异常强化影，余各期显示不清，胃窦部胃壁不规则增厚，其周围及胰头区可见结节、不规则形软组织信号，较大者约 3.4cm×2.7cm，可见不均匀轻度强化，呈相对低强化，与邻近胃窦、十二指肠分界欠清。（2015 年 9 月 6 日，本院）病理：胃角中分化腺癌，免疫组化结果提示来源胃肠道及胆道。（2015 年 9 月 27 日，本院）肝脏病灶穿刺病理：肝穿刺组织内可见低分化癌浸润，结合病史及免疫组化结果符合肝样腺癌，门冬氨酸氨基转移酶 252U/L，丙氨酸氨基转移酶 305U/L，总胆红素 77μmol/L，直接胆红素 47.7μmol/L。

入院诊断：胃肝样腺癌、肝转移（$cT_{4b}N_xM_1$，Ⅳ期，AJCC/UICC 2010 年第七版）。

二、查房记录

（一）第一次查房

住院医师：患者老年女性，既往体健。因"上腹部不适 1 个月，皮肤黄染伴瘙痒 1 天"入院。患者入院前 1 个月无明显诱因出现上腹部不适，不伴有反酸、嗳气，不伴有胀痛，无发热，于当地医院行腹部彩超提示肝脏多发占位。20 天前行肝脾磁共振三期增强提示肝左叶内侧段近肝门区不规则混杂信号团块影，大小约 6.6cm×6.1cm；胃窦部胃壁不规则增厚，其周围及胰头区可见结节、不规则形软组织信号，较大者约 3.4cm×2.7cm，行胃镜检查示胃角占位。行病理：胃角中分化腺癌，免疫组化结果提示来源胃肠道及胆道。2015 年 9 月 25 日行超声引导下肝脏穿刺活检病理：肝穿刺组织内可见低分化癌浸润，结合病史及免疫组化结果符合肝样腺癌。入院前 1 天皮肤黄染伴瘙痒，门冬氨酸氨基转移酶 252U/L，丙氨酸氨基转移酶 305U/L，总胆红素 77μmol/L，直接胆红素 47.7μmol/L。查体：皮肤黄染，无淤血，目前患者仍诉上腹部不适伴有皮肤瘙痒。血常规：白细胞计数 $10.01×10^9/L$，血红蛋白 111g/L，血小板计数 $374×10^9/L$。肝功能：门冬氨酸氨基转移酶 252U/L，丙氨酸氨基转移酶 305U/L，总胆红素 77μmol/L，直接胆红素 47.7μmol/L，甲胎蛋白 > 800ng/ml，癌胚抗原 39.38ng/ml，细胞角蛋白 19 片段 23.61ng/ml。

主治医师：该患者主因上腹部不适入院，无其他不适症状，皮肤轻度黄染伴瘙痒，从目前检查来看，诊断为胃肝样腺癌、肝转移（$cT_{4b}N_xM_1$，Ⅳ期，AJCC/UICC 2010 年第七版）。患者目前症状主要为肝转移病灶压迫肝内胆管导致阻塞性黄疸，向患者及家属交代病情，建议在介入超声引导下行胆管引流术，同时减黄、保肝等对症支持治疗。

主任医师：患者根据病史、查体及辅助检查胃肝样腺癌、肝转移（$cT_{4b}N_xM_1$，Ⅳ期，AJCC/UICC 2010 年第七版），诊断明确。目前上腹部不适，皮肤黄染伴瘙痒，解除胆道梗阻情况后进行下一步治疗方案，胃癌的治疗以手术为主，放化疗在胃癌的综合治疗中具有重要的地位。而对于晚期转移的病变应该以化疗或最佳支持治疗为主，对于特殊病例甚至可以考虑应用靶向治疗。肝转移是晚期胃癌患者死亡的最主要原因之一，目前结直肠癌肝转移肝切除术的作用已经被广泛接受，但是胃癌肝转移肝切除术的意义仍存在争议，故该患者情况要与外科进行多学科会诊，评估有无手术机会。另外在 2014 NCCN 指南中对于晚期转移性腺癌病变拟应用化疗联合曲妥珠单抗靶向治疗，建议行 HER-2 基因检测。

（二）第二次查房

住院医师：患者经皮穿刺胆汁引流术后，黄疸、瘙痒较前明显缓解，肝功能：门冬氨酸氨基转移酶 45.1U/L，γ-谷氨酰转肽酶 258.6U/L，碱性磷酸酶 218.3U/L，总蛋白58.6g/L，清蛋白 30.7g/L，白球比 1.10，直接胆红素 19.7μmol/L，HER-2 结果回报为过表达，外科多学科会诊结果：目前病情不适合直接手术。

主治医师：根据第一次查房布置情况，各项结果回报，该患者目前不适宜直接手术，可给予全身治疗：联合化疗＋靶向治疗，与患者沟通后符合我院肿瘤中心承担的"评价 HER-2 阳性，胃食管交界处癌和胃癌患者接受帕妥珠单抗加化疗的有效性和安全性的双盲、安慰剂对照、随机化、多中心、Ⅲ期研究"，向患者介绍罗氏 BO25114 研究相关情况（方案版本 3.0），详细解答患者对于安全性、获益、用药方案及用药周期等问题，患者充分知情，同意参加该研究，并签署知情同意书。该患者被分在"帕妥珠单抗组"安排行化疗联合靶向治疗，具体治疗方案：顺铂 110mg，第 1 天；希罗达 1.5g2 次 / 日，第 1~14 天；曲妥珠单抗 270mg，第 1 天；帕妥珠单抗 / 安慰剂 840mg，第 1 天。

主任医师：患者胃肝样腺癌、肝转移（$cT_{4b}N_xM_1$，Ⅳ期，AJCC/UICC 2010 年第七版），诊断明确。患者已经同意入我院的临床实验组，2014 版 NCCN 指南中对于不可手术切除的晚期胃癌患者可以选择化疗、临床试验或最佳支持治疗，故该患者选择临床入组方案合适，注意双靶向药物联合化疗应用期间的不良反应，同时保肝、保胃、止吐、碱化水化等对症支持治疗，治疗期间密切观察不良反应，定期检测血常规、肝肾功能。

三、治疗经过

2015 年 9 月 30 日开始行化疗联合靶向治疗，具体治疗方案为：顺铂 110mg，第 1 天；希罗达 1.5g 2 次 / 日，第 1~14 天；曲妥珠单抗 270mg，第 1 天；帕妥珠单抗 / 安慰剂 840mg，第 1 天。至 2016 年 9 月 22 日共完成 16 个疗程化疗联合靶向治疗，第 8 个疗程化疗后患者出现 CTCAE 3 级手足综合征，考虑与应用化疗相关，对症治疗后好转。同时为减少铂类累积毒性，依方案停用顺铂，给予"希罗达"方案化疗联合曲妥珠单抗以及帕妥珠治疗 8 个疗程（病例 4 图 1 至病例 4 图 4）。2015 年 12 月 2 日首次复查，靶病灶退缩达 46.6%，疗效评价为 PR，2016 年 10 月 13 日 16 个疗程化疗联合靶向治疗后复查全腹部多排 CT 三期增强：肝左叶内侧段近肝门区可见不规则混杂密度影，大小约 3.1cm，环形强化；甲胎蛋白 459.42ng/ml。肝脏靶病灶由 1.7cm 增大至 2.5cm，以肝左叶内侧段近肝门区不规则混杂密度影为靶区，行精确放疗，2.0Gy/ 次，计划 30 次。危及器官受量为：右肺平均剂量 977.0cGy，脊髓最大剂量 3165.9cGy，心脏平均剂量 1095.5cGy，胃平均剂量 1132.5cGy（病例 4 图 5）。2016 年 11 月 21 日复查全腹部多排 CT 三期增强：肝左叶内侧段近肝门区可见不规则混杂密度影，大小约 2.1cm × 2.1cm（病例 4 图 6），疗效评估：SD，放疗期间无不良反应。

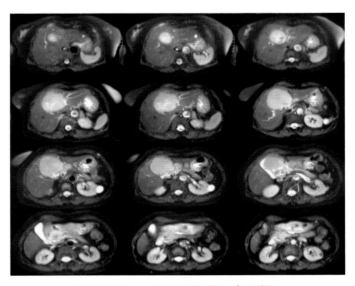

病例4图1　一阶段治疗前肝脏磁共振

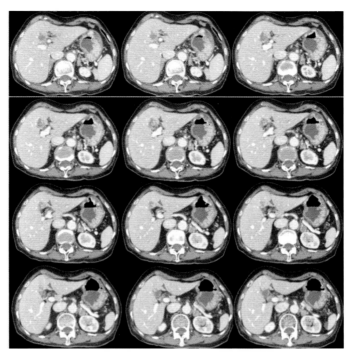

病例4图2　一阶段治疗后肝脏CT

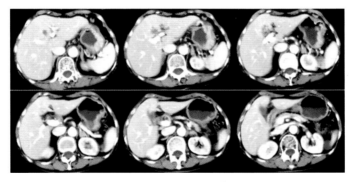

病例4图3　一阶段治疗后肝脏病灶进展CT

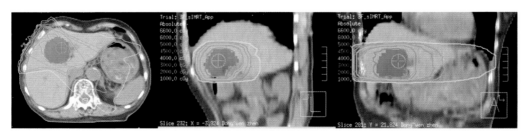

病例4图4　放疗剂量分布图

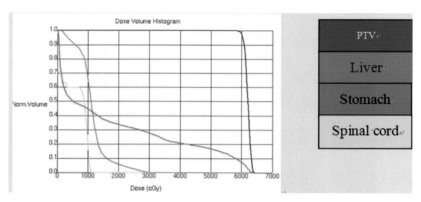

病例4图5　二阶段放疗剂量曲线分布图

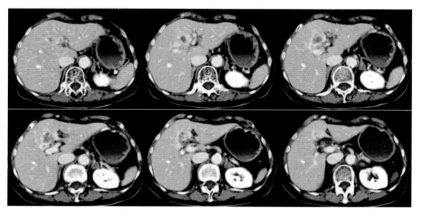

病例4图6　放疗后肝脏CT

四、诊疗结局及随访

患者化疗联合靶向治疗结束后诉上腹部不适消失，无腹痛、腹胀，无打嗝、嗳气，无吞咽疼痛，无恶心呕吐，无消化不良，期间出现 CTCAE 3 级手足综合征，考虑与应用化疗相关，对症治疗后好转，肿瘤由 6.6cm 缩小至 1.0cm，疗效评价 PR。

2016 年 10 月患者出临床试验组，后针对肝左叶内侧段近肝门区不规则混杂密度影为靶区，行精确放疗，2.0Gy/ 次，计划 30 次。

随访：2016 年 10 月 13 日复查全腹部多排 CT 三期增强：肝左叶内侧段近肝门区可见不规则混杂密度影，大小约 3.1cm，环形强化；甲胎蛋白 459.42ng/ml。根据"评价 HER-2 阳性，胃食管交界处癌和胃癌患者接受帕妥珠单抗加化疗的有效性和安全性的双盲、安慰剂对照、随机化、多中心、Ⅲ期研究"要求，疗效评估为 PD。患者疾病进展，出组临床试验。

2016年11月21日复查全腹部多排CT三期增强：肝左叶内侧段近肝门区可见不规则混杂密度影，大小约2.1cm×2.1cm，疗效评估SD，放疗期间无不良反应。

五、主要治疗经验

1. 积极完善各项检查是治疗的前提，即使是先进的PET-CT等检查手段，病理组织学检查仍是诊断的金标准，分子病理检测是精准治疗的必要条件，当前的治疗指南已经把检测胃癌中HER-2状态作为标准化操作。

2. 多学科诊疗模式在胃癌的治疗中至关重要，化疗及最佳支持治疗是治疗转移性胃癌的主要手段，靶向治疗的研究结果令人振奋鼓舞人心，局部放射治疗对于晚期病变的姑息治疗具有积极的作用。

3. 积极入组临床试验，有效的治疗方案可使患者受益匪浅。

4. 该患者放疗靶区为累及野，不需常规淋巴引流区照射，化疗及靶向治疗后疾病进展，通过放疗干预，仍有效果。

5. 治疗过程中密切监测患者放化疗及靶向治疗不良反应，及时对症处理。全部治疗结束后，需定期随诊。

六、相关知识点

1. 晚期胃癌个体化治疗　晚期胃癌治疗以化疗为主，目前针对晚期胃癌的化疗方案尚无标准方案，临床研究较多的一线化疗方案包括FOL、FOX、Xelox、DDP＋氟尿嘧啶、Taxel＋氟尿嘧啶/LV和FOLFIRI等方案，随着分子靶向治疗药物研究的不断深入，以HER-2为靶点的曲妥珠单抗在晚期胃癌的治疗已成为目前研究的热点。HER-2即CerB-2基因，参与肿瘤生长、浸润、转移相关基因的调控。HER-2的过表达直接导致异源二聚体数量增加，使胞内段酪氨酸激酶的活性显著增加，互相催化发生自身磷酸化，进而激活下游的信号传导途径，引发瀑布式连锁反应，最终进入细胞核，使核内的基因如c-fos及c-jun等转录水平提高，促进有丝分裂，从而引起细胞增生、分化、迁移，最终诱发肿瘤。研究发现胃癌中HER-2的阳性率达20%以上，与肿瘤分化程度、肿瘤大小、局部淋巴结转移和远处转移相关，且HER-2阳性者生存时间明显短于阴性者，可作为胃癌的独立生存预后因素，曲妥珠单抗可以抑制HER-2阳性肿瘤中HER-2介导的信号传导途径，通过阻断HER-2受体细胞外区域分裂来抑制HER-2活性，同时激活抗体依赖细胞介导的细胞毒作用，来达到抗肿瘤的目的。

EGFR家族在胃癌形成中也具有重要的作用。针对EGFR的分子靶向药物主要包括胞外单克隆抗体和胞内酪氨酸激酶抑制药，分子靶向治疗打破了进展期胃癌长期以来生存时间短、化疗效果有限的现状，虽然目前仅有曲妥珠单抗获得Ⅲ期临床试验认证，但是其他分子靶向药物已纷纷开展了多项 II 期及 III 期临床研究，并有望获得更充分的循证医学证据来奠定靶向药物在晚期胃癌治疗中的地位，例如本案例检测出 HER-2 过表达，使用双靶向治疗即曲妥珠单抗和帕妥珠单抗，联合化疗的治疗手段。帕妥珠单抗已有临床研究显示在治疗转移性 HER-2 阳性乳腺癌，有明显疗效，安全性评价患者耐受良好，尤其与曲妥珠单抗联合应用，有更强的抗肿瘤活性。临床中注意到胃癌是一种异质性明显的肿瘤。在肿瘤生长过程中存在诸多随机因素，单一靶向治疗药物的作用范围难以覆盖同一瘤体内。在治疗 HER-2 阳性晚期胃癌中，曲妥珠单抗已经成为一线靶向治疗用药，针对转移性胃癌，HER-2 过表达，曲妥珠单抗无法阻止 HER-2/HER-3 或 HER-2/HER-1 异源二聚体的形成，易导致肿瘤逃逸，但帕妥珠单抗会弥补其缺陷，作为新型的人源化单克隆抗体，阻断人类表皮生长因子，通过结合 HER-2 受体胞外结合域 II 区，阻断 HER-2 和 EGFR 异源二聚体在空间之间的形成。

2. 转移性胃癌治疗后再进展的思考　肝转移是导致胃癌治疗失败的重要原因之一，同时肝脏也是各种恶性肿瘤血行转移最易发生的部位之一。结直肠癌肝转移患者通过联合化疗的 5 年生存率是 30% ~ 50%，然而胃癌肝转移的预后极差，其 5 年生存率低于 10%。胃癌有超过 40% 的患者在其病程中会发生肝转移。本案例初治时胃癌、肝转移，属于 IV 期患者，经过多疗程化疗联合双靶向治疗后病灶缩小显著，评估疗效达 PR，后复查可见靶病灶较前增大，提示疾病有进展，那么下一步治疗方案的选择，引人深思。

（1）手术切除：胃癌肝转移手术切除治疗的条件有严格规定，即原发病灶可行胃癌 D2 切除，肝转移灶局限于单叶，并且单发灶小于等于 4cm 或者多病灶小于 3 个，另外要求具备肝转移切除的丰富技术并且保证残余肝脏功能，然而胃癌肝转移术后复发率达 47% ~ 73%，通常肝复发患者行肝手术切除的效果极差。能手术切除者仍为少数，尽管手术治疗多发性胃肠道肝转移病灶仍有争议，但不少选择手术治疗结果显示有效，其 5 年生存率为 25% ~ 35% 不等。手术并发症发生率在 20% ~ 30%，肝功能异常者为 1% ~ 5%，手术死亡率在 3% ~ 4%。在目前手术治疗仍是治愈肝转移癌最为有效的手段。Fong 等提议进行临床危险因素积分的评估，此评估有明显的预后作用，如肿瘤直径大于 5cm、无病间隔小于 12 个月、转移数大于 1 个等。因此，为了改善疗效，首先要用更精确的诊断手段来诊断早期病变，这样能确定哪些患者能进行手术；另外，由于单纯手术后仍有 1/3 的患者出现复发，还必须找到更有效的术后综合治疗方法，这样才能取得满意的结果。

（2）射频消融：胃癌肝转移的射频消融技术属低侵害性治疗方式，较手术治疗不仅具有较好的安全性，还降低了治疗风险，大大减少术后并发症的发生，然而当病灶直径大于 5cm 时射频消融的治疗效果明显降低，不过也有学者认为随着射频消融治疗设备技术的不断成熟，消融治疗的病灶大小和数目也在扩大。

（3）介入治疗：肝动脉栓塞术最初用于不可切除的原发性肝肿物，近些年也不断用于转移性肝肿瘤的治疗，单纯使用对生存期无明显延长，它通过缩小转移灶从而为手术切除病灶创造机会，肝动脉灌注化疗利用化疗药物的首过效应，使肝转移灶具有较高的药物浓度，从而消除了全身化疗的毒副反应，经肝动脉栓塞化疗通过血管栓塞物阻断肿瘤血供，可使 60% 的肝转移灶缩小。MSKCC（Memorial Sloan-Kettering Cancer Center）比较了肝动脉化疗和全身化疗的疗效，前者优于后者，而且两者并发症相似。北卡罗那州肿瘤治疗中心也报道了他们的结果，42% 总有效率，而全身化疗仅为 10%。法国多中心研究的进行了 163 例随机治疗研究，肝动脉化疗的有效率为 49%，而全身化疗仅为 14%，肿瘤中位进展时间分别为 15 个月和 6 个月，两年生存率分别为 22% 与10%，中位生存时间分别为 14 个月和 10 个月。Allen-Mersh 也报道 31% ~ 50% 的反应率，中位生存时间 15 ~ 20 个月，而全身化疗仅为 8% ~ 20%，中位时间为 6 ~ 12 个月。以上说明肝动脉化疗较全身化疗效果好，而且并发症相似或更小。

（4）放射治疗：作为局部治疗手段之一，是失去手术机会的姑息治疗手段，其耐受性良好，无明显不良反应，肿瘤缓解率客观。肝转移放疗适应证：肝脏是并联器官，正常成年人的肝脏体积为（1250 ± 141）cm^3，其能承受的最高剂量常取决于足够体积的正常肝组织能耐受的剂量。如肿瘤数量（通常 ≤ 3 个）。其他一些评估患者基本身体状况的指标包括：ECOG ≤ 2 或 KPS > 70；血浆肝酶水平 < 3 倍正常值，凝血功能正常；Child-Pugh 分级 A 或 B；原发灶经治疗后评效为稳定，且除原发灶外，无肝外转移；或肝外转移较小、短期内无进展，不影响患者体力状态评分及生存；且预计生存期 > 3 个月。美国肿瘤放射治疗学和放射学协会的放射治疗指南中认为立体定向放射治疗是一种高精度治疗方法，肝脏转移病灶放疗除常规分割外有多种分割方式，如 SBRT，其处方剂量的选择在很大程度上取决于肝转移病灶的大小、正常肝储备，以及周围是否有剂量限制器官等。Lawrence 等报道 18 例肝转移癌患者的立体适形放射治疗结果，有效率为 48%，中位生存 22 个月。Michigan 大学对 33 例进行了放疗同时加氟尿嘧啶化疗消化道肝转移癌的研究，有效率达 48%，中位有效时间为 8 个月。Tracey 等也报道了18 例来源于结直肠癌和肺癌的肝转移病变，给予化疗加立体放射治疗，先 36Gy/12Gy/3次，而后每次进行增加 2Gy 的剂量爬坡，最高剂量达到 60Gy/3 次。单发病灶为 14 例，其余为 2 ~ 3 个转移灶，在分析结果时，11 例仍存活，中位存活时间为 7 个月（3.8 ~12.3 个月）。6 例（3.1 ~ 18.9 个月）死亡，其中 1 例死于肝转移病灶进展，4 例肝外转移病灶，1 例死于与放射治疗无关的其他疾病，无 2 级以上并发症发生。立体适形放射治疗肝转移癌不仅是有效的，而且是安全的。立体定向或三维适形调强放射治疗在治疗肝转移癌取得了比较满意的疗效，为放射治疗提供更多地参与肝转移癌治疗的机会。

然而，目前文献报道的病例数仍较少，而且无随机分组研究结果。另外，各报道的入组治疗剂量和分割次数不一，而且没有比较统一的治疗方式。该患者为一处转移病灶，且病灶与肝门静脉距离较远，考虑到患者年龄较大，不宜采用肝动脉化疗，故采用常规分割调强放射治疗，60Gy/2Gy/30 次，耐受性好，放疗期间无放疗不良反应发生，放疗结束复查 CT，病灶缩小。

病例5 胃癌术后复发放疗

一、病历摘要

患者女性，47岁，汉族，吉林省松原市人，因"胃癌术后1年4个月，皮肤及巩膜黄染1个月"于2015年8月3日16时25分由门诊入院。

病史：患者1年4个月前因"上腹部不适6个月、恶心、呕吐2天"就诊于当地医院，行胃镜提示"胃幽门区肿物、幽门梗阻"，活检病理示：中分化腺癌。后转诊于我院，于2014年4月8日在全麻下行腹腔镜辅助根治性全胃切除术，术后病理诊断：（全胃）溃疡型中分化腺癌，浸润浆膜下层，肿物大小5.0cm×5.0cm×1.5cm，可见神经脉管浸润，双侧断端、大网未见癌。淋巴结：2组0/4，3组3/6，4组3/10，6组1/1，7、8、9组5/5，5组0/1见癌转移。术后恢复良好，行"XELOX"方案辅助化疗8个周期，耐受良好。1个月前患者无明显诱因出现皮肤及巩膜黄染，伴乏力，无明显腹痛、腹泻，无恶心、呕吐，未予诊治，黄染逐渐加重。1周前行腹部CT（2015年7月28日）示：十二指肠残端不规则增厚，可见肿块影，与胰头分界不清，提示胃癌术后，十二指肠残端肿块影，考虑复发，侵及邻近组织，继发肝内外胆管扩张。外科医生评估无法手术切除，为行放疗入我科。病程中无发热、盗汗，进食少，睡眠尚可。体重下降约20kg。无高血压、冠心病、糖尿病病史，无高血脂病史，否认肝炎、结核、伤寒等传染病史，否认外伤史，无药物过敏史，否认肿瘤家族史。月经史：14岁初潮，行经天数3～5天，月经周期28～30天，末次月经2015年7月14日。婚育史：25岁结婚，孕3产1，配偶及女儿体健。

入院查体：T：36.5℃，P：72次/分，R：16次/分，BP：120/70mmHg，H：168cm，W：52kg，BS：1.58m^2，KPS：90分，NRS：0分。中年女性，发育正常，营养不良，慢性病容，神志清醒，精神尚可。自主体位，查体合作。全身皮肤及黏膜黄染，无瘀斑，全身浅表淋巴结未触及肿大。头颅正常，无畸形，毛发分布均匀，双侧眼睑无水肿，巩膜黄染，眼结膜苍白，双侧瞳孔等大等圆，对光反射灵敏。双耳郭未见异常，外耳道未见异常分泌物，鼻外形未见异常，通气良好，无异常分泌物，鼻窦无压痛，口唇苍白，牙龈无出血，伸舌居中，咽部无充血水肿，双侧扁桃体无肿大。颈软，无抵抗，气管居中，颈静脉怒张，未见颈动脉异常搏动。胸廓两侧对称无畸形，呼吸运动双侧对称，无胸膜摩擦感，双侧语颤正常，两肺叩诊清音，双侧呼吸音清，异常呼吸音，未闻及干湿啰音。心前区无隆起，心尖冲动有力，心界不大，心率72次/分，律齐，心音有力，各瓣膜听诊区未闻及病理性杂音。腹平坦，上腹部正中线可见一纵行长约6cm手术瘢痕，两侧肋缘下可见4处长约5mm腔镜孔瘢痕，愈合良好。未见胃肠型，未见蠕动波，腹壁无静脉怒张。全腹无压痛及反跳痛，未扪及明显包块。肝肋下未及，Murphy氏征阴性，脾未触及。移动性浊音阴性。肝及双肾区无叩痛。肠鸣音4次/分，未闻及气过水声。肛门指诊及外生殖器未见异常。脊柱、四肢无畸形，活动自如。腹壁反射、角膜反射存在，Babinski征阴性。

实验室与辅助检查：术前胃镜（2014年3月31日当地医院）：胃底、胃体视野欠清晰，胃角胃窦可见巨大不规则溃疡，外被污秽苔，幽门口受侵，变形、狭窄，胃镜勉强通过。

术后病理（2014年4月9日）：全胃溃疡型中分化腺癌，浸润浆膜下层，肿物大小5.0cm×5.0cm×1.5cm，可见神经脉管浸润，双侧断端，大网未见癌。淋巴结：2组0/4；3组3/6，4组3/10，6组1/1，7、8、9组5/5，5组0/1见癌转移。免疫组化：CerbB-2（3+，阳性）（病例5图1）。

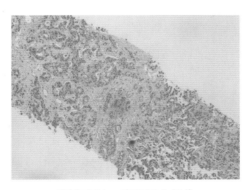

病例5图1　病理图文报告

腹部CT平扫（2015年7月28日）：胃癌术后，十二指肠残端不规则增厚，可见肿块影，边界不清，与胰头分界不清，邻近胆总管末端显示欠佳，其上肝内外胆管可见不同程度扩张。腹腔内及腹膜后未见肿大淋巴结，未见腹腔积液征象。腹腔多数肠管积液，部分可见液气平面。诊断意见：①胃癌术后，十二指肠残端肿块影，考虑不除外复发，侵及邻近组织，继发肝内外胆管扩张；②待除外不全肠梗阻，请结合临床（病例5图2）。

血常规：白细胞计数2.6×10^9/L，中性粒细胞计数1.66×10^9/L，红细胞计数3.72×10^{12}/L，血红蛋白78g/L，红细胞平均体积69.0fl，平均血红蛋白含量21.0pg，平均血红蛋白浓度304g/L，血小板计数345×10^9/L。

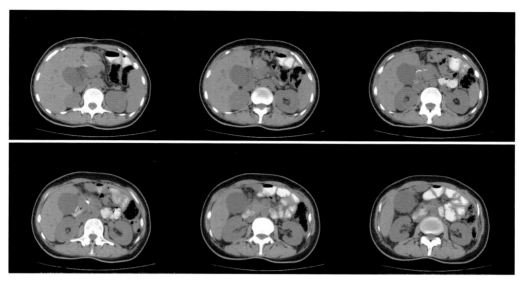

病例5图2 治疗前CT

肝功能：谷丙转氨酶（ALT）209.6U/L，天门冬氨酸氨基转移酶（AST）182.1U/L，谷氨酰转肽酶（GGT）248.8U/L，总胆红素（TBIL）208.3μmol/L，直接胆红素（DBIL）122.3μmol/L，间接胆红素（IBIL）86.0μmol/L。

肿瘤标志物：CEA 26.70ng/ml，CA199 552.75U/ml。

入院诊断：①胃癌根治术后（$pT_3N_{3b}M_0$，ⅢB期）十二指肠残端复发（$rT_{4b}N_0M_0$，ⅢB期）；②梗阻性黄疸；③中度贫血。

二、查房记录

（一）第一次查房

住院医师：患者中年女性，既往体健。因"胃癌术后1年4个月，皮肤及巩膜黄染1个月"入院。1周前行腹部CT（2015年7月28日）示：十二指肠残端不规则增厚，可见肿块影，与胰头分界不清，提示胃癌术后，十二指肠残端肿块影，考虑复发，侵及邻近组织，继发肝内外胆管扩张。外科医生评估无法手术切除。入院复查血常规提示白细胞、中性粒细胞Ⅱ度减少，中度小细胞低色素性贫血，考虑因胃全切术后吸收障碍致营养不良性贫血及肿瘤进展抑制骨髓造血所致。肝功能示：谷丙转氨酶（ALT）209.6U/L，天门冬氨酸氨基转移酶（AST）182.1U/L，谷氨酰转肽酶（GGT）248.8U/L，总胆红素（TBIL）208.3μmol/L，直接胆红素（DBIL）122.3μmol/L，间接胆红素（IBIL）86.0μmol/L。肿瘤标志物：CEA 26.70ng/ml，CA199 552.75U/ml。

主治医师：该患者此次主因胃癌术后梗阻性黄疸入院，CT示十二指肠残端软组织影，肝内外胆管扩张，考虑为十二指肠残端复发致梗阻性黄疸。目前患者胆道梗阻症状明显，继发肝功能损伤，需请相关科室会诊，是否可行经皮肝穿刺胆道引流术（PTCD）或经内镜逆行性胆管引流术（ERBD）以缓解肝内胆汁淤积，同时辅助应用保肝药物。患者中度贫血，乏力症状明显，对于有症状的贫血患者，NCCN 肿瘤及肿瘤所致化疗贫血指南建议输注红细胞，维持血红蛋白在 80 ～ 100g/L，有助于改善患者状态，给予补充铁剂、叶酸及维生素 B_{12}，并给予粒细胞集落刺激因子以刺激粒细胞生成和释放。

主任医师：从患者目前的各项影像学诊断及实验室检查结果来看，胃癌根治术后十二指肠残端复发，梗阻性黄疸、中度贫血的诊断可成立。因患者梗阻性黄疸、肝功能明显异常，暂不宜行全身化疗及分子靶向治疗。为控制十二指肠残端复发病灶，可考虑行复发病灶局部放疗。但因患者梗阻性黄疸致患者肝功能损伤进行性加重，需先处理胆汁淤积，同时需给予对症、支持治疗。

（二）第二次查房

住院医师：患者于 2015 年 8 月 5 日在超声科行经皮肝穿刺胆道引流术（PTCD），置管引流通畅，每日引出胆汁 250 ～ 300ml，黄疸逐渐减轻。患者签署《输血治疗同意书》，今日输注 Rh 阳性 A 型红细胞悬液 2U，输注过程顺利，患者无寒战、高热、皮疹等不良反应。

主治医师：患者复查肝功能：谷丙转氨酶 131.0U/L，天门冬氨酸氨基转移酶51.4U/L，谷氨酰转肽酶 198.9U/L，总胆红素 147.0μmol/L，直接胆红素 75.5μmol/L，间接胆红素 71.5μmol/L。经引流后肝功酶学指标及胆红素水平下降。对于复发转移性胃癌，全身化疗是有效的治疗手段，且患者术后病理免疫组化提示 BerbB-2（3+），可联合曲妥珠单抗治疗，但目前患者因梗阻性黄疸致肝功能异常，且白细胞、中性粒细胞低于正常，中度贫血，不宜行全身化疗。目前经局部处置及对症、支持治疗后患者乏力症状减轻，肝功能有所改善，为控制十二指肠残端复发病灶进展，可考虑行局部放疗。

主任医师：经局部处置和对症、支持治疗后患者现可耐受十二指肠残端复发病灶放疗。目前对于放疗靶区范围的定义，尚无统一标准，可选择累及野（IFI）照射或选择性淋巴结照射（ENI）。患者目前一般状态差，不宜过大体积照射，可只针对十二指肠残端病灶进行照射，不做淋巴引流区的预防性照射。

三、治疗经过

2015 年 8 月 7 日开始行十二指肠残端复发病灶放疗，靶区的范围：GTV：影像学所见十二指肠残端复发病灶；CTV：GTV 三维外扩 0.8cm；PTV：CTV 前后左右外扩0.7cm、上下外扩 1.0cm。处方剂量：95% PTV 54Gy/1.8Gy/30f。危及器官受量为：左肾

V20 为 9.38%，右肾 V20 为 18.75%；小肠 D 50% 为 17.4Gy；肝脏 V30 为 13.02%；脊髓最大受量为 32.4Gy、平均受量为 16.09Gy（病例 5 图 3，病例 5 图 4）。

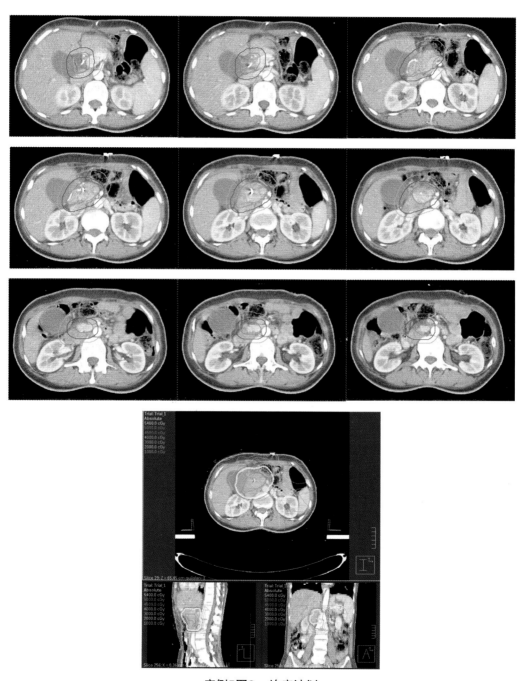

病例5图3　放疗计划

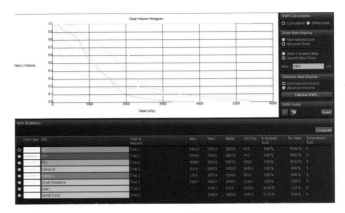

病例5图4　剂量曲线分布图

放疗第 21 次（37.8Gy/21f）时患者出现胆道感染，体温最高 38.5℃，胆汁细菌培养：大肠埃希氏菌。依据药敏结果，行抗感染、对症治疗后好转。放疗第 27 次（48.6Gy/27f）时出现白细胞Ⅲ度减少，暂停放疗 3 天，应用粒细胞集落刺激因子，白细胞计数恢复后继续放疗。放疗结束时复查红细胞计数 3.29×10^{12}/L，血红蛋白 98.1g/L，红细胞平均体积 92.0fl，平均血红蛋白含量 29.8pg，平均血红蛋白浓度 324g/L。肝功能：谷丙转氨酶 24.0U/L，天门冬氨酸氨基转移酶 28.2U/L，谷氨酰转肽酶 353.6U/L，总胆红素 73.3μmol/L，直接胆红素 39.8μmol/L，间接胆红素 33.5μmol/L。肿瘤标志物：CEA 4.83ng/ml，CA199 256.80U/ml。贫血程度改善为轻度贫血，胆红素、肿瘤标志物水平明显下降。

四、诊疗结局及随访

患者放疗结束后黄疸明显减轻，复查 CT 示（2015 年 9 月 22 日）：胃阙如，食管末端见胃肠吻合口，吻合口壁未见异常增厚。胰头邻近结构紊乱，脂肪间隙消失，见致密影，与胰头分界不清。诊断意见：①胃癌术后，食管末端吻合口未见明确占位性病变；②胰头区结构紊乱伴致密影，请结合临床；③符合胆总管引流术后改变（病例 5 图 5）。

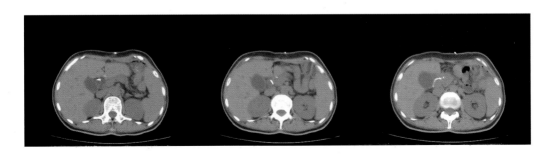

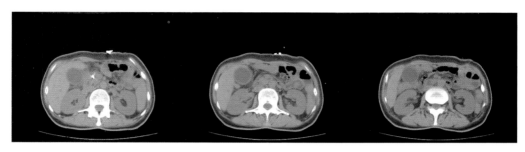

病例5图5　放疗后1个月CT

2015年12月9日复查腹部CT：胰头区未见明显肿块，仅结构紊乱伴致密影，疗效评价CR（病例5图6）。

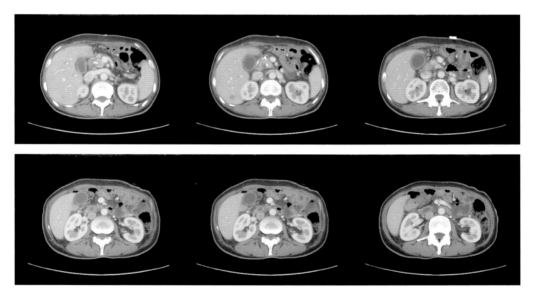

病例5图6　放疗后4个月CT

五、主要治疗经验

1. 该患入院时黄疸症状明显，肝功能异常，经皮肝穿刺胆道引流术（PTCD）和经内镜逆行性胆管引流术（ERBD）是常见的梗阻性黄疸减黄术。对于不能手术的胃癌术后复发、梗阻性黄疸的患者，予胆汁引流解除黄疸后再考虑行放化疗。

2. 贫血可降低放化疗的疗效。对于有症状的贫血患者，《NCCN癌症和化疗所致贫血指南》建议输注红细胞，维持血红蛋白在80～100g/L，有助于改善患者状态。

癌症患者输注红细胞的适应证：

（1）目标：预防或治疗携氧能力不足。

（2）无症状性：血流动力学稳定的慢性贫血、无急性冠脉综合征：输注目标是维持血红蛋白在 7 ~ 9g/dl。

（3）症状性

1）有血流动力学不稳定或氧运输能力不足证据的急性出血：输注目标是纠正血流动力学不稳定和保持充足的氧运输。

2）症状性（包括心动过速、呼吸急促、体位性低血压）贫血（血红蛋白 < 10g/dl。）：输血目标是根据需要，维持血红蛋白在 8 ~ 10g/dl，以预防症状。

3）急性冠脉综合征或急性心肌梗死背景中的贫血：输注目标是维持血红蛋白 ≥ 10g/dl。

3. 对于局部复发或转移性不可手术切除的胃癌患者，体力状态较好者（Karnofsky 评分 ≥ 60% 或 ECOG 评分 ≤ 2），可考虑入组临床实验。（NCCN 指南推荐系统治疗或临床实验或最佳支持治疗）（病例 5 图 7）。

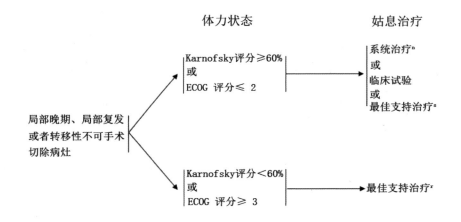

病例5图7　NCCN胃癌指南（2016中文版）

4. 治疗过程中密切监测患者放化疗不良反应，及时对症处理。全部治疗结束后，需定期随诊。

六、相关知识点

1. 胃癌术后复发的同步放化疗　对于不能手术切除的局部进展期胃癌（包括术后肉眼残留）患者，NCCN 指南推荐使用以氟尿嘧啶或紫杉醇为基础的同步放化疗或化疗，而对于局部复发患者，NCCN 指南认为对手术可切除切身体状况良好患者考虑手术治疗，否则仅建议姑息治疗（系统治疗或临床实验或最佳支持治疗）。Xie J 等研究证实对局限性复发患者，同步放化疗具有更好的中位生存期和局部控制率，但放疗并未成为复发患者的标准治疗方案。Yuan ST 等通过对 79 例术后复发患者行随机对照研究，38 例接受 XELOX 化疗，41 例患者接受同期放化疗（XELOX）；结果提示同期放化疗较化疗有更好症状控制率（55.9% ：85.0%，$P = 0.006$）、更高反应率（CR + PR）（87.8% ：63.0%，$P = 0.010$）及较长的中位生存时间（13.4 个月：5.4 个月，$P = 0.060$）。冯玲玲等发表在《中华放射肿瘤学杂志》上的研究回顾分析 57 例胃癌患者，其中不能切除 36 例（包括局部晚期 19 例、术后肉眼残留 17 例），术后复发 21 例。接受 3DCRT 17 例、IMRT 40 例，照射中位剂量 50Gy（42 ~ 60Gy）。81% 患者放疗同期口服氟尿嘧啶类药物化疗。胃癌术后局部复发接受放化疗后中位生存时间为 19.0 个月，较文献中单纯化疗的结果明显延长。笔者建议：对不能切除及术后复发的局部进展期胃癌进行中等剂量放疗并结合化疗能取得较好的局部控制率并改善患者生存，而术后复发和第 3 站淋巴结受侵病例均应被视为挽救性放化疗的良好适应证。目前我国 2013 年《胃癌规范化诊疗指南（试行）》中建议：术后局部复发病例如果无法再次手术且未曾接受过放疗，身体状况允许，可考虑同步化放疗，化放疗后 4 周评价疗效，期望争取再次手术。

2. 靶向治疗　ToGa 研究确立了曲妥珠单抗联合化疗在 HER-2 阳性的局部晚期、复发或转移性胃或 EGJ 腺癌患者中的标准治疗地位。与单纯化疗相比，曲妥珠单抗联合化疗组的中位 OS 显著改善（分别为 13.8 个月和 11 个月；$P = 0.046$）。

一些Ⅲ期临床试验发现，血管内皮生长因子受体 -2 拮抗药雷莫卢单抗在接受过其他治疗的晚期或转移性胃癌和 EGJ 癌患者中有较好的应用前景。其中一项国际多中心随机对照Ⅲ期试验（REGARD）中，纳入的 255 例患者被随机分为雷莫卢单抗治疗组（n = 238）和安慰剂组（n = 117），雷莫卢单抗治疗组中位 OS 为 5.2 个月，安慰剂组为 3.8 个月（$P = 0.047$）雷莫卢单抗组的高血压发生率更高（16% VS 8%）。另一项国际随机Ⅲ期临床试验（RAINBOW）发现，对于一线治疗后的晚期胃癌或 EGJ 癌患者，雷莫卢单抗联合紫杉醇较安慰剂联合紫杉醇相比，有更好的 OS、PFS 及 ORR。基于以上两项结果，近期美国食品药物管理局（FDA）批准雷莫卢单抗单药或与紫杉醇联合用于治疗难治性或含氟尿嘧啶或铂类化疗方案失败的胃癌或 EGJ 腺癌的晚期患者。

多项在晚期或转移性胃癌患者中使用 EGFR、MET/肝细胞生长因子受体及免疫检查点蛋白（如细胞程序性死亡受体 1）的靶向试验已经得出了令人鼓舞的结果。而靶向治疗联合放疗的相关研究较少。卢宁宁等探讨尼妥珠单抗联合卡培他滨同步放化疗治疗不可手术或术后残存或复发胃癌患者的不良反应和近期疗效，30 例患者中位年龄 57 岁（35 ~ 66 岁），23 例为术后残存或复发，7 例为不可手术患者，接受 IMRT（PGTV 54Gy 分 30 次，± 淋巴结预防区域 45Gy 分 25 次）和同步卡培他滨（每天 1600mg/m²，第 1–35 天）及尼妥珠单抗（200mg，1 次 / 周）化疗。同步放化疗期间 5 例（17%）3 级急性不良反应，主要为血小板下降（10%）。疗后 1 个月野内客观缓解率和病变稳定率、全身客观缓解率和病变稳定率分别为 43%（CR 4%、PR 39%）和 50%、32% 和 43%。对不可手术或术后残存或复发胃癌患者，尼妥珠单抗联合卡培他滨同步放化疗安全，耐受性、近期疗效、放疗野内控制性均好。

3. 关于胃癌术后放疗 对于胃癌根治术后 < D2 淋巴结清扫，术后同步放化疗的随机对照研究—INT–0116 研究确立了术后同步放化疗在该类患者术后辅助治疗中的地位。该研究入组胃或胃食管结合部腺癌 R0 术后患者，根据 1988 AJCC 分期患者 556 例，随机分为单纯手术组及术后放化疗组，术后放化疗组治疗方案："CF"方案化疗 5 天，3 周后予以放疗，在放疗最初 5 天和最后 3 天，再给予"CF"方案同步化疗，于同步放化疗结束 3 周后序贯行"CF"方案化疗 2 个周期。研究结果显示术后放化疗组 10 年 OS 和 10 年 PFS 均明显高于单纯手术组，P 值分别为 0.0046 和 < 0.001。为进一步探讨胃癌 R0 切除、D2 淋巴结清扫术后同步放化疗的作用，ASCO 发起了一项随机对照研究–ARTIST 研究，该研究共入组 458 例患者，随机分为术后 XP 辅助化疗组和 XP 辅助化疗＋卡培他滨同步放化疗组，中位随访 53.2 个月，结果显示术后放化疗组与单纯术后化疗组 3 年 DFS 无差异，但在淋巴结阳性患者中，术后放化疗组较单纯术后化疗组显著改善了 3 年 PFS，$P = 0.0365$，并且在肠型患者中，术后放疗也获得了 DFS 改善。目前各指南对于 R0D2 清扫术后无术后放疗的推荐，但对于淋巴结阳性的 D2 清扫术后患者，术后同步放化疗是否可有获益需要更进一步的数据支持。

4. 关于放疗的靶区范围 目前对于胃癌的放疗靶区定义，国内外各个中心之间存在差异，尚无统一标准。可根据患者一般体力状态、预计生存期、局部复发风险等选择累及野（IFI）照射或选择性淋巴结照射（ENI）（病例 5 表 1）。

美国国立综合癌症网络（NCCN）指南推荐的靶区范围：

（1）近端三分之一 / 贲门 / 胃食管结合部原发癌

1）术前和术后放疗：照射野应该包括远端食管 3 ～ 5cm、左半横膈膜和邻近的胰体部。

2）高危淋巴结区包括：邻近的食管周围、胃周、胰腺上、腹腔干淋巴结和脾门淋巴结区。

（2）中三分之一 / 胃体癌

1）术前和术后放疗：应包括胰体部。

2）高危淋巴结区包括：邻近的胃周、胰腺上、腹腔干、脾门、肝门和胰十二指肠淋巴结。

（3）远端三分之一 / 胃窦 / 幽门原发癌

1）术前和放疗：①术前放疗：如果肿瘤扩展到胃十二指肠结合部，放射野应包括胰头、十二指肠第一段和第二段；②术后放疗：如果肿瘤扩展到胃十二指肠结合部，放射野应包括胰头和十二指肠残端 3 ~ 5cm。

2）高危淋巴结区包括：①术前高危淋巴结区包括：胃周、胰腺上、腹腔干、肝门和胰十二指肠淋巴结；②术后高危淋巴结区包括：胃周、胰腺上、腹腔干、肝门和胰十二指肠淋巴结。

病例5表1 中国医学科学院肿瘤医院推荐的区域淋巴结引流区照射范围

肿瘤原发部位	淋巴结引流区照射范围
胃上 1/3 或胃食管交界	110 组，1 ~ 3 组，7 组，9 ~ 11 组
胃中 1/3	1 ~ 3 组，5 ~ 13 组，16a 组
胃下 1/3	3 ~ 9 组，11p 组，12 ~ 13 组，16a 组

注：下段食管旁为 110 组，贲门右、贲门左、胃小弯、胃大弯、幽门上、幽门下、胃左动脉、肝总动脉、腹腔动脉、脾门依次为 1 ~ 10 组，脾动脉为 11 组（脾动脉近端为 11p 组），肝十二指肠韧带、胰十二指肠后、肠系膜根部、结肠中动脉依次为 12 ~ 15 组，腹主动脉旁为 16 组（16a 下界为左肾静脉下缘水平）。

病例6　胃神经内分泌肿瘤多发骨转移放化疗

一、病历摘要

患者男性，47 岁，汉族，吉林省长春市人，因"右侧胸部间断疼痛 10 个月余，腿痛 4 个月，发现腰椎占位 2 天"于 2013 年 11 月 27 日入院。

病史：患者缘于 10 个多月前劳动时硬物撞伤右侧胸部，当时未在意，此后撞伤部位间断疼痛，为牵拉样疼痛，未进一步诊治。4 个月前无明显诱因出现双腿痛，为麻木样疼痛，自行口服止痛药物，疼痛逐渐加重，活动时疼痛加剧。2 个月前出现左上腹部不适，行胃镜检查，取活检结果回报胃角、胃窦慢性炎症。2 天前为进一步诊治就诊于我院，查腰椎磁共振提示胸$_{11}$、腰$_3$、腰$_4$椎体骨质内低密度及骶骨见局限性低密度，考虑转移瘤所致可能性大。肺部 CT 提示右侧多发肋骨骨质破坏及局部胸壁软组织肿块，考虑转移瘤可能性大。门诊以"多发骨转移癌？"收入院。病程中无发热，无咳嗽、咳痰，无恶心、呕吐，无腹胀、腹痛，饮食睡眠及二便基本正常。近期体重无明显改变。既往体健。否认肝炎、结核、乙肝、糖尿病病史，否认高血压、心脏病病史，否认外伤史，无药物过敏史，否认肿瘤家族史。

入院查体：T：36.5℃，P：80 次 / 分，R：20 次 / 分，BP：120/80mmHg，H：185cm，W：90kg，BS：2.15m^2，KPS：90 分。中年男性，发育正常，营养中等，正常面容，正力型，神志清醒，精神好。自主体位，查体合作。全身皮肤正常，无黄染，无瘀斑，全身浅表淋巴结未触及肿大。头颅正常，无畸形，毛发分布均匀，双侧眼睑无水肿，巩膜无黄染，眼结膜无苍白，双侧瞳孔等大等圆，对光反射灵敏。双耳郭未见异常，外耳道未见异常分泌物，鼻外形未见异常，通气良好，无异常分泌物，鼻窦无压痛，口唇红润，牙龈无出血，伸舌居中，咽部无充血水肿，双侧扁桃体无肿大。右侧胸廓局部隆起，范围约 5cm×5cm 大小，触之质地硬，无压痛，与局部粘连活动性差。颈软，无抵抗，气管居中，颈静脉怒张，未见颈动脉异常搏动。胸廓两侧对称无畸形，呼吸运动双侧对称，无胸膜摩擦感，双侧语颤正常，两肺叩诊清音，右肺听诊呼吸音减低，未闻及干湿啰音。心前区无隆起，心尖冲动有力，心界不大，心率 80 次 / 分，律齐，心音有力，未闻及病理性杂音。腹平软，未见胃肠型，未见蠕动波，腹壁静脉无怒张。全腹无压痛及反跳痛，未扪及明显包块。Murphy 氏征阴性，肝肋下未及，脾未触及。移动性浊音阴性。肝及双肾区叩痛阴性。肠鸣音 4 次 / 分，未闻及气过水声。

肛门指诊及外生殖器未见异常。脊柱、四肢无畸形，活动自如。腹壁反射、角膜反射存在，Babinski 征阴性。

实验室与辅助检查：腰椎 CT 平扫（2013 年 11 月 26 日本院）：①腰$_{1\sim5}$椎体骨质增生，骨质密度不均匀。其中胸$_{11}$、腰$_3$、腰$_4$椎体内低密度影及骶骨左侧低密度，考虑转移瘤所致可能性大；②腰$_{2\sim5}$椎体改变，请结合临床；③腰$_{1\sim2}$至腰$_5$骶$_1$间盘轻度膨隆；④双侧骶髂关节积气。肺部 CT 平扫：①右侧多发肋骨骨质破坏及局部胸壁软组织肿块，考虑转移瘤可能性大；②右肺中叶、双肺下叶少许炎变；左肺下叶小结节影。胃镜活检：胃角、胃窦慢性炎症。

入院诊断：①腰椎占位；②右侧胸壁占位。

二、查房记录

（一）第一次查房

住院医师：患者中年男性，既往体健。因"右侧胸部间断疼痛 10 个月余，腿痛 4 个月，发现腰椎占位 2 天"入院。患者 10 个多月前劳动时硬物撞伤右侧胸部，撞伤部位间断疼痛，为牵拉样疼痛。4 个月前无明显诱因出现双腿痛，为麻木样疼痛，放散性，自行口服止痛药物，疼痛逐渐加重，活动时疼痛加剧。2013 年 11 月 26 日就诊于我院行腰椎 CT 检查示：胸$_{11}$、腰$_3$、腰$_4$椎体内低密度影及骶骨左侧低密度，考虑转移瘤所致可能性大。肺部 CT 平扫：右侧多发肋骨骨质破坏及局部胸壁软组织肿块，考虑转移瘤可能性大。查体：右侧胸廓局部隆起，范围约 5cm×5cm 大小，触之质地硬，无压痛，与局部粘连活动性差。目前患者间断腿痛，休息时无疼痛。辅助检查：血常规：白细胞计数 7.83×10^9/L，中性粒细胞绝对值（NE#）4.25×10^9/L，红细胞计数 4.73×10^{12}/L，血红蛋白 154g/L，血小板计数 249×10^9/L；肝肾功能离子未见明显异常。男性肿瘤标志物检查：神经元特异性烯醇化酶（NSE）测定 56.3ng/ml。胃镜活检：胃角、胃窦慢性炎症。

主治医师：中年男性，以局部胸痛、腿疼为主要表现。查体右侧胸壁可见肿物，大小约 5cm×5cm，质地硬，无压痛。影像学检查提示腰椎占位，右侧胸壁肿物。肿瘤标志物神经元特异性烯醇化酶升高，首先考虑恶性肿瘤腰椎、胸壁转移，行胸壁肿物穿刺取活检明确病变性质，并积极寻找原发病灶。现肺部 CT 未发现原发病灶，2 个月前胃镜显示胃炎，未见肿瘤，预约肠镜并行腹部 CT 等进一步检查。

主任医师：同意主治医师的病情分析，该患者中年男性，以多发骨占位为主要临床表现伴神经元特异性烯醇化酶升高，考虑神经内分泌肿瘤骨转移的可能性大，同意行腹部 CT 及肠镜检查。对于不明原因转移癌，PET-CT 在寻找原发病灶上可能更具有优势，患者经济条件允许，可提示做该项检查。患者以多骨占位、骨痛为主要表现，腰椎及肋骨转移瘤伴骨质破坏，需高度警惕多发性骨髓瘤，做免疫球蛋白定量等检查，待结果回报明确诊断。另外，需要与骨结核、骨梅毒等感染性疾病鉴别，待胸壁活检结果明确是否需要进一步检查。

（二）第二次查房

住院医师：患者症状、体征同前无明显变化。全腹部多排CT二期增强影像诊断：①肝右叶边缘小低强化影，请结合临床注意复查；②考虑胆囊炎；胆囊结石；③前列腺钙化灶；④胃窦部胃壁改变；⑤胸$_{11}$、左侧骶骨、右侧髂骨翼改变、右侧部分肋骨及局部软组织团块状影，考虑转移所致可能可能性大。肠镜结果：距肛缘15cm直肠有2枚大小约0.4cm×0.7cm、扁平及球形息肉，表面光滑，色同周围黏膜。经内镜下EMR及氩气喷凝切除病变，术中顺利。肠镜病理结果回报：直肠管状腺瘤，低级别上皮内瘤变。检查诊断：慢性结肠炎、大肠息肉电切术（EMR）。PET-CT结果回报：①胃角、胃窦及相邻幽门部胃壁局限性增厚伴代谢性增高，考虑胃癌；右肺门、剑突下、胃小弯侧、胃窦周围多发淋巴结转移癌；全身多处骨转移癌，部分伴软组织肿块形成；②左肺舌叶、左肺下叶及右肺各叶炎症、其内小结节、代谢不高、部分待除外转移。右侧胸壁穿刺组织：低分化神经内分泌癌（病例6图1）。免疫组化：CK（+），Vinmentin（NS），CD99（+），CgA（−），Syn（+），CK7（−），CK5/6（−），34βE12（弱+），TTF-1（−），P63（−），CD56（+）（病例6图2）。乳酸脱氢酶基本正常，血清免疫固定电泳均阴性，免疫球蛋白定量均正常。

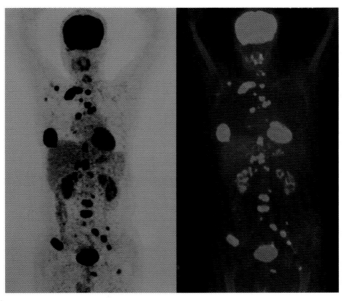

病例6图1　PET-CT

2013年12月3日我院PET-CT：胃角、胃窦及相邻幽门部胃壁局限性增厚伴代谢性增高，SUV = 13.5；右肺门、剑突下、胃小弯侧、胃窦周围多发淋巴代谢异常增高，SUV = 22.6；全身多处骨代谢增高（胸骨、右侧肩胛骨、双侧多根肋骨、脊柱多个椎体及附件（C_6、$T_{1\sim4}$、$T_{9\sim12}$、$L_{2\sim5}$、左侧骶骨、双侧髂骨、左侧锁骨近端多个放射性增高软组织影）部分伴软组织肿块形成（右侧第1、第5肋骨为重，9cm×5.3cm，SUV = 29.3）

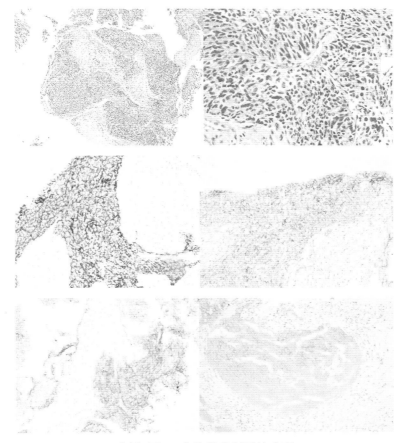

病例6图2　右胸壁穿刺活检病理

右侧胸壁穿刺组织：可见癌浸润，倾向低分化癌，伴神经内分泌分化或低分化神经内分泌癌。免疫组化：CK（+），Vinmentin（NS），CD99（+），CgA（−），Syn（+），CK7（−），CK5/6（−），34βE12（弱+），TTF-1（−），P63（−），CD56（+）

主治医师：患者以骨痛为主要症状，影像学提示胸廓、腰椎、骨盆多发的骨质破坏及占位，肿瘤标志物NSE升高，胸壁肿物穿刺为低分化神经内分泌癌。PET-CT提示胃角、胃窦及相邻幽门部胃壁局限性增厚伴代谢性增高，考虑胃癌，伴有胃周淋巴结肿大及高代谢。患者 2 个月前胃镜发现胃部溃疡，活检病理为炎症，未发现恶性细胞。请上级医师会诊，明确是否需要再次行胃镜检查。乳酸脱氢酶基本正常，血清免疫固定电泳均阴性，免疫球蛋白定量均正常，排除多发性骨髓瘤的诊断。

主任医师：该患者胸壁肿物病理为低分化神经内分泌肿瘤，该病理类型肿瘤好发于肺及胃肠道，现 PET-CT 提示胃壁增厚、胃周淋巴结肿大伴高代谢，临床高度怀疑该患者为胃低分化神经内分泌肿瘤、胃周淋巴结转移、多发骨转移，同意再次行胃镜检查并重新进行活检。

（三）第三次查房

住院医师：胃镜结果：胃角见深溃疡、类圆形，大小约 0.7cm×0.8cm，底被白苔，周围黏膜充血水肿。胃窦及胃角散在点状及类圆形溃烂及浅溃疡，多发，底被白苔，周围黏膜充血水肿。胃角及胃窦分去活检送病理。重新检查胃镜病理结果回报：①胃角：黏膜慢性炎伴急性活动，胃小凹增生，偶见肠上皮化生；②胃窦：黏膜慢性炎症伴急性活动，胃小凹增生，小凹上皮轻度异型增生。

主治医师：重新行胃镜检查，发现胃部多发溃疡，但活检仍未发现恶性细胞，结合病史、体征及辅助检查，该患者仍可临床诊断为胃低分化神经内分泌癌、多发骨转移。现肿瘤晚期，多发转移，治疗应以全身治疗为主，建议全身化疗。

主任医师：同意主治医师分析及诊断，虽然胃部两次活检均未发现恶性细胞，考虑为取材较表浅，肿瘤主要位于黏膜下等原因有关。现患者多发转移，建议给予 EP 方案化疗，给予双膦酸盐抑制骨破坏，并给予止痛药物对症治疗。

临床诊断：①胃低分化神经内分泌癌；②多发骨转移；③直肠管状腺瘤术后。

三、治疗经过

2013 年 12 月患者自行前往北京 ×× 医院行细胞生物治疗（具体治疗经过不详）。

2013 年 12 月患者返院时疼痛明显加重（疼痛性质：刺痛、阵发性烧灼痛，疼痛部位：右侧胸壁、双下肢、右侧膝关节、右侧髂骨，疼痛时间：持续性疼痛，活动后加重，休息后不能缓解）。

2013 年 12 月 24 日至 2014 年 4 月 11 日行 6 个疗程"依托泊苷＋顺铂"方案化疗（依托泊苷 200mg 静脉滴注，第 1-3 天；顺铂 50mg 静脉滴注，第 1-3 天），并给予止痛、双膦酸盐等对症治疗（第 2-6 个疗程化疗无疼痛）。化疗后胸壁肿物缩小为 4cm×3cm，NSE 下降（2014 年 4 月 28 日：NSE 40.6ng/ml，CEA 98.11ng/ml）。6 个疗程化疗后疼痛症状减轻，无药物干预下，不影响行动及睡眠，胸壁肿物缩小，疗效评估为 PR。复查 PET-CT：①胃窦部胃壁局限性增厚伴代谢增高，较前次代谢减低，体积变小；②全身多处骨转移癌，部分伴软组织肿块形成，病灶数量较前明显减少，软组织肿块体积较前变小，代谢程度较前减低；③原右侧肺门、剑突下、胃小弯侧、胃窦周围多发肿大伴代谢增高淋巴结基本消失（病例6图3）。2014年5月5日至6月10日，决定给予胃部病变及胃周淋巴结及骨转移病灶巩固放疗，定位CT下见可见胃幽门区域黏膜增厚，边缘毛糙，周围多个肿大淋巴结，右侧侧胸壁第5肋骨，明显破坏，周围形成有一巨大弧形肿物，未侵犯皮肤及胸膜，T_{11}、T_{12}、L_3、L_4椎体骨质密度不均。勾画GTV1为胃部病灶及周围肿大淋巴结，pGTV1 = GTV1外扩5mm，DT 50.4Gy/28F；GTV2为右第5肋破坏区＋周围肿物，pGTV2 = GTV2外扩5mm，DT 50.4Gy/28F；GTV3为T_{11}、T_{12}、L_3、L_4椎体，pGTV3 = GTV3外扩5mm，DT 39.6Gy/22F。其中pGTV1、pGTV3应用6MV-X、ARC技术；pGTV2应用10MV-X、3D-CRT技术（病例6图4）。放疗后胸壁疼痛消失，肿物进一步缩小，骶髂及腿部疼痛几乎消失，上腹部疼痛明显减轻，无明显不良反应。放疗后约1个月患者再次出现左下肢疼痛，性质为麻木样疼痛。复查腰椎磁共振：胸$_{11}$、胸$_{12}$、腰$_3$、腰$_4$、腰$_5$、骶$_1$、骶$_2$椎体及骶$_1$左侧椎弓根、双侧髂骨、骶$_1$椎体水平椎管内异常信号，考虑转移瘤。再次复查PET-CT：全身多处骨转移癌（顶骨、左侧上颌骨、双侧肩胛骨、胸骨、双侧多根肋骨、脊柱多个椎体及附件C_6、C_7、T_1、T_3、T_9、T_{11}、T_{12}、$L_{3\sim5}$、骶骨），病灶数量较前明显增多，代谢程度较前增高。纵隔（2R组、3组、4R组）、右侧腋窝及剑突下高代谢淋巴结，考虑淋巴结转移癌，为新发灶。诊断：多发骨转移癌进展（PFS 3个月），纵隔、右腋窝淋巴结转移癌。给予IP方案姑息化疗2个疗程，化疗过程中疼痛进行性加重，爆发痛每日大于3次，NRS大于7分，爆发痛部位：右肩部、左髂部、左下肢，给予奥施康定逐步增量：奥施康定60mg 1次/12小时口服，盐酸吗啡片40mg必要时口服，止痛、抑制骨质破坏等对症治疗后，疼痛控制尚可。考虑疼痛明显，单纯止痛药物效果欠佳，给予双侧髂骨及左侧坐骨放疗剂量32.4Gy/18f，右侧腋窝、C_6、C_7、T_1、T_3放疗剂量14.4Gy/8f（病例6图5），放疗期间疼痛明显缓解，奥施康定60mg 1次/12小时口服＋普瑞巴林75mg 2次/日口服＋戴芬1粒1次/日口服，双侧髂骨病灶放疗18Gy/10f后爆发痛消失，但出现新的疼痛：右背部、颈部，考虑疾病进展，停局部放疗。再次行化疗，给予EP方案化疗1个疗程。因食欲缺乏、胃痛、恶心呕吐行胃镜检查，食管处见散在斑块样白色物附着，用水无法冲去，窥镜刷片结果回报找到真菌菌丝及孢子，诊断为真菌性食管炎，给予静脉营养、抗真菌治疗。患者一般情况持续无好转，又出现头痛，家属拒绝行头颅磁共振检查及静脉营养。于2014年12月30日夜班接班时处于意识不清、呼之不应、极度衰竭状态，家属拒绝一切抢救治疗措施，于12月31日4时40分，患者瞳孔散大，对光反射消失，大动脉搏动消失，心率、血压测不出，心电图呈一直线，宣布临床死亡。

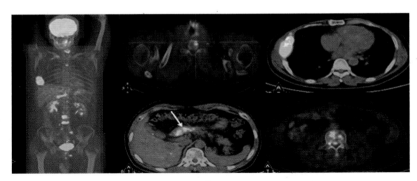

病例6图3　2014年4月25日PET-CT

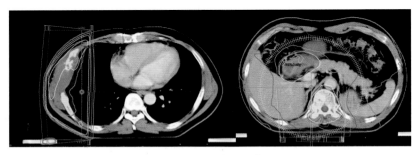

病例6图4　初次放疗靶区

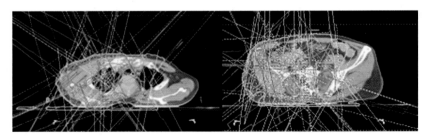

病例6图5　二次放疗靶区

四、主要治疗经验

1. 该患者以多发骨转移癌起病，胸壁活检为低分化神经内分泌癌，免疫组CK7及TTF-1均阴性，排除肺来源（且肺部影像学未发现原发病灶），PET-CT提示胃部高代谢病灶，伴有胃周多发淋巴结转移，虽然两次胃镜活检均未发现恶性细胞，但我们临床诊断仍认为该患者原发病灶为胃。该病例原发病灶缺乏病理的直接证实，可能会存在学术上的争议，但无论原发病灶位于何处，治疗原则无大差异。

2. 对于晚期的神经内分泌肿瘤，尚无统一和有效的治疗措施，大多是经验性治疗。

（1）手术治疗：作为一种局部治疗手段，其在原发性不明恶性肿瘤中的应用十分有限，仅在减轻肿瘤负荷、减轻压迫等症状及获取组织学等时应用。

（2）化疗：作为一种全身治疗手段，是主要治疗手段，但给药途径、药物剂型、剂量和化疗周期长短有较大差异。

（3）放疗及其他物理治疗：和手术治疗一样，作为局部治疗手段，它们在晚期患者的治疗中受到限制。该患者初始治疗时化疗效果较明显，肿瘤缩小，疼痛减轻，给予残存病灶巩固放疗，疼痛消失，但 PFS 时间较短，很快出现进展，再次给予二线化疗，但效果欠佳。

3. 在晚期恶性肿瘤患者中，放疗的意义在于缩小局部癌灶、减轻癌灶压迫、缓解疼痛。该患者化疗结束后给予胃部病灶及骨转移较明显部位巩固放疗，虽然放疗结束后很快出现疾病进展，但进展时放疗过部位的肿瘤控制较好，照射过的位置未出现明显疼痛，虽然放疗对于该患者的 OS 贡献很小，但在缓解症状发面，发挥了很好的疗效，放疗的作用还是值得肯定的。

4. 恶性肿瘤骨转移患者治疗以姑息放疗联合阿片类药物为主，阿片类药物无天花板效应，可逐步加量，注意防治其不良反应，可联合普瑞巴林治疗。双膦酸盐在骨转移的治疗中疗效肯定，注意其对离子及肾功能的影响。

五、相关知识点

1. 神经内分泌癌　是一类能够将胺的前体摄取，通过脱羧作用，从而合成和分泌胺及多肽激素的恶性肿瘤，其在组织病理学方面表现为类器官样的生长模式，瘤细胞具有嗜银性，在免疫组化检查方面有一组相关标志物，如神经元特异性烯醇化酶（NSE）、嗜铬素 A、突触素等，在电镜下观察其超微结构，可见致密核颗粒。这类肿瘤可发生于肺、食管、胃、胰腺、喉、下咽、唾液腺、鼻腔和鼻旁窦、胸腺、小肠和大肠、子宫颈、子宫内膜、乳腺、前列腺、膀胱和皮肤等部位。预后差，易误诊。

神经内分泌癌在组织形态上、生物学行为上和肺小细胞癌有相似之处，多数患者发现时都有局部或远处转移，对放疗及化疗敏感，化疗方案以 VP-16、DDP、EPI 为主。

从治疗上来说，原发灶不明的神经内分泌癌可以分为两组：低分级神经内分泌癌和未分化神经内分泌癌。绝大多数原发灶不明的分化较好的神经内分泌癌有多发肝转移。与其他典型类癌相似，这些肿瘤常有惰性生物学行为，部分患者可以有一些由肿瘤分泌的血管活性物质所引起的综合征的表现，应按照转移性类癌的治疗进行治疗。肿瘤血管活性物质的分泌常可被生长激素抑制素的类似物所抑制。这类药物可使肿瘤稳定，偶尔可以使进展期类癌消退。局部的治疗措施（如肝部分切除、栓塞）常有效，这取决于临床情况。低分级的神经内分泌癌常对化疗耐药，应避免采用不良反应较大的方案，氟尿嘧啶为基础的方案对部分患者有效。

2. 原发灶不明转移癌　该患者虽然我们临床诊断为胃神经内分泌癌，但严格意义上讲，原发灶是不明的，所以对于原发灶不明转移癌我们有必要进一步有所了解。原发灶不明转移癌（carcinoma of unknown primary，CUP）是异源性发生、首先表现为转移性病灶、确诊时找不到原发灶的一类恶性肿瘤，占所有恶性上皮肿瘤的 3%～5%。CUP 在男女中的发病率相当，男性稍高，平均年龄约 60 岁。在初始表现为 CUP 的患者中，只有 30% 可以找到原发灶，20%～50% 经过尸检仍不能确定原发灶。研究发现，2.8% CUP 具有家族性，且 CUP 和肺癌、肾癌及结直肠癌的发生密切相关，提示原发灶可能来源于这些肿瘤类型。临床研究显示，CUP 整体预后较差，但有约 20% 的患者经过适当的治疗后能够长期生存，称为预后良好组，包括：沿中线分布的低分化癌、女性腹膜腔的乳头状腺癌、只有腋窝淋巴结转移的女性腺癌、颈部淋巴结转移性鳞癌、孤立的腹股沟腺病（鳞癌）、存在骨转移及血清前列腺特异性抗原（PSA）升高的男性腺癌、低分化的神经内分泌癌、孤立的小的可切除的肿瘤。但 80% 的 CUP 为预后不良组，经验性化疗并不能提高生活质量或延长生存期。预后不良的因素包括男性伴多发脏器（肝、肺、骨、脑）转移的腺癌，非乳头状恶性胸腹腔积液（腺癌）。

关于 CUP 的诊断标准，目前公认的标准是：①经组织细胞学证实为恶性肿瘤；②首发部位无法查到原发病灶；③详尽的病史采集、体格检查、实验室（肿瘤标志物等）、影像学、内镜等检查均未发现原发肿瘤。结合文献报道及早先学者的经验，诊断 CUP 需要：①详尽的询问病史：传统观念认为 CUP 的诊断首先要排除有恶性肿瘤的病史。但是有恶性肿瘤病史并不能排除患者是多原发肿瘤的可能，而最后诊断的肿瘤有可能以 CUP 的形式出现；因此，CUP 的诊断应排除多原发肿瘤中既往肿瘤原发部位以外的转移；②仔细的体格检查：包括体表是否有肿块，如 Virchow 结节（左锁骨上肿大淋巴结）、皮肤破溃，浅的体腔如口腔、鼻腔、阴道、肛门等；不应疏漏罕见部位如阴囊、肛周及四肢末端等的检查；③遵循肿瘤的转移规律，包括常见 CUP 的来源、常见肿瘤的转移路径和易发生转移的部位：如发生在颈部淋巴结的 CUP 绝大多数来源于头颈部肿瘤；锁骨上淋巴结者多见于锁骨下脏器；腋淋巴结者多见于乳腺、肺、上肢；腹股沟淋巴结者多见于外生殖器、肛管直肠、下肢、会阴部皮肤等部位的肿瘤；④实验室检查：细胞角蛋白（CK）20 阳性、CK7 阴性，强烈支持结肠源性肿瘤；CK20 阴性、CK7 阳性，多见于肺、乳腺、胆管、胰腺、卵巢和子宫内膜癌等。肿瘤标志物检查、遗传学分析、预警基因的检测和 DNA 微阵列技术在某种或某些肿瘤中特异性的表达可帮助明确诊断；因为在所有肿瘤中均有可供检测的异常表达的基因；⑤影像学检查：X 线、B 型超声、CT、磁共振成像（MRI）等影像学检查对明确 CUP 诊断是不可缺少的。MRI 对仅有腋淋巴结转移的隐匿性乳腺癌原发灶的发现率可高达 70%。应用 PET-CT 可明显减少假阳性率，它的优势在于可进行全身扫描，对临床分期、治疗方案的制订、疗效的评价等有重要的临床价值。研究表明 PET 扫描能使 8% ~ 53% 的 CUP 患者找到原发部位，假阳性率为 20% 左右，与 CT 扫描相结合的话，假阳性率会有所降低。大部分学者认为 PET 扫描对 CUP 患者是有帮助的，能够帮助指导活检，判断肿瘤范围，决定合适的治疗方法。尽管如此，PET 扫描目前仍不能作为 CUP 患者的标准检查；⑥内镜检查：一般认为有创的内镜检查并不能作为常规，但在诊断不明确，检查结果对诊断、治疗、判断预后等有帮助时可考虑应用；⑦组织细胞学活检和尸体解剖是明确原发灶的有效手段，准确率为 51%。

　　诊断标准的不同可能导致发病率的差异、治疗的盲目性和不确定性，并最终导致治疗效果和预后的差异。CUP 以腺癌最多见，转移部位以颈部淋巴结高发、颈部淋巴结转移癌约 70%。来源于头颈部原发肿瘤，锁骨上区 CUP 的原发灶绝大部分出现在锁骨下脏器；肺、结直肠是原发灶的多发部位；仔细的肉眼和组织学检查对明确原发灶是十分重要的。2% ~ 29% CUP 患者的隐匿原发灶在治疗和随诊过程中被发现，使诊断得以修正。文献报道 1 年后发现原发灶者其生存率明显提高，2 ~ 3 年未出现原发灶者其后再出现的概率很小。

　　原发灶不明恶性肿瘤治疗多以经验治疗为主，而且无统一和有效的治疗措施，剂量、疗程等差异较大。①手术治疗：作为局部治疗其应用受到限制，可作为减轻瘤负荷、缓解症状（梗阻、疼痛）、进一步获取组织学信息等时应用；手术指征、切除范围和程度尚有争议；②化疗：作为全身治疗，是 CUP 的主要治疗手段，但给药的途径［全身化疗、肝动脉化疗栓塞术（TACE）等］和剂型、药物的剂量和周期长短也有较大的差异。放疗和其他物理治疗作为局部治疗手段和手术治疗同样受到限制。因此，对于原发灶不明恶性肿瘤来说，综合治疗应是其主要的治疗手段。近年来，靶向治疗研究正成为新的热点，研究较多的是表皮生长因子抑制药和抗血管生成抑制药，这些靶向治疗与联合化疗结合，可能会提高原发灶不明转移癌的疗效。

　　预后和影响预后的因素：CUP 是恶性度较高的肿瘤，预后差（中位生存期 6 ~ 12 个月），2 年生存率仅 17.8%，且缺乏有效的诊断和治疗手段。影响预后的因素：腺癌预后差，颈部淋巴结转移癌位置越高预后越好，有锁骨上淋巴结转移预后最差，确实未发现原发灶者预后好，综合治疗较单纯治疗预后好，出现远处多发转移者预后差。

　　3. 晚期恶性肿瘤　患者常发生骨转移，以乳腺癌、前列腺癌、肺癌最为多见。主要临床表现为骨痛、高钙血症、椎体压缩、脊髓压迫及病理性骨折，严重影响患者的生活质量。尤其是骨痛，其发生率高（75% ~ 90%），已成为了肿瘤骨转移的第一症状。预防、延迟和减少骨转移并发症的发生，对于提高晚期恶性肿瘤患者的生活质量是很有意义的。骨转移的主要症状是剧烈疼痛，发病机制目前尚不清楚，可能与患者的心理状态以及与感觉传入的各个环节（如外周感受器、感觉传入纤维、脊髓传导通路、丘脑、皮质）变化有关。研究表明，中枢神经与外周神经的相互作用在骨转移癌疼痛的产生和发展方面起着重要的作用，其可能的机制有：①感受伤害的纤维、背根神经节DRC 细胞受到损害，从而对异常刺激特别敏感；②脊髓后角中枢感受伤害性冲动神经元延迟敏化、兴奋性增高，对非伤害刺激也出现反应；③感受伤害的神经元变性，引起低阈值的机械敏感性末梢解剖性芽生，从而与中枢感受伤害性神经元形成联系，导致脊髓后角功能性突触重构。骨转移癌疼痛也与患者的心理状态有一定关系，对疾病抱有积极乐观态度的人疼痛程度明显较抑郁患者轻。由于疼痛机制尚未完全清楚，临床上也缺乏满意的治疗药物，一直以来，麻醉与疼痛科医师和骨科医师以期寻求一种能够显著减轻骨癌疼痛的镇痛药物。

奥施康定是纯阿片受体激动药，是萌蒂集团采用独特 AcrocontinTm 控释技术生产的羟考酮控释片。在美国 1996 年上市，在中国 2004 年 9 月上市。奥施康定口服后出现两释放相，即快速释放相和随后的持续释放相，其中，38% 的羟考酮快速释放，吸收半衰期为 37 分钟，62% 的羟考酮缓慢释放，吸收半衰期为 6.2 小时，药物持续作用12 小时。羟考酮吸收好，口服生物利用度为 60% ~ 70%。主要经肝脏代谢，代谢物去甲羟考酮和羟氢吗啡酮。代谢物主要经肾脏排泄。

唑来膦酸是一种含氮双磷酸盐，是第三代双膦酸盐类药物，其效价强度是帕米膦酸二钠的 100 倍，是继氯屈膦酸二钠后的新一代双磷酸盐类药物，具有疗效好、剂量小、给药方便等特点。作用机制是通过与骨的结合，抑制破骨细胞的活性及诱导破骨细胞凋亡，从而抑制破骨细胞介导的骨的重吸收，临床研究还表明唑来膦酸具有以下特点：①抑制破骨细胞成熟；②抑制破骨细胞在骨吸收部位的聚集；③抑制成熟破骨细胞的功能；④减少细胞因子（IL-6、TNF）的产生；⑤直接的抗肿瘤作用（细胞的增生抑制和细胞溶解）；⑥抑制肿瘤细胞播散、侵袭、黏附于骨基质；⑦抗血管生成作用。

病例7　腹腔梭形细胞肉瘤同步放化疗

一、病历摘要

患者男性，61 岁，汉族，吉林省长春市人，因"上腹部胀痛 1 个月"于 2016 年 4 月 17 日 8 时 20 分就诊我院结直肠外科。

病史：该患于 1 个月前无明显诱因出现上腹部胀痛，并于胃区可触及肿物，约拳头大小，按摩后可减小，疼痛缓解。排便习惯改变，便秘与腹泻交替出现，量正常，偶有黏液便，排便 2 ～ 3 次 / 天，排便顺畅，遂于 ×× 医院就诊，行结肠镜检查，考虑结肠癌。后于 4 月 13 日就诊我院，行腹腔肿物穿刺，病理回报：间叶来源肿瘤，考虑为梭形细胞肉瘤（纤维肉瘤可能性大）。外科会诊后考虑患者腹部肿物巨大，与胰腺分界不清，不建议手术治疗。患者于 2016 年 5 月 3 日转至我院放疗科。患者自发病以来，精神食欲可，近期体重无明显变化。患者 2012 年行"甲状腺癌手术治疗"，术后恢复良好；糖尿病病史 5 年，自行注射胰岛素治疗，血糖控制良好。否认高血压、心脏病及糖尿病病史，否认肝炎、结核等急慢性传染病病史。否认食物过敏史。无青霉素、头孢类药物过敏史。

入院查体：T：36.5 ℃，P：80 次 / 分，R：16 次 / 分，BP：130/85mmHg，H：168cm，W：92kg，BS：2.01m^2，KPS：90 分，NRS：3 分。发育正常，营养一般，自主体位，步入病房，神志清楚，查体合作。皮肤色泽正常，无皮疹及皮下出血，毛发黑分布均匀，无肝掌及蜘蛛痣。皮肤黏膜温度、湿度正常，未见黄疸。全身浅表淋巴结无肿大。头形正常，发花白稀少，头部无瘢痕及肿块。眼睑无水肿，睑结膜无充血水肿，巩膜无黄染，角膜透明，左右瞳孔等大等圆，对光反射存在，调节及辐辏反射存在。听力佳，耳郭、乳突无压痛。鼻通畅，鼻中隔无弯曲，鼻翼无翕动，鼻窦区无压痛，无流涕、出血。口唇红润，无发绀；牙齿排列整齐，无龋齿，牙龈无红肿溢脓。两侧扁桃体无肿大，咽部无充血红肿，声音无嘶哑。颈部对称无抵抗，无颈静脉怒张及颈动脉异常搏动，肝颈静脉回流征阴性，气管居中，甲状腺无肿大。胸廓对称无畸形，腹式呼吸为主，呼吸平稳，节律规整。呼吸运动两侧相等，肋间隙无增宽及缩窄，双肺语音震颤无明显差别，无胸膜摩擦感。叩诊呈清音，肺下缘位于右侧锁骨中线第 5 肋间，肩胛下角线上第 9 肋间，左侧肩胛线第 10 肋间，移动度为 6cm。双肺呼吸音清，未闻及干湿啰音，语音传导正常，无胸膜摩擦音。心前区无异常隆起，心尖冲动位于左侧第 5 肋间锁骨中线内 0.5cm，搏动范围直径约 1.5cm。心尖部无震颤、摩擦感及抬举性搏动。胸骨叩击痛阴性，心界无扩大。心率 80 次 / 分，律齐，第一心音无增强，各瓣膜听诊区无杂音，无心包摩擦音。桡动脉搏动有力，节律整齐，无奇脉或脉搏短绌、水冲脉，血管壁弹性正常，脉律 80 次 / 分。无毛细血管搏动及枪击音。腹部查体：腹部膨隆，未见胃肠型及蠕动波，未见腹壁静脉曲张。全腹软，无腹肌紧张，于左季肋缘下 6cm 可触及大小约 13cm×10cm 大小的肿物，质硬，活动，与周围组织界不清，压痛明显，无反跳痛，肝脾肋缘下未触及，Murphy 征阴性，麦氏点压痛阴性。叩诊鼓音，肝肾区叩痛阴性，无移动性浊音，肠鸣音正常，约 4 次 / 分。直肠指诊：未触及肿物，退指指套无血迹。肛门外观无异常，直肠指诊未及异常。脊柱弯曲正常，无畸形，活动度正常，无压痛或叩痛。四肢无畸形，无杵状指 / 趾，无静脉曲张、肌肉萎缩及骨折，无红肿、压痛、畸形，关节活动不受限。皮肤划纹征阴性，腹壁反射存在，二头肌、膝腱及跟腱反射正常。Hoffmann 征阴性，Babinski 征阴性，Oppenheim 征阴性，Kernig 征阴性，Brudzinski 征阴性。

实验室与辅助检查：肝胆脾 CT：（2016 年 4 月 13 日，本院）：肝脏左叶体积略增大，肝脏表面光整，肝脏实质内未见异常密度影，胆囊壁不厚，脾脏未见异常。左上腹内可见一不规则软组织密度影，边界欠清晰，大小约为 134mm×113mm，其内密度欠均匀，CT 值约为 11 ~ 39HU，其内亦可见点状钙化灶。组织活检病理（本院 576833）：穿刺标本显示间叶来源肿瘤，考虑为梭形细胞肉瘤（纤维肉瘤可能性大）。免疫组化染色结果：CD117（－）、H–Caldesmon（－）、SMA（＋）、DOG–1（－）、CD34（－）、Desmin（－）、Ki67（阳性率 70%）、NSE（－）、S–100（－）、CK（AE1/AE3）（－）。

入院诊断：①腹腔纤维肉瘤；②甲状腺癌术后；③2 型糖尿病。

二、查房记录

（一）第一次查房

住院医师：患者中年男性，既往体健，2006 年行"甲状腺癌手术治疗"。因"上腹部胀痛 1 个月"入院。该患缘于 1 个月前无明显诱因出现上腹部胀痛，就诊于我院，肝胆脾 CT 检查报告：肝脏左叶体积略增大，肝脏表面光整，肝脏实质内未见异常密度影，胆囊壁不厚，脾脏未见异常。左上腹内可见一不规则软组织密度影，边界欠清晰，大小约为 134mm×113mm，其内密度欠均匀，CT 值为 11 ~ 39HU，其内亦可见点状钙化灶。行腹腔肿物穿刺，病理回示：间叶来源肿瘤，考虑为梭形细胞肉瘤（纤维肉瘤可能性大）。外科会诊后考虑患者腹部肿物巨大，与胰腺分界不清，不建议手术治疗。血常规：白细胞计数 $3.5×10^9$/L，血红蛋白 145g/L，血小板计数 $115×10^9$/L。

主治医师：该患者因上腹部胀痛 1 个月入院，全腹 CT 检查报告：左侧腹腔内见巨大团块状不规则软组织影，境界尚清，大小约 139mm×127mm×133mm，病灶内密度不均，局部可见点条状钙化灶及片状低密度影，病灶后方局部与胰腺关系密切。颈部淋巴结彩超：双侧颈部探及多个淋巴结样回声。左侧颈部较大者为 1.2cm×0.3cm，右侧颈部较大者为 0.8cm×0.4cm。患者颈部淋巴结因体积较小、长短经比值较大且皮髓质结构清晰，不考虑为转移。患者病理回报：间叶来源肿瘤，考虑为梭形细胞肉瘤（纤维肉瘤可能性大）。按患者现有资料，根据软组织肉瘤的 AJCC/UICC 分期系统，患者分期为 $T_{2b}N_0M_0$，ⅡA 期。患者局部肿物较大，建议行同步放化疗。

主任医师：根据患者目前的各项影像学及病理诊断结果来看，患者目前可诊断为 $T_{2b}N_0M_0$，ⅡA 期。患者病理回报：梭形细胞肉瘤（纤维肉瘤可能性大）。纤维肉瘤的发病可能与以下几种因素有关：①放射线因素：中国有报道用放射线治疗妇科肿瘤，在间隔一定年限后，患者的腹壁放射野内可出现纤维组织增生，最后可能演变呈纤维肉瘤；②先天因素：发病还可能与先天性遗传因素有关；③良性纤维瘤病恶变因素：良性纤维瘤病特别是生长在手掌和足趾部位的纤维瘤病以及生长在腹壁和腹壁外的韧带样瘤，多向深层肌层浸润生长，如处理不当，可因反复复发而恶变，造成纤维肉瘤的发生。肉瘤以手术治疗为主，此患者手术难度相对较大，建议行术前放疗。待术前放疗结束后，根据肿瘤消退情况，考虑是否可行手术治疗。进一步完善相关检查后，如无放化疗禁忌证，建议行同步放化疗。

（二）第二次查房

住院医师：患者症状、体征同前无明显变化。腹部彩超：左上腹可见一个实性不均质回声光团，内部回声不均匀，中心部可见囊性回声，大小约 16.2cm×14.6cm，内部及周边可见血流信号，该光团紧邻胰腺，与胰尾分界不清。全腹 CT 检查报告：左侧腹腔内见巨大团块状不规则软组织影，境界尚清，大小约 139mm×127mm×133mm，病灶内密度不均，局部可见点条状钙化灶及片状低密度影，病灶后方局部与胰腺关系密切。余未见明显异常。颈部淋巴结彩超。

主治医师：目前患者考虑肉瘤（$T_{2b}N_0M_0$，ⅡA 期）。根据第一次查房布置情况，各项工作均已就绪，交代病情后，患者及家属表示理解。与患者及其家属沟通后，患者决定行同步放化疗，并签署知情同意书。安排行同步放化疗。以腹腔肉瘤 GTV 为靶区，行放射治疗，2.2Gy/ 次，计划 22 次。

主任医师：患者目前可诊断为肉瘤（$T_{2b}N_0M_0$，ⅡA 期）。患者一般情况可，可以耐受同步放化疗。放化疗期间密切观察放化疗不良反应，定期检测血常规、肝肾功能，及时对症处理。考虑肿物较大，放化疗期间可考虑给予希美钠，即甘氨双唑钠，是新型硝基咪唑类化合物，肿瘤患者的临床治疗过程中，具有明显的放射治疗增敏作用。影响肿瘤放疗疗效的主要原因是实体瘤中存在 10% ~ 50% 的乏氧细胞，它们对低 LET

射线具有抗拒作用。甘氨双唑钠为我国一类新药，基础和临床实验证实其对实体瘤乏氧细胞有明显的放射增敏作用。

三、治疗经过

2016 年 5 月 3 日开始行同步放化疗，具体化疗方案为：洛铂 30mg/m²，周疗。以腹腔肉瘤 GTV 为靶区，行放射治疗，2.2Gy/ 次，计划 22 次。危及器官受量为：脊髓最大剂量：4519.9cGy，左肾 V20 为 12%，平均剂量：1335.5cGy，右肾 V20 为 10.2%，平均剂量：1724.5cGy，小肠的最大剂量为 4762.0cGy（病例 7 图 1，病例 7 图 2）。2016 年 5 月 5 日、2016 年 5 月 11 日、2016 年 5 月 18 日分别给予洛铂增敏治疗。患者于 2016 年 5 月 26 日结束放射治疗。复查全腹部 CT：左侧腹腔内见巨大团块状不规则软组织影，境界尚清，大小约 130mm×120mm×129mm，病灶内密度不均，局部可见点条状钙化灶及片状低密度影，病灶后方局部与胰腺关系密切。外科会诊后仍考虑无手术适应证，综合患者病情给予一周期 GP 方案化疗，患者化疗期间出现Ⅲ度血小板抑制，暂停化学药物治疗。多学科会诊后建议行腹腔肿物粒子植入治疗。治疗后复查全部 CT：左侧腹腔内见巨大团块状不规则软组织影，境界尚清，边缘光滑，大小约 151mm×138mm×145mm，病灶内密度不均，局部可见点条状钙化灶及片状低密度影，其内见多发短棒状高密度影，可见伪影，增强肿块未见确切强化，周围脏器及血管受压，左侧肾前筋膜增厚，盆腔内见斑片状液体密度影，余未见明显异常。

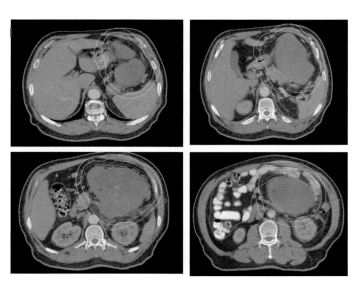

病例7图1　放疗靶区与计划（横断面）

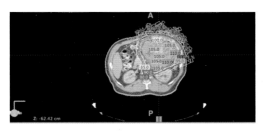

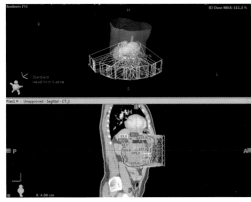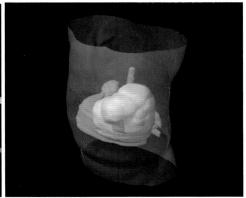

病例7图2　放疗计划

四、诊疗结局及随访

患者放化疗后局部肿物缩小不明显，但患者又不能耐受化学药物治疗，经过多学科会诊，给予放射性粒子植入治疗。疗效评价：SD。2016年7月29日复查全腹部CT（病例7图3）：左侧腹腔放疗及粒子植入后，与2016年5月25日比较，大小未见明显变化，病灶密度有所减低。盆腔积液。CT疗效评价：SD。

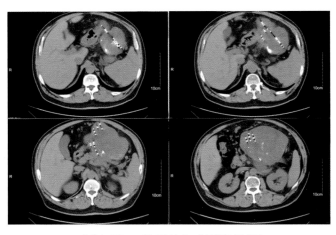

病例7图3　粒子植入术后腹部CT

患者于 2016 年 10 月 10 日复查全腹部 CT（病例 7 图 4）：左侧腹腔放疗及粒子植入后，与 2016 年 7 月 29 日比较，病灶略减小。盆腔积液吸收。盆腔右侧肠管占位性病变。

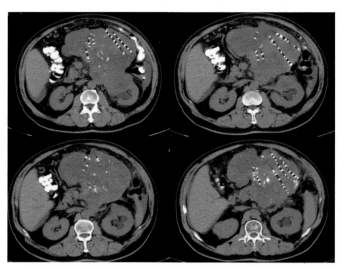

病例7图4　粒子植入术后1个月后CT

五、主要治疗经验

1. 患者入院后完善各项检查，明确肿瘤病变的范围及大小，明确分期，及时给予对症治疗。

2. 多学科会诊　对于疑难杂症，在进行全面、准确的检查以后，要进行多学科协作，在目前以患者为中心的个体化诊疗的大背景下，精准医疗成为目前诊疗的基本政策下，这样的诊疗模式不仅能整合医疗资源，为患者提供最佳的个体化诊疗，还可以促进医院相关专业的协同发展。应用现代医学对疾病的诊治不是单一科室完成的，肿瘤性疾病更需要跨多个学科相互支持，从而达到准确诊断、科学施治，避免过度诊疗和误诊误治。在 MDT 中各专业相互学习，不断提高，不断提升诊疗水平。MDT 代表了现代医学疾病诊治方向，它将更明显强化亚专业性质，突出专业管理深度，使 MDT 模式下的亚专业成为新型的科室形态和管理运作模式。患者局部肿物较大，已行放射治疗，由于肿瘤周围系肠道所包绕限制肿瘤加量，同时患者化疗不耐受，综合考虑患者病情建议行粒子植入治疗，控制肿瘤生长，延缓病情进展。粒子植入术针对性强，疗效显著，植入瘤体内的碘粒子能集中力量有效杀死肿瘤细胞，使瘤体缩小甚至消灭；并且伤害小，无并发症，粒子植入只对距离放射源 1cm 内的肿瘤细胞具有杀伤力，对体内其他组织无损伤，能有效提高肿瘤患者的生活质量；粒子植入可以与其他疗法如手术、化疗等一同发挥作用，达到提高手术治疗率、减少化疗疗程等效用。患者粒子植入术后，肿瘤控制尚可，延缓了患者病情的进展，延长了生存期。

3. 治疗过程中密切监测患者放化疗不良反应，及时对症处理。全部治疗结束后，需定期随诊。

六、相关知识点

1. 患者病理为梭形细胞肉瘤（纤维肉瘤可能性大）。纤维肉瘤是一种由间充质细胞产生的肿瘤种类，这样的肿瘤是由恶性纤维细胞在胶原蛋白的背景下形成的。纤维肉瘤在过去经常会被诊断出来，病理学上，纤维肉瘤现在也常被类似的病变所导致，如硬纤维瘤、恶性纤维组织细胞瘤、恶性神经鞘瘤，以及高度的骨肉瘤。

2. 由于纤维肉瘤多发病于儿童之中，比如小儿先天性纤维肉瘤及在青少年中出现的成年性纤维肉瘤等，对于这种病的治疗医学上很是头疼。采用传统 X-ray 光子的放射法虽然可以对肿瘤进行打击，但是放射辐射对儿童的侵害力也是可以看到的。另外，对于纤维肉瘤的根治性手术如果处理不当，也容易对少年患者造成后遗症，因为这些患者的骨骼都是在生长状态之中的，放射与手术一旦失败对患者都是难以弥补的创伤。

3. 放射性粒子组织间植入　在肿瘤治疗显示较好的疗效，放射性核素 ^{125}I 临床应用非常安全，并且具有局部剂量高、肿瘤周围正常组织剂量低的优点，克服了传统外放疗剂量提升困难和对周围正常组织损伤大的缺点，持续低剂量照射影响了肿瘤组织损伤修复、周期再分布、再氧合、再增生，增加了放射敏感性。CT 引导下经皮穿刺植入 ^{125}I 粒子近距离内照射治疗盆腔及后腹膜肿瘤，克服了外放疗对正常组织损伤大、并发症多、局部剂量提升困难的缺点，具有微创、安全、局部疗效明显等优势。对于无法手术、术后复发及单纯化、放疗效果差的盆腔及后腹膜恶性肿瘤是一种有效的补救治疗措施，并有效改善患者生存质量、提高肿瘤局部控制率。

4. 质子治疗　是对纤维肉瘤很成功的治疗选择。这种手段可以将大剂量的放射波导入肿瘤部位，但是却减少了对周边健康的组织结构的伤害，比如对该肿瘤的医治可以避免对癌症旁边关键部位的伤害，因为有些地带如果处理不当的话，实施手术或是接受传统 X-ray 光放射治疗将会很危险。质子治疗可以降低对患者正常组织与关键部位结构的放射影响，与其他疗法相比，这样可以改善患者的生活质量，同时也降低了在治疗过程中对儿童患者产生的不良反应的风险。质子疗法利用质子，而非 X-ray 光子来杀灭肿瘤细胞，传统放疗的 X-ray 光在击中目标之前与之后都将释放出能量，造成了周边正常组织结构的伤害，而质子，换句话说，在穿越人体的过程内不对正常组织进行侵害，仅仅将能量在穿越一段距离后释放，医生们可以使用这种能量对肿瘤部位来导入更多的放射波，同时未对周边组织结构造成损害。

病例8 腹腔纤维肉瘤同步放化疗

一、病历摘要

患者男性，58岁，汉族，吉林省松原市人，因"左上腹部胀痛2个月"于2015年10月26日13时10分由门诊入院。

病史：该患于2个月前无明显诱因出现左上腹部胀痛，并在胃区可触及肿物，约拳头大小，活动度差，按摩后可减小，疼痛缓解。包块呈进行性增大。患者排便习惯改变，便秘与腹泻交替出现，量正常，偶有黏液便，排便2～3次/天，就诊于我院。行腹部CT提示左上腹可见一不规则软组织密度影。肿块穿刺取病理示：间叶来源肿瘤，考虑为梭形细胞肉瘤（纤维肉瘤可能性大）。经本院外科会诊后考虑患者腹部肿物巨大，与周围正常组织分界不清，不建议手术治疗。为行放疗入院。患者无高血压、冠心病、糖尿病、高血脂病史，否认肝炎、结核、伤寒等传染病史，否认外伤史，无药物过敏史，否认肿瘤家族史。

入院查体：T：36.5℃，P：72次/分，R：20次/分，BP：140/90mmHg，H：170cm，W：64kg，BS：1.74m^2，KPS：90分，NRS：0分。中年男性，发育正常，营养中等，正常面容，正力型，神志清醒，精神好。自主体位，查体合作。全身皮肤正常，无黄染，无瘀斑，全身浅表淋巴结未触及肿大。头颅正常，无畸形，毛发分布均匀，双侧眼睑无水肿，巩膜无黄染，眼结膜无苍白，双侧瞳孔等大等圆，对光反射灵敏。双耳郭未见异常，外耳道未见异常分泌物，鼻外形未见异常，通气良好，无异常分泌物，鼻窦无压痛，口唇红润，牙龈无出血，伸舌居中，咽部无充血水肿，双侧扁桃体无肿大。颈软，无抵抗，气管居中，颈静脉怒张，未见颈动脉异常搏动。胸廓两侧对称无畸形，呼吸运动双侧对称，无胸膜摩擦感，双侧语颤正常，两肺叩诊清音，双侧呼吸音清，异常呼吸音，未闻及干湿啰音。心前区无隆起，心尖冲动有力，心界不大，心率72次/分，律齐，心音有力，未闻及病理性杂音。左上腹可触及一10cm大小包块，质地硬韧、活动度差，有压痛。Murphy氏征阴性，肝肋下未及，脾未触及。移动性浊音阴性。肝及双肾区叩痛。肠鸣音4次/分，未闻及气过水声。直肠及外生殖器未触及包块。脊柱、四肢无畸形，活动自如。腹壁反射、角膜反射存在，Babinski征阴性。

实验室与辅助检查：腹部CT：左上腹可见一不规则软组织密度影，边界欠清晰，大小约为134mm×113mm，其内密度欠均匀，CT值为11～39HU，其内亦可见点状钙化灶。病理：间叶来源肿瘤，考虑为梭形细胞肉瘤（纤维肉瘤可能性大）。免疫组化染色结果：CD117（－）、H–Caldesmon（－）、SMA（＋）、DOG–1（－）、CD34（－）、Desmin（－）、Ki67（阳性率70%）、NSE（－）、S–100（－）、CK（AE1/AE3）（－）。胸部CT：未见明显活动病灶。颈部彩超：未见明显肿大淋巴结。

入院诊断：腹腔梭形细胞肉瘤（$T_{2b}N_0M_0$，ⅡA期，AJCC/UICC 2010年第七版）。

二、查房记录

（一）第一次查房

住院医师：患者中年男性，既往体健。因"左上腹部胀痛2个月"入院。该患于2个月前无明显诱因出现左上腹部胀痛，并在胃区可触及肿物，约拳头大小，活动度差，按摩后可减小，疼痛缓解。包块呈进行性增大。患者排便习惯改变，便秘与腹泻交替出现，量正常，偶有黏液便，排便2～3次/天，就诊于我院。行腹部CT提示左上腹可见一不规则软组织密度影。肿块穿刺取病理示：间叶来源肿瘤，考虑为梭形细胞肉瘤（纤维肉瘤可能性大）（病例8图1）。经多学科会诊后考虑患者腹部肿物巨大，与周围正常组织分界不清，不建议手术治疗。KPS评分90分。查体：左上腹可触及一10cm大小包块，质地硬韧、活动度差，有压痛。血常规：白细胞计数5.60×10^9/L，血红蛋白140g/L，血小板计数175×10^9/L。

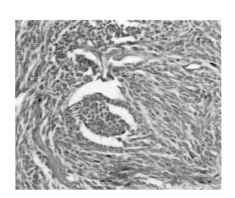

病例8图1 病理图文报告

主治医师：该患者主因左上腹部胀痛2个月就诊，腹部CT提示左上腹可见一不规则软组织密度影。查体见左上腹可触及巨大肿块，病理提示梭形细胞肉瘤。其他相关检查未见明确病灶。从目前检查来看，可明确诊断为腹腔梭形细胞肉瘤（$T_{2b}N_0M_0$，ⅡA期，AJCC/UICC 2010年第七版）。纤维肉瘤一般主要首选手术治疗，但该患肿瘤巨大，且与周围组织分界不清，外科不建议手术治疗。故该患我们可采用同步放化疗。

主任医师：从患者目前的各项影像学及病理诊断结果来看，腹腔梭形细胞肉瘤的诊断是成立的。现有各项检查可排除远地转移可能。如经济条件允许可考虑 PET-CT 检查，PET-CT 可根据代谢物质的聚集程度和 CT 表现判定是否有肿瘤以及肿瘤的良、恶性，在微小肿瘤的检测方面具有一定的优势。梭形细胞肉瘤属于少见的间叶来源的恶性肿瘤，形态表现复杂，多类似肉瘤，或伴有形似肉瘤的间质成分，免疫表型既可表现为癌，也可表现为肉瘤，该患病理已考虑为恶性。因病灶较大，与周围组织关系不清，外科会诊不建议手术治疗。可给予同步放化疗控制肿瘤生长。另外，我们可以利用 MRI 对于软组织分辨性好的特点，将其应用在软组织肿瘤靶区勾画，采用图像融合技术指导靶区勾画，确保靶区的精确性、准确性。

（二）第二次查房

住院医师：患者症状、体征同前无明显变化。放疗前行 CT 模拟定位，3mm 层厚扫描，患者禁食 2 ~ 3 小时，仰卧位，真空垫固定、双手上举，扫描范围从第 5 胸椎至髂前上棘水平（病例 8 图 2）。腹部软组织肿瘤放疗的肿瘤靶体积（GTV）：影像学上可见大体病灶。因肿瘤较大，周围危及器官多，可直接外扩 GTV 至 PGTV 为计划靶体积：GTV 外放 1.0 ~ 1.5cm。剂量 DT：45 ~ 60Gy。软组织肿瘤一线化疗推荐药物有顺铂、异环磷酰胺等，该患可给予顺铂同步化疗，提高放疗疗效。放化疗过程中注意营养支持治疗，病情变化及时向上级医师反应，做对症治疗。

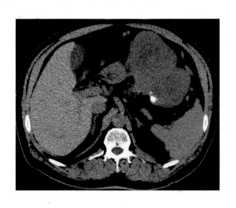

病例8图2　放疗前腹腔CT所见

主治医师：腹部 CT 提示左上腹可见一不规则软组织密度影。查体见左上腹可触及巨大肿块。病理提示梭形细胞肉瘤。根据第一次查房布置情况，各项工作均已就绪，交代病情后，患者及家属表示理解。与患者及其家属沟通后，患者决定行同步放化疗，并签署知情同意书。安排行同步放化疗，具体化疗方案为：顺铂 30mg/m^2、1 次 / 周，化学药物增敏治疗。以腹腔影像学所见肿瘤 GTV 外扩 1.5cm 为 PGTV，给予调强放射治疗，2.2Gy/ 次，计划 22 次。放化疗过程中，定期复查血常规、肝肾功能。

主任医师：患者腹腔梭形细胞肉瘤 $T_{2b}N_0M_0$，ⅡA 期，诊断明确。纤维肉瘤的发病可能与以下几种因素有关：①放射线因素；②先天因素；③良性纤维瘤病恶变因素。肉瘤的局部治疗包括手术广泛切除和放射治疗。局部治疗方式应个体化，综合考虑肿瘤的部位、组织分型、与周围器官关系等因素。手术切除是首选的局部治疗模式。但该患者因肿瘤与周围组织分界不清，外科会诊意见目前不适宜手术切除，故可给予同步放化疗控制肿瘤生长。患者一般情况可，可以耐受同步放化疗。放化疗期间密切观察放化疗不良反应，定期检测血常规、肝肾功能，及时对症处理。必要时给予营养支持治疗。待术前放疗结束后，根据肿瘤消退情况，考虑是否可行手术治疗。进一步完善相关检查后，如无放化疗禁忌证，建议行同步放化疗。

三、治疗经过

2016 年 5 月 3 日开始行同步放化疗，具体化疗方案为：顺铂 $30mg/m^2$，1 次 / 周。肿瘤靶体积（GTV）：影像学上可见腹腔软组织病灶；计划靶体积（PTV）：GTV 外放 $0.5 \sim 1.0cm$。靶区处方剂量 DT：$48.4Gy/22Fx$，$2.2Gy/$ 次。危及器官受量为：脊髓最大剂量：$4519.9cGy$。左肾平均剂量：$1335.5cGy$，$V20 < 20\%$；右肾平均剂量：$1724.5cGy$，$V20 < 20\%$。小肠的最大剂量为 $4762.0cGy$（病例8图3至病例8图5）。2016 年 5 月 5 日、2016 年 5 月 11 日、2016 年 5 月 18 日、2016 年 5 月 25 日分别给予顺铂 $30mg/m^2$ 同步化疗。患者放疗结束后复查全腹部 CT：左侧腹腔内见巨大团块状不规则软组织影，境界尚清，大小约 $120mm \times 90mm \times 80mm$，病灶内密度不均，局部可见点条状钙化灶及片状低密度影，病灶后方局部与胰腺关系密切（病例8图6）。与前片比较后疗效评价 SD。患者腹痛症状缓解，精神状态好。建议患者行多学科会诊确定下一步治疗方案。

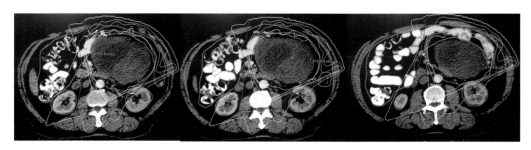

病例8图3 腹腔梭形细胞肉瘤放疗剂量分布（部分）

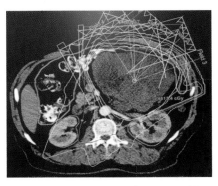

病例8图4　腹腔梭形细胞肉瘤放疗照射野设计

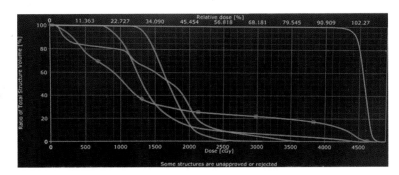

病例8图5　剂量曲线分布图

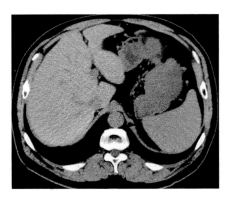

病例8图6　放疗后3个月腹腔CT所见

四、诊疗结局及随访

患者放疗结束后腹部疼痛缓解，偶有反酸、胃区不适，对症治疗后好转。、

随访：包括全面病史询问和体格检查，每3～6个月随访1次，共1～2年。之后每6～12个月随访1次。共3～5年；以后每年1次。监测MRI、CT、骨ECT，必要

时行 PET-CT 检查。

五、主要治疗经验

1. 患者入院后完善各项检查，排除放疗禁忌证。放疗期间注意营养支持治疗，防止因营养状态差而中断治疗。

2. 肿瘤辐射敏感性和分次效应与 α/β 值相关，α/β 值越小，细胞越不敏感且分次效应越明显。不同组织来源的肿瘤细胞的辐射敏感性差异较大，其修复功能和分次照射的生物学效应也有相应的差异，部分肿瘤细胞的辐射敏感性和分次照射的生物学效应与其修复能力相关，单次照射剂量存活曲线的参数 α/β 值可作为检测肿瘤细胞的辐射敏感性和分次照射的生物学效应的标准。该患肿瘤大，且为肉瘤，α/β 值是 3，明显低于常见肿瘤的 α/β 值（普通肿瘤 α/β 值是 10），提示对肿瘤宜增加单次放疗剂量以提高放疗疗效，但因肿瘤位于腹腔、周围器官多为胃、肠等空腔脏器，对射线敏感性高，又需要降低单次剂量。综合考虑给予患者 220cGy/ 次，放疗期间给予黏膜修复、抑酸等对症治疗。

3. 放疗技术选择，三维适形放疗技术是标准放疗技术，调强放射治疗技术剂量分布更均匀，同时可降低周围正常组织受量，做到提高肿瘤区域剂量、降低累及器官受量，减少放疗不良反应出现，提高患者生存质量。对于照射技术选择可推荐调强放射治疗技术。

4. 治疗过程中密切监测患者放疗不良反应，及时对症处理。全部治疗结束后，需定期随诊。

六、相关知识点

1. **多模态影像技术确定肿瘤 GTV**　腹腔肿瘤因位置深，周围空腔、实质脏器多，判断肿瘤大小与周围脏器关系需要彩超、CT 等影像学技术来判断，三维重建技术也可从不同方位及空间显示病变与周围组织关系，从而指导肿瘤大小、位置的确定。对于 3D-CRT 和 IMRT 来说，除了传统的临床检查以外，多模态的医学影像手段已成为常规。目前来说形态学的影像手段 CT、MRI 应用最广泛，功能影像（使用多示踪剂的 PET、功能 MRI 等）可揭示肿瘤细胞的代谢状态、乏氧情况和增生阶段等生物学信息，而这些信息对预测可能会影响治疗的疗效非常重要。多模块影像技术的应用可提高临床诊断及放疗靶区 GTV 的确定。

2. **梭形细胞肉瘤（纤维肉瘤）**　是发生于纤维组织的一种恶性肿瘤，好发于四肢、头颈部等，也可见于腹膜后。而发生于腹腔内者则较为罕见，病因不明。腹腔内纤维肉瘤的临床症状除缓慢增大的肿块外，无特殊表现多为肿块压迫症状，晚期可出现恶病质等。辅助检查如超声、CT、MRI等可了解肿块部位、大小与周围脏器的关系及有无浸润或转移等，既可判断肿瘤分期，又有利于指导手术操作。确诊依靠病理切片。梭形细胞肿瘤主要是以梭形细胞为主，可发生在任何器官和组织，形态学上可以是癌也可以是瘤。如发生在上皮组织（如梭形细胞肉瘤、梭形细胞鳞癌），也可以发生在间叶组织（如梭形细胞肉瘤、梭形细胞间质肉瘤），形态表现复杂、多类似肉瘤，或伴有形似肉瘤的间质成分，免疫表型即可表现为癌，也可表现为肉瘤。梭形细胞肉瘤直接诊断较难，需借助免疫组化、特殊染色或电镜检查。梭形细胞肉瘤出现淋巴转移少见，部分可发生血行转移，肺为常见转移脏器。

3. 梭形细胞肉瘤（纤维肉瘤）的治疗原则　应以手术为主的综合治疗，手术应最大限度地切除及根治性手术。操作应在正常组织中进行，将病变区域的假包膜、反应区及部分正常组织予以整块切除，即遵循"无瘤操作"原则，是提高治愈率、防止局部复发的有效手段。局部复发仍可考虑手术。肿瘤细胞分化差，瘤体较大或有外侵现象严重者均应采取综合治疗，辅以放疗、化疗及生物治疗等。该瘤大多生长缓慢，预后尚佳。

4. 梭形细胞肉瘤（纤维肉瘤）的放射治疗　对于肿瘤解剖位置不佳、手术切除难度大的梭形细胞肉瘤可给予术前放疗。术前放疗的作用：①减瘤：为手术创造条件；②杀死部分肿瘤细胞：减少转移；③术前放疗：使血管、淋巴管闭塞，减少癌细胞进入血液循环的机会。放疗结束后4周进行手术切除。术后放疗指征与手术切除状态、治疗前分期、组织分型、切缘是否阳性等相关。

（1）靶区勾画：肿瘤靶体积（GTV）：影像学上可见大体病灶范围，计划靶体积（PTV）：GTV 外放 1.0 ~ 1.5cm。

（2）照射剂量：根治性放疗剂量 DT：55 ~ 60Gy。

（3）术前放疗剂量 DT：36 ~ 45Gy，放疗结束后4周进行手术。

（4）术后放疗剂量 DT：45 ~ 50Gy，肿瘤残留时可加量至 60Gy。

5. 近距离放射治疗技术　放射性粒子组织间植入在肿瘤治疗显示较好的疗效。放射性核素 ^{125}I 临床应用非常安全，并且具有局部剂量高、肿瘤周围正常组织剂量低的优点，克服了传统外放疗剂量提升困难和对周围正常组织损伤大的缺点。持续低剂量照射影响了肿瘤组织损伤修复、周期再分布、再氧合、再增生，增加了放射敏感性。CT引导下经皮穿刺植入 ^{125}I 粒子近距离内照射治疗腹腔、盆腔及后腹膜肿瘤，克服外照射放疗对正常组织损伤大、并发症多、局部剂量提升困难的缺点。具有微创、安全、局部疗效明显等优势。对于无法手术、术后复发及单纯化、放疗效果差的腹腔、盆腔及后腹膜恶性肿瘤是一种有效的补救治疗措施，并有效改善患者生存质量、提高肿瘤局部控制率。放射性粒子组织间植入手术手术前一晚上应进行肠道准备（清洁灌肠），以防止穿刺针对肠道损伤出现腹腔感染发生。

病例9　后腹膜表皮样癌同步放化疗

一、病历摘要

患者女性，60岁，汉族，吉林省长岭县人，因"盆腔肿物术后3个月"于2015年07月15日12时入院。

病史：该患者3个月前因腰骶部疼痛于当地医院行妇科彩超检查提示盆腔内肿物，后就诊于我院。门诊行妇科彩超提示子宫后方见9.0cm×6.0cm的不均质包块，2015年4月8日于我院妇产科在全身麻醉下行剖腹探查术。术中诊断：盆腔后腹膜肿物，要求行全子宫及双侧附件切除术及后腹膜肿物剥除术。手术过程顺利，术后病理结果回报：盆腔后腹膜符合表皮囊肿，伴有癌变，高－中分化鳞状细胞癌，双侧附件未见著变，子宫内膜息肉，平滑肌瘤，萎缩型宫内膜，慢性宫颈炎。于2015年7月16日复查盆腔MRI：盆腔右侧可见一类圆形长 T_1 长 T_2 信号，直径约为24mm，其内信号不均，增强后呈边缘强化。双侧髂血管及腹股沟区未见明显直径＞1cm的肿大淋巴结影。现为进一步治疗入院。病程中无发热，无咳嗽，有恶心、呕吐，无心悸及气短，无腹胀，尿频，饮食、睡眠良好，体重无明显减轻。糖尿病病史1年余，口服药物治疗（二甲双胍，1片/次，餐前服用），血糖控制尚可，高血压病史1年余，最高达150/106mmHg，口服依那普利1片/（次·日）治疗，血压控制尚可。乙型肝炎病史20年，未予特殊治疗、否认心脏病病史，否认肝炎、结核等急慢性传染病病史。否认食物、药物过敏史。

入院查体：T：36.5℃，P：80次/分，R：18次/分，BP：110/70mmHg，H：160cm，W：53kg，BS：1.53m²，KPS：90分，NRS：0分。中年女性，发育正常，营养中等，自主体位，步入病房，神志清楚，查体合作。皮肤色泽正常，无皮疹及皮下出血，毛发黑分布均匀，无肝掌及蜘蛛痣。皮肤黏膜温度、湿度正常，未见黄疸。全身浅表淋巴结无肿大。头形正常，发黑分布均匀，头部无瘢痕及肿块。眼睑无水肿，睑结膜无充血水肿，巩膜无黄染，角膜透明，左右瞳孔等大等圆，对光反射存在，调节及辐辏反射存在。听力佳，耳郭、乳突无压痛。鼻通畅，鼻中隔无弯曲，鼻翼无翕动，鼻窦区无压痛，无流涕、出血。口唇红润，无发绀，牙齿排列整齐，无龋齿，牙龈无红肿溢脓。两侧扁桃体无肿大，咽部无充血红肿，声音无嘶哑。颈部对称无抵抗，无颈静脉怒张及颈动脉异常搏动，肝颈静脉回流征阴性，气管居中，甲状腺无肿大。胸廓对称无畸形，腹式呼吸为主，呼吸平稳，节律规整，乳房两侧对称。呼吸运动两侧相等，肋间隙无增宽及缩窄，双肺语音震颤无明显差别，无胸膜摩擦感。叩诊呈清音，肺下缘位于右侧锁骨中线第 6 肋间，肩胛下角线上第 9 肋间，左侧肩胛线第 10 肋间，移动度为 6cm。双肺呼吸音清，未闻及干湿啰音，语音传导正常，无胸膜摩擦音。心前区无异常隆起，心尖冲动位于左侧第 5 肋间锁骨中线内 0.5cm，搏动范围直径约 1.5cm。心尖部无震颤、摩擦感及抬举性搏动。胸骨叩击痛阴性，心界无扩大。心率 80 次 / 分，律齐，第一心音无增强，各瓣膜听诊区无杂音，无心包摩擦音。桡动脉搏动有力，节律整齐，无奇脉或脉搏短绌、水冲脉，血管壁弹性正常，脉律 80 次 / 分。无毛细血管搏动及枪击音。腹部平坦，未见胃肠型及蠕动波，未见腹壁静脉曲张。全腹软，无腹肌紧张，无明显压痛，无反跳痛，未触及肿物，肝脾肋缘下未触及，Murphy 征阴性。叩诊鼓音，肝肾区叩痛阴性，无移动性浊音，肠鸣音正常，约 4 次 / 分。下腹部可见一长约 15cm 的术痕，愈合良好。全腹部柔软，无肌紧张，未触及明显肿块，全腹无压痛，无反跳痛。外阴发育正常，阴道通畅，双侧主韧带及宫底韧带未触及增厚。盆腔空虚，双附件未触及明显异常。脊柱生理弯曲，活动度正常，无压痛或叩痛。四肢无畸形，无杵状指 / 趾，无静脉曲张、肌肉萎缩及骨折，无红肿、压痛、畸形，关节活动不受限。皮肤划纹征阴性，腹壁反射存在，二头肌、膝腱及跟腱反射正常。Hoffmann 征阴性，Babinski 征阴性，Oppenheim 征阴性，Kernig 征阴性，Brudzinski 征阴性。

实验室与辅助检查：术后病理结果（2015 年 4 月 14 日本院）：（盆腔后腹膜）符合表皮囊肿，伴有癌变，高 - 中分化鳞状细胞癌,（双侧附件）未见著变,（子宫）内膜息肉，平滑肌瘤，萎缩型宫内膜，慢性宫颈炎。

盆腔 MRI（2015 年 7 月 16 日本院）子宫未见确切显示，盆腔右侧可见一类圆形长 T_1 长 T_2 信号，其内信号不均，与残端右缘分界欠清。双侧髂血管及腹股沟区未见明显直径 > 1cm 的肿大淋巴结影。诊断提示：盆腔术后改变。盆腔右侧异常信号。

入院诊断：①后腹膜表皮样癌术后复发；②高血压（Ⅱ级）；③ 2 型糖尿病。

二、查房记录

（一）第一次查房

住院医师：患者中年女性，既往体健，盆腔肿物术后 3 个月。该患者 3 个月前因腰骶部疼痛行妇科彩超提示子宫后方见 9.0cm×6.0cm 的不均质包块，2015 年 4 月 8 日于我院妇产科在全身麻醉下行剖腹探查术。患者家属要求行全子宫及双侧附件切除术及后腹膜肿物剥除术，手术过程顺利。术后病理结果回报：（盆腔后腹膜）符合表皮囊肿，伴有癌变，高 - 中分化鳞状细胞癌,（双侧附件）未见著变,（子宫）内膜息肉，平滑肌瘤，萎缩型宫内膜，慢性宫颈炎，补充临床诊断：子宫肌瘤，子宫内膜息肉，后腹膜表皮样癌（病例 9 图 1）。于 2015 年 7 月 16 日复查盆腔 MRI：盆腔右侧可见一类圆形长 T_1

长 T_2 信号，直径约为24mm，其内信号不均，增强后呈边缘强化。双侧髂血管及腹股沟区未见明显直径＞1cm的肿大淋巴结影，考虑患者局部肿物复发（病例9图2）。血常规：白细胞计数 6.6×10^9/L，血红蛋白141g/L，血小板计数 172×10^9/L。肿瘤标志物：CA50 28.00U/ml，β_2-微球蛋白 2.61μg/ml，NSE 6.00ng/ml，CA199 22.38U/ml，CA153 11.50U/ml，SCC 1.70ng/ml，AFP 4.53ng/ml，Cyfra21-1 2.76ng/ml，Fer 282.31ng/ml，HCG 3.22mIU/ml，CEA 2.71ng/ml，CA125 11.70U/ml。

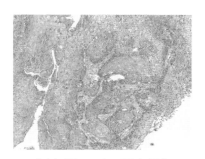

病例9图1 病理图文报告

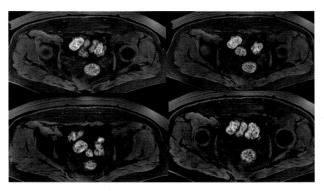

病例9图2 治疗前盆腔MRI

主治医师：该患者主因术后复查入院，无其他不适症状。颈部彩超：双侧颈部未见明显肿大淋巴结。盆腔MRI提示盆腔占位性病变。从目前检查来看，后腹膜表皮样癌术后复发。为进一步明确病变范围、淋巴结情况及有无放化疗禁忌证，建议行PET-CT检查。

主任医师：从患者目前的各项影像学及病理诊断结果来看，考虑后腹膜表皮样癌术后复发。建议行PET-CT检查，同时请外科会诊，考虑是否有二次手术的机会。进一步完善相关检查后，建议多学科协作。

（二）第二次查房

住院医师：患者症状、体征同前无明显变化。患者及家属拒绝行PET-CT检查，外科会诊后不排除肿物复发的可能性，同时具备手术切除的可能性。

主治医师：该患者主因术后复查入院，无其他不适症状。从目前检查来看，后腹膜表皮样癌术后复发。患者拒绝行 PET-CT 检查，外科会诊不排除肿瘤复发，向患者及家属交代病情，建议行二次手术治疗。家属拒绝，综合患者病情，建议行放射治疗及化学药物治疗。

主任医师：表皮样癌发生在腮腺者最多，占 70% 以上。高分化者，黏液样细胞和表皮样细胞较多，中间细胞较少，瘤细胞可形成不规则的片状，但常形成大小不等的囊腔，囊壁衬里常见黏液细胞。Spiro 等报告 367 例，其中高分化型 5 年、10 年及 15 年生存率分别为 92%、90% 及 82%；低分化型则分别为 49%、42% 及 33%。治疗方式主要以手术治疗为主，术后辅助放化疗。从目前检查来看，后腹膜表皮样癌术后复发。患者拒绝行 PET-CT 检查，外科会诊不排除肿瘤复发，向患者及家属交代病情，拒绝二次手术，建议行同步放化疗。患者一般情况可，可以耐受同步放化疗。放化疗期间密切观察放化疗不良反应，定期检测血常规、肝肾功能，及时对症处理。

三、治疗经过

2015 年 7 月 17 日开始行同步放化疗，具体化疗方案为：紫杉醇 220mg 第 1 天＋卡铂 500mg 第 2 天。以盆腔原发肿瘤为靶区，行精确放疗，2Gy/ 次，计划 30 次。2016 年 8 月 29 日患者行第 2 同步周期全身化疗。放疗剂量 50Gy/25 次后行盆腔 MRI 提示：盆腔病变缩小。复位后，给予盆腔肿物二阶段精确放疗，2Gy/ 次，计划 5 次。危及器官受量为：直肠 V50 为 95%，平均剂量：4895.5cGy，膀胱 V50 为 22%，平均剂量：1722.5cGy（病例 9 图 3 至病例 9 图 5）。2015 年 9 月 2 日患者放化疗结束。同步放化疗

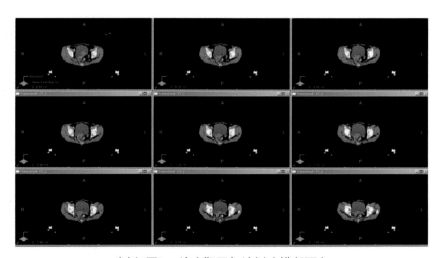

病例9图3　放疗靶区与计划（横断面）

期间出现Ⅱ度胃肠道反应，Ⅰ度白细胞抑制，对症治疗后均示好转。同步放化疗后复查盆腔MRI示病灶缩小，疗效评价：PR。

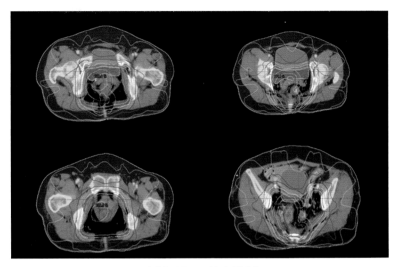

病例9图4　放疗计划

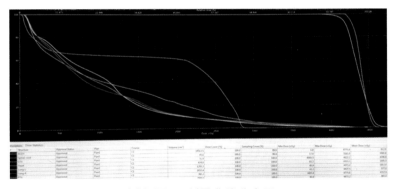

病例9图5　剂量曲线分布图

四、诊疗结局及随访

患者放化疗结束后诉下腹部不适，无腹泻、腹痛，对症治疗后好转，复查盆腔MRI病灶缩小（病例9图6），疗效评价：PR。2015年10月13日盆腔MRI：盆腔术后改变，与前片（2015年7月20日）比较：盆腔右侧病灶范围减小（病例9图7，病例9图8）。2015年10月13日复查胸部CT示：两肺纹理增多，右肺上叶见小结节影，左肺上叶见类圆形无肺纹理区，左肺下叶见钙化灶，气管及主支气管开口通畅，纵隔内见钙化的淋巴结影，两侧胸腔未见明显积液。MRI疗效评价：PR。根据病情，同步放化疗后续给予 TP 方案序贯化疗 4 个周期。序贯化疗期间患者胃肠道反应为 Ⅰ 度，骨髓抑制 Ⅰ 度。

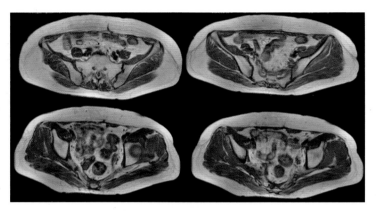

病例9图6　放疗结束时盆腔磁共振

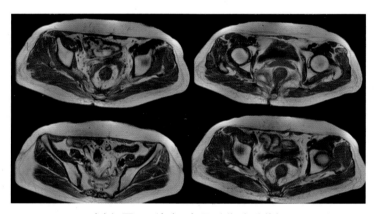

病例9图7　放疗1个月后盆腔磁共振

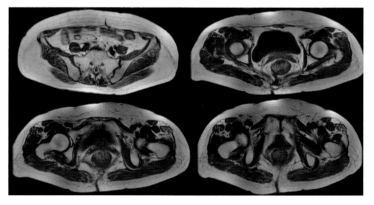

病例9图8　放疗3个月后盆腔磁共振

随访：2016 年 5 月 10 日复查盆腔 MRI 示：盆腔术后，放疗后改变：子宫未见确切显示，盆腔右侧可见类圆形稍长 T_1 稍长 T_2 信号，直径约为 10mm，与残端右缘分界欠清，增强扫描可见强化。双侧髂血管及腹股沟区未见明显直径＞1cm 的肿大淋巴结影。盆腔术后改变，与前片（2015 年 10 月 13 日）相比：盆腔右侧病灶未见明显变化。电话随访 3 年，患者病情稳定，未见局部复发迹象。

五、主要治疗经验

1. 患者入院后完善各项检查，明确患者疾病分期，注意超声、PET-CT、DWI-MRI 等技术的应用。

2. 多学科会诊　肿瘤治疗不是单一科室可以完成的，需要肿瘤外科、内科、放疗、介入科及影像病理检验基础医学等各学科积极参与，国际上肿瘤患者的治疗，MDT 一直扮演着多学科协作先行者的角色，从而保证高质量的诊治建议和最佳的治疗计划，避免过度诊疗和误诊误治，使患者受益最大化。通俗地讲，MDT 就是为普通癌症患者搭建一个各学科专家团队，各学科专家共同讨论确定诊疗方案，功能与党和国家领导人的专家组一样。全球肿瘤医生网可为全国患者提供多学科专家会诊服务。在MDT 中各专业相互学习，不断提高，不断提升诊疗水平。MDT 代表了现代医学疾病诊治方向，它将更明显强化亚专业性质，突出专业管理深度，使 MDT 模式下的亚专业成为新型的科室形态和管理运作模式。

3. 治疗过程中密切监测患者放化疗不良反应，及时对症处理。全部治疗结束后，需定期随诊。

六、相关知识点

黏液表皮样癌（mucoepidermoid carcinoma）也称黏液表皮样肿瘤（mucoepidermoid tumor），在涎腺中较常见，占涎腺肿瘤的 5%～10%。Stewart 等根据其临床特点和组织学特征将其称为黏液表皮样肿瘤，并又分为良性及恶性两类。黏液表皮样癌的临床表现与临床的分化程度关系密切。黏液表皮样癌来源于腺管的上皮细胞。黏液表皮样癌发生在腮腺者最多，占 70% 以上。高分化者，黏液样细胞和表皮样细胞较多，中间细胞较少，瘤细胞可形成不规则的片状，但常形成大小不等的囊腔，囊壁衬里常见黏液细胞。Spiro 等报告 367 例，其中高分化型 5 年、10 年及 15 年生存率分别为 92%、90%及 82%；低分化型则分别为 49%、42% 及 33%。

治疗方式：①黏液表皮样癌原发灶的处理主要是区域性根治性切除。为防止复发，手术应在距肿瘤 1cm 以外的正常组织内进行肿瘤切除。腮腺高分化黏液表皮样癌首次手术治疗者，不管病期如何，一般采用保留面神经的腮腺全切除术；低分化型浸润面神经的机会较多，如面神经受累，应行牺牲面神经的腮腺全切术，如果及的面神经长度较大，可以在切除一段神经后做神经移植。发生在颌下腺的黏液表皮样癌，应行颌下三角清扫术。发生在腭部者，应做部分上颌骨切除术。如肿瘤已侵犯周围组织，应做扩大切除术；②黏液表皮样癌的区域淋巴结转移率较低，除低分化型可考虑选择性颈淋巴清扫术，高分化者一般不做选择性颈淋巴清扫术。Perzik 等强调，只有在切除原发肿瘤时确定颈淋巴结有转移者，才做颈淋巴结清扫术；③黏液表皮样癌对放射治疗不敏感，但对低分化型术后可配合使用放射治疗，有可能提高疗效或减少复发。

病例10 肝癌下腔静脉癌栓放疗

一、病历摘要

患者男性，59岁，汉族，吉林省四平市人，因"右上腹疼痛2年，肝癌术后及射频消融治疗后5个月"于2016年9月13入院。

病史：该患者于2年前出现活动后突发右上腹疼痛，无发热，无恶心、呕吐，无头晕、头痛，无黄疸，无食欲缺乏。于当地医院就诊考虑为血管瘤破裂，遂就诊于××医院，予以肝右叶部分切除术，术后病理诊断为肝细胞肝癌。术后行2次介入治疗，患者恢复良好。1年5个月前患者于××医院复查提示原发部位多灶性复发，遂就诊于北京××医院，先后行6次射频消融治疗，手术过程顺利，术后轻度发热，对症治疗后好转，术后患者恢复良好。1周前患者就诊于××医院，行上腹部CT提示肝硬化、门静脉高压伴侧支循环建立；符合肝右叶部分切除术后，周围少许条片影，并邻近腹膜增厚；符合肝内多发占位性病变介入治疗后改变，病灶内低密度影；动脉期肝内斑片状强化影，考虑异常灌注所致；下腔静脉栓子形成，对比前片范围较前略扩大，提示下腔静脉癌栓，现为进一步诊治入我科。自患病以来，患者一般状态尚好，食欲良好，睡眠佳，体重无明显下降。既往乙型病毒性肝炎病史25年，给予系统抗病毒治疗。否认结核病史及接触史，无食物过敏史，否认药物过敏史，预防接种史不详。

入院查体：T：36.2℃，P：80次/分，R：20次/分，BP：130/80mmHg，H：176cm，W：72kg，BS：1.87m^2，KPS：80分，NRS：0分。中年男性，发育正常，营养中等，正常面容，神志清醒，精神好。自主体位，查体合作。全身皮肤正常，无黄染，无瘀斑，全身浅表淋巴结未触及肿大。头颅正常，无畸形，毛发分布均匀，双侧眼睑无水肿，巩膜无黄染，眼结膜无苍白，双侧瞳孔等大等圆，对光反射灵敏。双耳郭未见异常，外耳道未见异常分泌物，鼻外形未见异常，通气良好，无异常分泌物，鼻窦无压痛，口唇红润，牙龈无出血，伸舌居中，咽部无充血水肿，双侧扁桃体无肿大。颈软，无抵抗，气管居中，颈静脉怒张，未见颈动脉异常搏动。胸廓对称，肋间隙无增宽及缩窄，胸骨无压痛及叩击痛。呼吸运动双侧对称，无胸膜摩擦感，双侧语颤正常，两肺叩诊清音，双侧呼吸音清，异常呼吸音，未闻及干湿啰音。心前区无隆起，心尖冲动有力，心界不大，心率80次/分，律齐，心音有力，未闻及病理性杂音。腹平坦，右上腹可见长约8cm手术瘢痕，愈合良好。未见胃肠型，未见蠕动波，无腹壁静脉曲张。全腹无压痛、反跳痛及肌紧张，未扪及明显包块。Murphy 氏征阴性，肝肋下未及，脾未触及。移动性浊音阴性。肝及双肾区叩痛。肠鸣音 4 次 / 分，未闻及气过水声。脊柱、四肢无畸形，活动自如。腹壁反射、角膜反射存在，Babinski 征阴性。

专科查体：全身浅表淋巴结未触及肿大。皮肤无出血点，皮下无结节及肿块，未见溃疡及瘢痕，皮肤弹性及湿度正常，未见肝掌及蜘蛛痣。腹平坦，右上腹可见长约 8cm 手术瘢痕，愈合良好。未见胃肠型，未见蠕动波，无腹壁静脉曲张。全腹无压痛、反跳痛及肌紧张，未扪及明显包块。Murphy 氏征阴性，肝肋下未及，脾未触及。移动性浊音阴性。肝及双肾区叩痛。肠鸣音 4 次 / 分，未闻及气过水声。

实验室与辅助检查：2016 年 9 月 6 日上腹部 CT：肝硬化、门静脉高压伴侧支循环建立；符合肝右叶部分切除术后，周围少许条片影，并邻近腹膜增厚；符合肝内多发占位性病变，介入改变，病灶内低密度影；动脉期肝内斑片状强化影，考虑异常灌注所致；下腔静脉栓子形成，对比前片范围较前略扩大。2016 年 9 月 14 日彩超：腹腔内及大血管周围未探及明显肿大淋巴结。双锁骨上、双颈部扫查未探及明显肿大淋巴结。2016 年 9 月 14 日肺 CT：提示①左肺小结节，建议复查；②纵隔多发小淋巴结；③肝癌治疗后改变伴下腔静脉血栓；④肝囊肿。

入院诊断：①原发性肝细胞癌术后、射频消融术后复发（CTXN$_0$M$_0$）；②下腔静脉癌栓；③慢性乙型病毒性肝炎；④肝硬化；⑤肝囊肿。

二、查房记录

放疗前查房具体如下：

住院医师：患者中年男性，既往乙型病毒性肝炎病史 25 年，2 年前患者活动后突发右上腹疼痛，于当地医院就诊考虑为血管瘤破裂，遂就诊于 ×× 医院，予以肝右叶部分切除术，术后病理诊断为肝细胞肝癌。术后行 2 次介入治疗，术后患者恢复良好。1 年 5 个月前患者于 ×× 医院复查提示原发部位多灶性复发，于北京 ×× 医院先后行 6 次射频消融治疗，手术过程顺利，术后轻度发热，对症治疗后好转，术后患者恢复良好。1 周前患者就诊于 ×× 医院，行上腹部 CT 提示肝硬化、门静脉高压伴侧支循环建立；符合肝右叶部分切除术后，周围少许条片影并邻近腹膜增厚；符合肝内多发占位性病变，介入改变，病灶内低密度影；动脉期肝内斑片状强化影，考虑异常灌注所致；下腔静脉栓子形成，对比前片范围较前略扩大，提示下腔静脉癌栓。入院诊断为：原发性肝细胞肝癌术后、射频消融术后复发（CTXN0M0）、下腔静脉癌栓、慢性乙型病毒性肝炎、肝硬化、肝囊肿。

主治医师：该患为肝细胞肝癌术后复发，多次射频消融治疗后现出现下腔静脉癌栓，逐渐进展，已阻塞下腔静脉近 3/4，介入治疗难度大。且肝脏增强 CT 示肝右叶可见一长径约 1.5cm 的异常增强影，考虑为复发可能性的大。为控制患者病情进展，建议同时行下腔静脉癌栓及肝脏复发病灶局部放疗。患者肺部小结节及纵隔小淋巴结无法明确其性质，建议密切观察。

　　主任医师：该患者既往乙型肝炎病史 25 年，肝脏 CT 提示肝硬化，肝脏代偿功能欠佳，且本身肝脏放射耐受性较差。肝脏 CT 显示肝脏残存病灶位于肝脏深部，如果同时将下腔静脉癌栓及肝脏残存病灶达到根治量，肝脏本身受照射剂量明显升高，故建议将放疗计划分为两步：一程计划：肝脏残存病灶＋下腔静脉癌栓同时照射，放疗组织剂量 40Gy/（20 次·4 周）；二程计划：下腔静脉癌栓推量至 60Gy/30 次根治剂量。放疗过程中，注意每周均行肝功能监测，并可适当使用保肝药物。

三、治疗经过

　　2016 年 9 月 14 日开始行局部放疗，具体放疗部位及剂量：一程：肝脏残存病灶＋下腔静脉癌栓，放疗组织剂量 40Gy/（20 次·4 周）；二程：下腔静脉癌栓推量至 60Gy/30 次（病例 10 图 1，病例 10 图 2）。

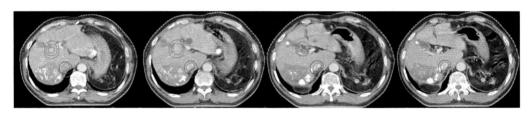

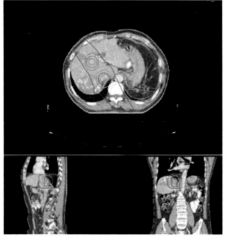

病例10图1　放疗靶区与计划

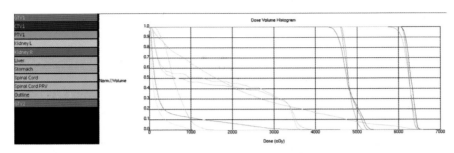

病例10图2　剂量曲线分布图

四、诊疗结局及随访

患者放疗过程中每周复查肝功能，未见肝功能异常。放疗过程中，患者出现轻度乏力、恶心、食欲缺乏等不适，未用药自行缓解。无明显骨髓抑制。治疗耐受性佳。2016 年 10 月 17 日（放疗结束）肝脏 MRI 检查示肝脏形态不规整，边缘不光滑，各叶比例失调，肝右叶部分缺损，肝实质信号不均匀，肝实质内可见多发大片状及结节状异常信号影，边界不清，T_1WI 呈稍高信号，T_2WI 呈稍低信号，DWI 上见不均匀斑片状略高信号，增强后肝内病灶周围动脉期可见云絮状强化（异常灌注），上述病变未见明显强化，肝实质水平可见下腔静脉内 T_2WI 略高信号结节影，增强后可见欠均匀弱强化。提示：①肝实质内多发无强化病灶，符合肝癌治疗后改变，下腔静脉内充盈缺损，较前有所缩小；②肝硬化；少量腹腔积液。放疗后患者肝脏残存病灶消失，下腔静脉癌栓明显缩小，疗效佳。

随访：2016 年 12 月 2 日复查肝脏平扫加增强 MRI，肝脏描述提示较比 2016 年 10 月 17 日片：①肝实质内多发无强化病灶，符合肝癌治疗后改变；下腔静脉内充盈缺损，较前范围继续缩小；②肝硬化；少量腹腔积液。放疗后 1 个半月复查患者肝脏残存病灶消失，下腔静脉癌栓继续缩小，放疗疗效佳。

五、主要治疗经验

1. 肝脏原发病灶 GTV 的确定，我院多采用 CT 模拟图像与 MRI 图像融合的方法。GTV 勾画应尽量参考多模态影像学资料。

2. 在设计放射野时，尤其是大肝癌，注意保留一部分正常肝组织不受照射，让这部分正常肝组织在大部分肝脏受到照射情况下得以再生。

3. 我国原发性肝癌患者大多有慢性肝炎及肝硬化病史。肝硬化的严重程度是影响原发性肝癌患者的治疗及预后的重要因素。目前，临床上普遍采用 Child-Pugh 分级来评估肝硬化的严重程度，并以此作为选择治疗方式、放疗剂量和评估预后的重要指标。

4. 放疗过程中，若肝功能无异常，每周监测肝功能变化；若肝功能异常，每周监测 2 次肝功能。放疗结束后仍需定期监测肝功能变化，警惕放射性肝损伤的发生。

六、相关知识点

随着技术进步，放疗对原发性肝癌的有效性和安全性都在不断提高，但国内至今仍无相关共识。因此，肝癌放疗的相关协会，包括中华医学会放射肿瘤学分会、中国生物医学工程学会精确放疗分会肝癌学组与消化系统肿瘤专家委员会、中国研究型医院学会放射肿瘤学分会肝癌学组共同讨论，最终形成原发性肝癌放疗共识。主要内容包括：对早中期肝癌患者，如不能进行手术切除或射频消融可考虑局部放疗，特别是 SBRT；对中晚期肝癌患者，放疗可以和 TACE 或肝动脉灌注化疗或全身药物治疗联合，以提高治疗效果；对于晚期伴有远处转移的肝癌患者，放疗可以作为姑息减征手段，提高患者生活质量。也就是说对于不同阶段的原发性肝癌，放射治疗均能发挥一定的疗效。

1. 肝癌放射治疗的适应证推荐

（1）肝细胞肝癌患者无论肿瘤位于何处，都可以考虑外放疗可能带来的好处，但肝功能为 Child-Pugh C 是肝内病灶放疗的相对禁忌。

（2）小肝细胞肝癌不宜手术切除者，SBRT 与射频消融一样，作为不能手术的肝细胞肝癌的替代治疗手段。

（3）肝细胞肝癌窄切缘需要术后辅助放疗。

（4）对局限于肝内的肝细胞肝癌，接受介入栓塞化疗后有肿瘤残存者，外放疗可以补充介入治疗的不足，巩固疗效，延长患者生存期。

（5）肝细胞肝癌伴有门静脉或下腔静脉癌栓者，应给予外照射。

（6）肝细胞肝癌肝外转移，放疗可以有效缓解患者症状，提高生存质量。

2. 肝癌放射治疗的治疗靶区　GTV 的勾画：肝内病灶的 GTV 勾画必须结合动脉相、静脉相互相参考；MRI 对肝内病灶显示较清楚，PET-CT 可以了解肝外病灶情况，GTV 勾画应尽量参考多模态影像学资料。肝细胞肝癌出现淋巴引流区转移相当少见，因此，CTV 一般不包括淋巴引流区。对于已经出现淋巴结转移的患者，CTV 应包括其所在的淋巴引流区。其余情况（如局限于肝内、癌栓、肾上腺转移、肺转移等）的 CTV 根据不同的照射技术，在影像学可见病灶的基础上外扩 5mm。

注意：在设计放射野时，尤其是大肝癌，最好能保留一部分正常肝组织不受照射，让这部分正常肝组织在大部分肝脏受到照射情况下得以再生。

3. 放疗剂量的确定　肝癌的放疗剂量及分割模式目前还没有统一的标准，文献报道跨度较大。但必须明确以下 3 个问题：肿瘤受照射剂量；肿瘤周围正常组织受量；非常规分割剂量如何换算为常规分割剂量。我们建议在肝脏及周围脏器可耐受的前提下，尽量给予较高的照射剂量。

4. 放疗技术的选择　肝癌的放疗究竟选择哪一种放疗技术，以国内放疗界的现状而言，通常不是取决于医生，而是取决于每家医院所拥有的放疗设备。理论上说，IGRT 可提高治疗疗效。SBRT 适用于小肝癌，在大肝癌、门静脉或腔静脉癌栓中也有所报道。SBRT 用于小肝癌的治疗，必须满足以下条件：4DRT 的影像引导或肿瘤追踪系统；非常精确的体位固定；放疗前的个体化图像校正；放射线聚焦到肿瘤及肿瘤外放疗剂量跌落快。

5. 肝癌合并门静脉或下腔静脉癌栓　原发性肝癌合并门静脉或下腔静脉癌栓的发病率相当高，治疗效果差、生存期短、合并症多，一直是肝癌研究领域中重要且难度高的课题。近年来放射治疗运用于原发性肝癌合并门静脉或下腔静脉癌栓的报道越来越多，包括三维适形放疗、立体定向放疗、质子放疗、同位素内放疗以放疗为主的综合治疗等，主要根据患者的病情及癌栓情况合理制订治疗措施，进行个体化和序贯治疗。

病例11 肝门胆管癌术后复发同步放化疗

一、病历摘要

患者女性，72岁，汉族，吉林省白城市人，因"肝门胆管癌根治术后4个半月"于2015年3月23日9时20分42秒由门诊入院。

病史：患者入院4个半月前因右上腹部隐痛1个月余，PTCD间断引流血性液体4天，于2014年10月27日就诊于××医院。行腹部CT提示："肝门区胆管、胆总管改变，考虑占位性病变，胆管癌可能；肝门区淋巴结肿大"，诊断为胆管占位。于2014年11月10日行"肝门胆管癌根治术（肝胆管空肠吻合术）"。术后病理提示："胆管低分化腺癌，侵及胆管壁外纤维组织，肿瘤体积约2.0cm×2.0cm×0.7cm，脉管及神经未见癌浸润，标志（胆管远端）切缘未见癌，肌层可见癌浸润，缝线结扎胆管切缘其一未见癌，其二黏膜未见癌，肌层可见癌浸润，周边淋巴结未见癌转移（1/0），另胆囊未见癌。pTNM：$T_{2a}N_0$"。门诊以"胆管腺癌术后"收入院。患者自发病以来，精神食欲可，大小便正常，近期体重无明显变化。患者无高血压、冠心病、糖尿病病史，无高血脂病史，否认肝炎、结核、伤寒等传染病史，否认外伤史，无药物过敏史，否认肿瘤家族史。

入院查体：T：36.5℃，P：84次/分，R：20次/分，BP：100/67mmHg，H：150cm，W：42.5kg，BS：1.325m²，KPS：95分，NRS：0分。老年女性，发育正常，营养中等，正常面容，正力型，神志清醒，精神好。自主体位，查体合作。全身皮肤正常，无黄染，无瘀斑，全身浅表淋巴结未触及肿大。头颅正常，无畸形，毛发分布均匀，双侧眼睑无水肿，巩膜无黄染，眼结膜无苍白，双侧瞳孔等大等圆，对光反射灵敏。双耳郭未见异常，外耳道未见异常分泌物，鼻外形未见异常，通气良好，无异常分泌物，鼻窦无压痛，口唇红润，牙龈无出血，伸舌居中，咽部无充血水肿，双侧扁桃体无肿大。颈软，无抵抗，气管居中，无颈静脉怒张，未见颈动脉异常搏动。胸廓两侧对称无畸形，呼吸运动双侧对称，无胸膜摩擦感，双侧语颤正常，两肺叩诊清音，双侧呼吸音清，异常呼吸音，未闻及干湿啰音。心前区无隆起，心尖冲动有力，心界不大，心率80次/分，律齐，心音有力，未闻及病理性杂音。腹平坦，未见胃肠型，未见蠕动波，腹壁静脉无怒张。全腹无压痛及反跳痛，未扪及明显包块。Murphy氏征阴性，肝肋下未及，脾未触及。移动性浊音阴性。肝及双肾区叩痛。肠鸣音4次/分，未闻及气过水声。肛门指诊及外生殖器未见异常。脊柱、四肢无畸形，活动自如。腹壁反射、角膜反射存在，Babinski 征阴性。

实验室与辅助检查：腹部 CT 示（2014 年 10 月 29 日本院）：肝门区胆管、胆总管改变，考虑占位性病变，胆管癌可能；肝门区淋巴结肿大。术后病理示（2014 年 11 月 10 日本院）：胆管低分化腺癌，侵及胆管壁外纤维组织，肿瘤体积约 $2cm \times 2cm \times 0.7cm$，脉管及神经未见癌浸润，标志（胆管远端）切缘未见癌，肌层可见癌浸润，缝线结扎胆管切缘其一未见癌，其二黏膜未见癌，肌层可见癌浸润，周边淋巴结未见癌转移（1/0），另胆囊未见癌。pTNM：$T_{2a}N_0$。

入院诊断：胆管腺癌（$pT_{2a}N_0$）术后。

二、查房记录

（一）第一次查房

住院医师：患者老年女性，既往体健。因"肝门胆管癌根治术后 4 个半月"入院。患者入院前 4 个半月因右上腹部隐痛 1 个月余，PTCD 间断引流血性液体 4 天，于 2014 年 10 月 27 日就诊于 ×× 医院。行腹部 CT 提示："肝门区胆管、胆总管改变，考虑占位性病变，胆管癌可能；肝门区淋巴结肿大"。诊断为胆管占位。于 2014 年 11 月 10 日行"肝门胆管癌根治术（肝胆管空肠吻合术）"。术后病理提示："胆管低分化腺癌，侵及胆管壁外纤维组织，肿瘤体积约 $2cm \times 2cm \times 0.7cm$，脉管及神经未见癌浸润，标志（胆管远端）切缘未见癌，肌层可见癌浸润，缝线结扎胆管切缘其一未见癌，其二黏膜未见癌，肌层可见癌浸润，周边淋巴结未见癌转移（0/1），另胆囊未见癌。pTNM：$T_{2a}N_0$"。查体未见明显阳性体征。目前患者无明显不适。血常规：白细胞计数 7.48×10^9/L，血红蛋白 99g/L，血小板计数 117×10^9/L。肿瘤标志物：细胞角蛋白 19 片段 10.69ng/ml，糖链抗原 242 119.76U/L，糖链抗原 199 152.20U/ml。心电图正常。

主治医师：该患者主因肝门胆管癌根治术后入院，术前腹部 CT 提示肝门区胆管、胆总管占位；术后病理提示胆管低分化腺癌，病理分期 pTNM：$T_{2a}N_0$，入院后行胸片未见明显占位。从目前检查来看，分期为 $pT_{2a}N_0M_0$，ⅠB 期（AJCC/UICC 2010 年第六版）。为进一步明确病变目前的范围、淋巴结情况及有无放化疗禁忌证，建议行肝胆脾 CT 平扫＋三期增强检查。

主任医师：结合患者目前的病史、查体及辅助检查结果来看，可明确诊断为胆管腺癌（$pT_{2a}N_0M_0$，ⅠB 期）术后。但是仍需要进一步检查明确患者目前情况，其中肝胆脾 CT 平扫＋三期增强在提示胆管癌的术后局部情况方面有重要的价值，尤其是拟行放疗的胆管癌患者确定放疗靶区方面有特殊的地位，应常规给予肝胆脾 CT 平扫＋三期增强检查。因该患者术后病理提示为低分化腺癌，分化差，符合术后放疗指征，应行术后放疗。进一步完善相关检查后，如无放化疗禁忌证，建议行同步放化疗以降低转移率及复发率。

（二）第二次查房

住院医师：患者症状、体征同前无明显变化。我院 2015 年 3 月 24 日胸片提示无明显占位。2015 年 3 月 24 日肝胆脾 CT 平扫＋三期增强检查见：肝内胆管内扩张，走行至肝门区与邻近肠管相延续，吻合口壁厚，呈延迟强化，胆肠吻合口下方可见一团块样软组织密度影，大小约 5.5cm×3.6cm，其内可见条形高密度影，增强扫描不均匀强化，与邻近十二指肠及胰头分界不清。影像诊断：胆肠吻合术后改变，胆肠吻合口改变及吻合口下方团块影，肿瘤复发转移所致不能除外。

主治医师：患者胸片未见明显占位，提示无肺转移。结合患者肿瘤标志物及肝胆脾 CT 检查所示，考虑术后复发。明确诊断肝门胆管癌（$pT_{2a}N_0M_0$）术后复发。术后短期复发，给予同步放化疗。根据第一次查房布置情况，各项工作均已就绪，交代病情后，患者及家属表示理解。向患者及家属充分交代病情及放化疗可能并发症，取得理解合作，并签署知情同意书。具体化疗方案为：替吉奥 40mg 2 次 / 日，第 1~14 天、21 天方案。以肝门区复发的占位为 GTV，外扩 0.8cm 为 PGTV，行精确放疗，1.8Gy/ 次，计划 28 次。

主任医师：结合患者病史、查体及辅助检查，明确诊断为胆管腺癌（$pT_{2a}N_0M_0$，Ⅰ B 期 AJCC/UICC 2002 年第六版）术后复发。无须鉴别。患者一般情况可，可以耐受同步放化疗。放化疗期间密切观察放化疗不良反应，定期检测血常规、肝肾功能，及时对症处理。

三、治疗经过

2015 年 3 月 30 日开始行同步放化疗，具体化疗方案为：替吉奥 40mg 2 次 / 日，第 1~14 天、21 天方案。以复发的肝门区占位为靶区，行精确放疗，DT 50.4Gy，1.8Gy/ 次，计划 28 次。危及器官受量为：胃最大剂量 5500cGy，小肠最大剂量 5200cGy，脊髓最大剂量：4000cGy（病例 11 图 1 至病例 11 图 4）。2015 年 4 月 17 日患者行第 2 个周期同步全身化疗，未见明显不良反应。2015 年 4 月 28 日，放疗 22 次，复查肝胆脾 CT 平扫＋三期增强提示：胆肠吻合口略厚，吻合口下方团块影，较前片（2015 年 3 月 24 日）体积减小。疗效评价：PR。同步放化疗期间诉出现胃部不适，经对症治疗后消失。同步放化疗后，糖链抗原 199 较入院时明显下降，CT 提示肿瘤缩小为原有 1/2，疗效评价：PR。同步放化疗 1 个月后返院行序贯化疗。

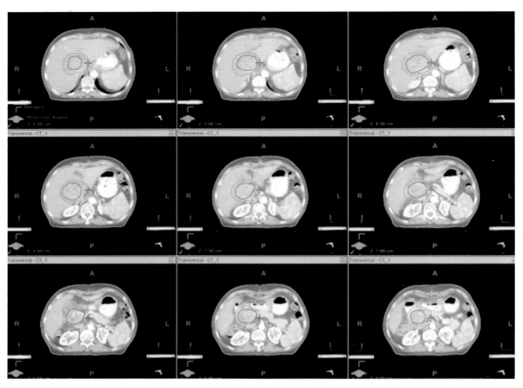

病例11图1　一阶段放疗靶区与计划（横断面）

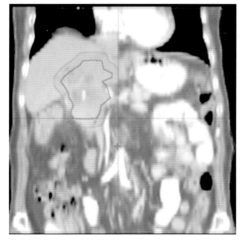

病例11图2　一阶段放疗计划（冠状面）

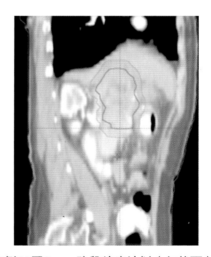

病例11图3　一阶段放疗计划（矢状面）

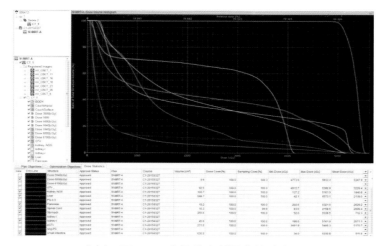

病例11图4　一阶段放疗剂量曲线分布图

四、诊疗结局及随访

患者放化疗结束后无明显不良反应，复查腹部CT，疗效评价：PR。2015年6月24日复查肝胆脾CT平扫＋三期增强，疗效评价：PR。同步放化疗后序贯单药替吉奥40mg 2次/日，第1-14天，每3周为1个周期，共6个周期化疗。序贯化疗期间患者胃肠道反应为Ⅰ度，无骨髓抑制。

随访：2015年10月12日复查腹部CT示：①肝右叶后段近肝表面异常强化影，考虑转移瘤可能大；②胆囊切除、胆肠吻合术后改变，胆肠吻合口略厚，吻合口下方团块影，较前片（2015年6月24日）体积增大；肝左叶钙化灶；肝组织动脉期强化不均匀；腹腔脂肪间隙浑浊；食管下段旁淋巴结略大，与前片略增大；十二指肠及部分肠壁所见，考虑水肿。

五、主要治疗经验

1. 患者入院后完善各项检查，除外远处转移，并结合术前影像学表现、术后病理及目前局部情况确定胆管癌术后放疗的靶区范围及处方剂量。

2. 术后放疗联合替吉奥化疗方案在胆管腺癌患者中可安全、有效地使用，长期结果有待随访。

3. 治疗过程中密切监测患者放化疗不良反应，及时对症处理。全部治疗结束后，需定期随诊。

六、相关知识点

1. 胆管腺癌的照射范围 最初大范围治疗主要包括瘤床或未切除的肿瘤、肝门区、胰头周围淋巴结和腹腔中轴线上的淋巴结（腹腔动脉淋巴结、肠系膜根部淋巴结）；若已植入内支架，则必须完全包括在照射野内；肝门部胆管癌因肿瘤易向肝内浸润，肝内的放射边缘至少距肿瘤3cm。如果可能，尽量用挡块保护正常的胃、小肠、右肾和肝。缩野追加剂量主要针对原发病灶，可用外照射，也可采用腔内近距离治疗。

2. 胆管腺癌的放疗剂量 包括瘤床和淋巴引流区的大范围治疗不宜用低分割，建议常规分割（1.7～1.8）Gy/次，每日1次，1周5次；一般当照射剂量达40～50Gy时，需考虑缩野，两野照射时必须注意脊髓和肾脏的剂量；若野内肝脏体积较大，则宜在30～36Gy时就重新定位缩小射野；若为预防性照射，则总量应控制在45～50Gy；切缘阳性或残留灶以及术后局部复发灶针对瘤床小野加量的上限水平为55～70Gy，6.5～8周以上。

3. 胆管腺癌术后放疗的疗效 目前尚无评价肝外胆管癌患者根治术后放疗的前瞻性随机研究资料，但多数回顾性分析资料表明术后放疗对改善生存率有显著意义。1990年欧洲癌症研究与治疗组织分析了55例肝门胆管癌患者（其中52例切缘阳性），17例仅接受手术治疗与38例接受术后放疗者相比，两组的中位生存期分别为8.3个月和19个月，1年、2年、3年生存率分别为36%、18%、10%和85%、42%、30%（$P < 0.01$）。

病例12　胰腺癌放疗

一、病历摘要

患者女性，55岁，汉族，吉林省长春市人，因"进行性消瘦16个月，皮肤黄染2周"于2014年12月31日入院。

病史：患者缘于16个月前无明显诱因出现消瘦，起初未予重视。后消瘦日益明显，伴腹胀，体重减轻约10kg。5个月前就诊于我院门诊，行上腹部CT示腹主动脉旁见多个肿大淋巴结，相互融合，邻近血管、胰腺界限不清，增强扫描呈不均匀强化，最大肿块约为3.5cm×2.5cm。建议患者行腹腔镜下淋巴结活检以明确病理诊断，但患者拒绝，未治。2周前患者无任何诱因出现上腹部疼痛，并出现全身皮肤、黏膜黄染，出现白陶土样便，小便颜色加深。1周前于门诊行上腹部增强CT示胰周、腹主动脉旁见多个肿大淋巴结，较前增大，部分相互融合，与邻近血管、胰腺界限不清，增强扫描呈不均匀强化，最大肿块约为3.8cm×3.3cm，病变与邻近胰头分界不清，并见病变包绕部分胆总管，可见胆总管壁增厚及明显强化，管腔狭窄，其上的肝总管及肝内胆管扩张。在CT引导下行腹腔淋巴结穿刺活检病理示纤维、坏死组织内见少许异型细胞巢，符合恶性改变，考虑上皮来源。穿刺病理经××医院会诊意见示（穿刺组织）内见癌（符合低分化）腺癌。血肿瘤标志物：CEA 6.29ng/ml、CA199 122.56U/ml。肝功能：总胆红素148.7μmol/L、直接胆红素98.2μmol/L、间接胆红素50.5μmol/L。门诊以"胰腺癌"收入院。患者自发病以来，精神食欲差，无畏寒、发热。病程中体重减轻约12kg。3年前行胰头部肿物及胆囊切除术，术后病理不详。无高血压、冠心病、糖尿病病史，无高血脂病史，否认肝炎、结核、伤寒等传染病史，否认外伤史，无药物过敏史。母亲罹患肺癌，已故。

入院查体：T：36.0℃，P：80次/分，R：18次/分，BP：120/80mmHg，H：160cm，W：45kg，BS：1.43m²，KPS：80分，NRS：2分。中年女性，发育正常，体质消瘦，正常面容，正力型，神志清醒。自主体位，查体合作。全身皮肤黄染，无瘀斑，浅表淋巴结未触及肿大。头颅正常，无畸形，毛发分布均匀，双侧眼睑无水肿，巩膜黄染，眼结膜无苍白，双侧瞳孔等大等圆，对光反射灵敏。双耳郭未见异常，外耳道未见异常分泌物，鼻外形未见异常，通气良好，无异常分泌物，鼻窦无压痛，口唇红润，牙龈无出血，伸舌居中，咽部无充血水肿，双侧扁桃体无肿大。颈软，无抵抗，气管居中，颈静脉怒张，未见颈动脉异常搏动。胸廓两侧对称无畸形，呼吸运动双侧对称，无胸膜摩擦感，双侧语颤正常，两肺叩诊清音，双侧呼吸音清，异常呼吸音，未闻及干湿啰音。心前区无隆起，心尖冲动有力，心界不大，心率 80 次／分，律齐，心音有力，未闻及病理性杂音。腹平坦，腹部正常偏右侧可见一长约 10cm 陈旧性术痕，未见胃肠型，未见蠕动波，腹壁静脉无怒张；全腹无压痛及反跳痛，未扪及明显包块；Murphy 氏征阴性，肝肋下未及，脾未触及，移动性浊音阴性，肝及双肾区叩痛；肠鸣音 4 次／分，未闻及气过水声；直肠及外生殖器未查。脊柱、四肢无畸形，活动自如。腹壁反射、角膜反射存在，Babinski 征阴性。

实验室与辅助检查：上腹部增强 CT 检查示胰周、腹主动脉旁见多个肿大淋巴结，较前增大，部分相互融合，与邻近血管、胰腺界限不清，增强扫描呈不均匀强化，最大肿块约为 3.8cm×3.3cm，病变与邻近胰头分界不清，并见病变包绕部分胆总管，可见胆总管壁增厚及明显强化，管腔狭窄，其上的肝总管及肝内胆管扩张。穿刺病理经 ×× 医院会诊意见：（穿刺组织）内见癌（符合低分化）腺癌。

入院诊断：①胰腺癌（$cT_4N_1M_0$，Ⅲ 期，AJCC/UICC 2010 年第七版），腹腔淋巴结转移；②梗阻性黄疸。

二、查房记录

（一）第一次查房

住院医师：患者中年女性，16 个月前无任何诱因出现进行性消瘦，5 个月前行腹部 CT 提示腹膜后多发淋巴结肿大，患者未诊治。2 周前出现腹痛及梗阻性黄疸症状，复查腹部 CT 提示胰周、腹主动脉旁见多个肿大淋巴结，较前增大。行腹腔淋巴结穿刺活检病理经 ×× 医院会诊示（穿刺组织）内见癌（符合低分化）腺癌。血液学指标：CEA 6.29ng/ml、CA199 122.56U/ml；总胆红素 148.7μmol/L、直接胆红素 98.2μmol/L、间接胆红素 50.5μmol/L。

主治医师：该患因"进行性消瘦 16 个月，皮肤黄染 2 周"入院。上腹部 CT 见胰周、腹主动脉旁见多个肿大淋巴结，部分相互融合，与邻近血管、胰腺界限不清，增强扫描呈不均匀强化，最大肿块约为 3.8cm×3.3cm，病变与邻近胰头分界不清，并见病变包绕部分胆总管，可见胆总管壁增厚及明显强化，管腔狭窄，其上的肝总管及肝内胆管扩张。血液学指标：CEA 6.29ng/ml、CA199 122.56U/ml；总胆红素 148.7μmol/L、直接胆红素 98.2μmol/L、间接胆红素 50.5μmol/L。穿刺组织病理符合低分化腺癌。胰腺癌的临床诊断明确。胰头部病变压迫胆总管，引起梗阻性黄疸症状，建议行胆汁引流。

主任医师：根据患者目前的影像学、肿瘤标志物及病理诊断结果，目前临床诊断可明确为胰腺癌（$cT_4N_1M_0$，Ⅲ 期）、腹腔淋巴结转移。该患 3 年前即发现胰头占位性病变，行手术切除后，术后病理未能明确诊断，不除外胰腺癌。5个月前行上腹部CT检查胰腺未见异常密度，但腹主动脉旁多发肿大淋巴结，考虑为胰腺癌腹腔淋巴结转移。后病情进一步进展，腹腔转移淋巴结较前增大、增多，胰头部病变考虑为胰腺原发肿瘤，超出胰腺，与邻近血管关系密切，评估为不可切除的胰腺癌，可行局部放疗控制胰腺肿瘤，解除梗阻性黄疸，延长生存期。患者现已出现梗阻性黄疸，建议在引流胆汁后再进行局部放疗，以保证放疗的顺利进行。由于经皮肝穿刺胆汁引流术出血风险较高，可行磁共振胰胆管水成像检查，明确胰胆管扩张及走形，判断是否可行胆汁肠内引流。

（二）第二次查房

住院医师：患者皮肤黏膜及巩膜黄染较前进一步加重，生化结果示：谷丙转氨酶220.2U/L，AST 199.6U/L，谷氨酰转肽酶560.4U/L，总胆红素190.7μmol/L，直接胆红素115.4μmol/L，间接胆红素90.6μmol/L。血常规：白细胞计数 4.7×10^9/L，红细胞计数 2.47×10^{12}/L，血红蛋白76.2g/L，血小板计数 318×10^9/L。MRCP检查示：肝内外胆管明显扩张，胰头水平显示不清，胰管扩张；胰头钩突部增大、胰头、胰颈及胰腺体尾部整体呈异常信号，T_1WI压脂呈低信号，T_2WI呈稍高信号，DWI上呈明显高信号，病变上方肝内外胆管扩张，胰管扩张，考虑恶性；胰头周围及腹膜后淋巴结肿大，考虑转移。

主治医师：患者胰腺癌（$cT_4N_1M_0$，Ⅲ期）、腹腔淋巴结转移的临床诊断明确。由于胰头部肿瘤压迫胆总管引起梗阻性黄疸，现黄疸指标进行性升高，肝功能损害逐渐加重，长期胆汁淤积可导致不可逆肝损害。根据影像学资料，患者为不可手术切除的胰腺癌，可行放疗控制胰腺肿瘤及解除梗阻，但放疗初期由于肿瘤及周围软组织水肿，可加重胆道梗阻症状，为保证放疗顺利进行，建议行体外胆汁引流。

主任医师：患者梗阻性黄疸症状愈加明显，转氨酶逐渐增高。MRCP结果示肝内外胆管及胰管明显扩张，胰头水平显示不清。经腹胆肠吻合术创伤较大，可行彩超引导下经皮肝穿刺胆汁体外引流术，以减轻肝内淤胆，改善肝功能。患者长期营养不良，引起中度贫血，为改善营养状态及提高放疗敏感性，输红细胞悬液纠正贫血。并可同时进行放疗前准备工作，胰腺癌勾画靶区。放疗期间密切观察放化疗不良反应，定期检测血常规、肝肾功能，及时对症处理。

三、治疗经过

2014年12月20日行彩超引导下经皮肝穿刺胆汁体外引流术，术后患者黄疸逐渐减轻，转氨酶及胆红素下降。输注4U红细胞悬液后复查血常规：红细胞计数 3.18×10^{12}/L、血红蛋白105.3g/L。于2014年12月23日开始行放疗，以胰头肿瘤病灶及腹腔转移淋巴结区为靶区，行精确放疗，1.8Gy/次，计划33次，95%等剂量线为处方剂量包绕PTV。以总量59.4Gy评价。危及器官受量为：左肾平均剂量：1056.8cGy，右肾平均剂量：1385.9cGy，小肠平均剂量 4044.2cGy，V50 为 25%，脊髓最大剂量：4376.1cGy，肝脏平均剂量：1678.8cGy（病例 12 图 1 至病例 12 图 3）。2015 年 2 月 11 日患者放疗结束。放疗期间诉出现Ⅱ度胃肠道反应，对症治疗后好转。放疗后复查 CA199 正常范围，上腹部 CT 提示腹腔及腹膜后肿块较前减小，疗效评价：PR。

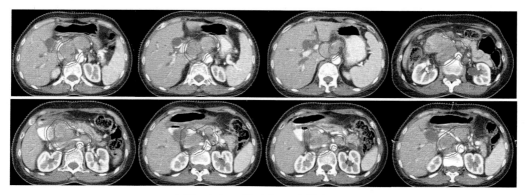

病例12图1　放疗靶区（横断面）

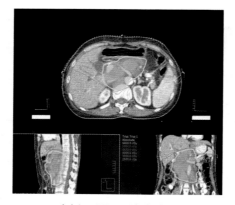

病例12图2　放疗计划

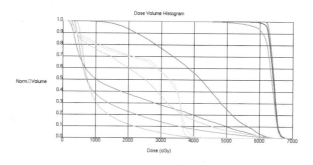

病例12图3　剂量曲线分布图

四、诊疗结局及随访

患者放疗结束后乏力较前减轻，无腹痛、腹胀，无腹泻，无恶心、呕吐，无腰背部疼痛。2015 年 3 月 13 日复查肺 CT 平扫检查未见明显异常。上腹部增强 CT 扫描是腹腔及腹膜后肿块较前无著变，考虑侵及胰头、胆总管（病例 12 图 4）。序贯给予卡培他滨单药化疗 4 个周期（1.5g 2 次 / 日，第 1~14 天）。

随访：2015 年 6 月 11 复查上腹部 CT 平扫（病例 12 图 5）：①胰周及腹主动脉旁见多个肿大淋巴结，部分相互融合，与邻近血管、胰腺界限不清，最大肿块短径约为 1.3cm，肿块较前部分减小，考虑侵及胰头、胆总管；②左侧肾上腺区斑片影，待除外转移瘤。CA199 正常范围。患者拒绝进一步诊治，自行服用中药治疗。2015 年 10 月下旬再次出现皮肤黏膜黄染及腹胀，肝功能：总胆红素 161.9μmol/L，直接胆红素 114.6μmol/L，间接胆红素 47.3μmol/L，血清总蛋白测定（TP）51.3g/L，白蛋白（ALB）23.9g/L。CA199 ＞ 1200U/ml。腹部彩超提示大量腹腔积液。家属放弃治疗，于 2015 年 12 月 2 日死亡。

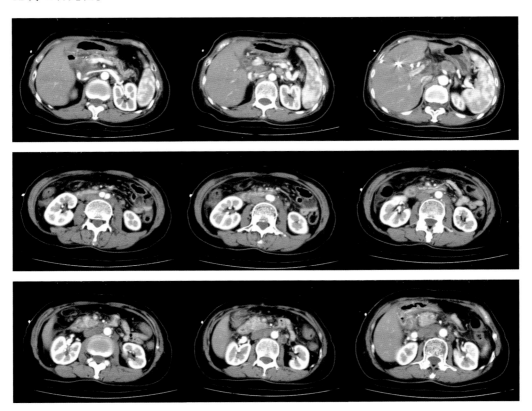

病例12图4　放疗结束CT

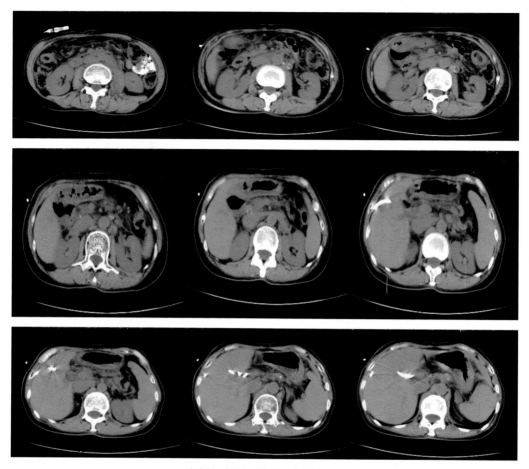

病例12图5　放疗4个月后CT

五、主要治疗经验

1. CA199 是筛查胰腺癌的重要肿瘤标志物，可通过腹部 CT、MRI 等影像学检查明确肿瘤分期。如果患者伴有黄疸，可行逆行性胆管造影（ERCP）或 MRCP 检查。

2. 大部分胰腺癌的患者就诊时肿瘤局部分期较晚，肿瘤与周围血管等重要结构关系密切，无法行手术治疗，可行局部放疗控制肿瘤病灶，减轻临床症状，延长生存期。

3. 当出现黄疸时，推荐在开始放疗前进行胆汁引流，包括胆肠吻合术、胆道支架、经皮肝穿刺胆汁体外引流术。

4. 由于起病隐匿，肿瘤长期消耗，多数胰腺癌的患者营养不良，在治疗前需纠正营养不良，如纠正贫血、低蛋白血症及水电解质紊乱。在治疗过程中建议全程给予静脉营养支持。

5. 治疗过程中密切监测患者放疗不良反应，及时对症处理。全部治疗结束后，需定期随诊。

六、相关知识点

1. **GTV 的确定**　胰腺癌放射治疗的主要适应证为局部晚期胰腺癌和拒绝手术或不能耐受手术治疗的可切除局限期胰腺癌。放疗靶区范围包括可见病灶、显微病灶及必要的边界外放。大体肿瘤体积（gross tumor volume，GTV）为临床检查或影像学检查所能确定的肿瘤范围，包括原发肿瘤和转移淋巴结。目前用于确定胰腺癌 GTV 的影像手段主要集中在 CT、MRI 和 PET-CT 这 3 种成像技术。以增强 CT 图像为基础制定的放疗计划在临床实践中已经得到广泛应用。合适的扫描时相是获取高质量胰腺双期增强扫描图像的关键因素之一，注射对比剂后扫描太早胰腺强化不充分，太晚则胰腺强化程度会下降，其结果均不利于胰腺肿瘤的显影。有研究表明胰腺期多选在注射对比剂后 30 ~ 55 秒进行扫描；门静脉期多选在注射对比剂后 60 ~ 90 秒进行扫描。关于确定胰腺癌 GTV 最适宜的窗宽、窗位，牛佳牧等的研究结果认为正常胰腺在平扫时 CT 值为（51±4）HU、胰腺期为（119±17）HU、门静脉期为（99±16）HU，肿瘤组织在平扫时 CT 值为（46±3）HU、胰腺期为（51±18）HU、门静脉期为（61±12）HU，其密度差异在胰腺期肿瘤—胰腺为（66±28）HU、门静脉期为（37±24）HU。而相对于 MRI 图像，CT 图像对软组织的观察不具优势，MRI 能把肿瘤从周边软组织和血管中区别出来，能较好地区分肿瘤与受侵临近组织的交界面。因此，为了互补 CT 和 MRI 在影像学上各自的优缺点，有学者提倡运用 CT-MRI 图像融合技术来确定肿瘤靶区和正常组织器官。关于胰腺癌转移淋巴结的界定争议也较大，综合文献报道转移淋巴结有如下 CT 特征：①横轴面最大短轴径≥ 10mm；②蚕蚀状、囊状、边缘欠清晰；③部分或全部融合或呈串珠状排列，对血管产生压迫和肿块状增大；④密度较低、周边高密度中心低密度；⑤易出现坏死、增强扫描可均匀可不均匀。目前 CT 影像还难以发现正常大小淋巴结中存在的转移病灶。PET-CT 集解剖影像与生物功能成像于一体，PET-CT 图像融合运用于放疗计划时可以使靶区确定更加精确。Topkan 等对胰腺癌靶区确定的研究表明，采用 PET-CT 融合图像勾画 GTV 体积较 CT 图像增加 29.7%，PET-CT GTV 大于 CT GTV［（104.5±32.6）cm³ VS（92.5±32.3）cm³，$P = 0.009$］。PET-CT 运用于胰腺癌的靶区确定的最大意义在于补充 CT 图像无法发现的癌组织侵犯及淋巴结转移。

2. **CTV 的勾画**　临床靶区（clinical target volume，CTV）为 GTV 加一定的外扩范围以包括临床上可疑的但未被证实的累及结构。胰腺癌 CTV 是目前最受争议的问题，目前国内外对胰腺癌 CTV 的实际侵犯范围还没有相关文献报道，不同医学中心之间对胰腺癌 CTV 的勾画带有一定的盲目性和范围不一致性。Arvold 等的研究，通过数据转换和统计学处理，认为 CTV 的外扩边界：CTV 边界 = 19mm − 1/8 CT 大小（mm）；CTV 边界 = 19mm − 1/20 EUS 大小（mm）。该研究认为 CTV 的外扩范围与肿瘤大小有关，但是对 CTV 范围与胰腺癌不同病理类型、不同分化程度是否存在差异性并未做分层分析，其可信度值得进一步研究证实。

3. 胰腺癌放疗剂量模式的改变　放射治疗是胰腺癌的重要治疗手段，但由于胰腺周围临近对放射线敏感的胃肠道组织，放疗剂量难以提高，NCCN 指南推荐的是常规分次剂量的模式，即 1.8 ～ 2.0Gy/ 次，5 次 / 周，总剂量（45 ～ 54）Gy/（5 ～ 6）周，但胰腺病灶不能得到根治性的治疗结果。随着放疗技术发展，大幅度提高了放疗照射的准确性及精度，并且增强对肿瘤周围正常组织的保护功能，放疗剂量模式也发生变化。高剂量少分次放疗模式是发展方向。由于胰腺特殊的解剖位置，常伴有胆管或十二指肠受侵梗阻，高剂量少分次放疗模式的采用难道较大，极少患者可接受 50Gy/5 次或更高的根治性放疗剂量。丹麦的一项 Ⅱ 期研究报道采用 15Gy/3 次治疗模式治疗 22 例局部晚期胰腺癌，中位生存时间仅为 5.4 个月，1 年 OS 为 5%，79% 患者出现 2 级及以上不良反应，治疗后患者的体质状态、恶心及疼痛均较治疗前加重。Herman 等报道了一项多中心、前瞻性 Ⅱ 期研究，共收录 49 例局部晚期胰腺癌，采用 33Gy/5 次模式，放疗后吉西他滨维持治疗，1 年局部无进展率 78%，中位 OS 为 13.9 个月，1 年和 2 年总生存率分别为 59% 和 18%，≥ 2 级早期和晚期毒副反应分别为 2% 和 11%。Brunner 等汇总了 16 个胰腺癌高剂量少分次放疗临床试验结果，单次剂量 4 ～ 25Gy，1 ～ 12 次，中位 OS 为 11 个月。Lin 等回顾性分析高剂量少分次模式与常规剂量模式疗效差异，20 例患者总剂量 35 ～ 45Gy，7 ～ 9Gy/ 次，21 例接受调强放疗 45 ～ 50.4Gy，1.8 ～ 2Gy/ 次。结果显示采用高剂量少分次治疗模式比常规剂量模式能获得更高的局部无疾病进展生存（$P = 0.004$），中位生存时间分别为 20 个月和 13 个月。胰腺肿块与周围胃肠道关系密切，直接提高剂量会增加消化道反应，采取靶区内加量有助于肿瘤区高剂量照射。夏廷毅团队的研究结果显示在外靶区 50Gy、内靶区 70Gy 的基础上，效仿伽马刀剂量分布，靶区内部剂量逐渐加量至 100Gy，周围胃肠道、肝肾等危及器官的受照射剂量并未显著增加。目前对于胰腺癌放疗剂量分次模式尚无统一共识，总的原则是分次剂量提高，BED 值较常规剂量随之提高，能有效提高肿瘤局部控制率，但是否能转化成生存获益，与肿瘤分期、瘤体体积、胃肠距离及放疗技术、放射损伤的处理有关。

病例13　原发性肝癌射频消融术后复发放疗

一、病历摘要

患者男性，56岁，汉族，吉林省松原市人，因"肝癌射频消融术后5个月，发现腹腔淋巴结转移2周"于2016年8月23日10时10分由门诊入院。

病史：该患5个月于吉林市××医院体检，彩超提示肝脏占位，行PET-CT检查：肝 S_5 段改变，FDG代谢不高，考虑肝癌（高分化型），脾大，门脉高压。患者为进一步治疗就诊于××医院，行肝脏肿瘤微波治疗，过程顺利。患者定期复查未发现复发及转移。2周前患者出现肝区不适，复查甲胎蛋白（AFP）455.42ng/ml，行肝脏彩超提示肝V段异常信号影，符合肝癌介入术后改变，周围两处结节，考虑复发，肝硬化、脾大，门脉高压，胰头周围肿大淋巴结，考虑淋巴结转移。行PET-CT检查提示符合肝癌治疗后改变，肠系膜上静脉后方腹腔间隙内占位伴FDG代谢增高，考虑淋巴结转移。4天前患者自行口服索拉菲尼（多吉美）行靶向治疗。现患者为进一步治疗入院。患者自发病以来，精神食欲可，大小便正常。近期体重无明显变化。患者慢性乙型病毒性肝炎病及肝硬化病史7年，口服恩替卡韦行抗病毒治疗至今。糖尿病史10余年，现行胰岛素降糖治疗，血糖基本维持正常。无高血压、冠心病病史，否认结核、伤寒等传染病史，否认外伤史，无药物过敏史，否认肿瘤家族史。

入院查体：T：36.0℃，P：80次/分，R：19次/分，BP：120/80mmHg，H：174cm，W：74kg，BS：1.88m^2，KPS：90分，NRS：0分。中年男性，发育正常，营养良好，表情自如，自主体位，神清语明，查体合作。全身皮肤正常，无黄染，无瘀斑，全身浅表淋巴结未触及肿大。头颅正常，无畸形，毛发分布均匀，双侧眼睑无水肿，巩膜无黄染，眼结膜无苍白，双侧瞳孔等大等圆，对光反射灵敏。双耳郭未见异常，外耳道未见异常分泌物，鼻外形未见异常，通气良好，无异常分泌物，鼻窦无压痛，口唇红润，牙龈无出血，伸舌居中，咽部无充血水肿，双侧扁桃体无肿大。颈软、无抵抗，气管居中，无颈静脉怒张及颈动脉异常搏动。胸廓两侧对称无畸形，呼吸运动两侧对称，无胸膜摩擦感，两侧语颤正常，两肺叩诊清音，双肺呼吸音清，无异常呼吸音，未闻及干湿啰音。心前区无隆起，心尖冲动有力，心界不大，心率80次/分，律齐，心音有力，未闻及病理性杂音。腹平坦，未见胃肠型，未见蠕动波，腹部静脉无怒张。全腹无压痛及反跳痛，未见扪及明显包块，Murphy氏征阴性，肝肋下未及，脾未触及。

移动性浊音阴性。肝及双肾区无叩击痛。肠鸣音 4 次/分，未闻及气过水声。脊柱、四肢无畸形，活动自如。腹壁反射、角膜反射存在，Babinski 征阴性。

实验室及辅助检查：PET-CT 检查（2016 年 3 月 4 日吉林市 ×× 医院）：肝 S_5 段改变，FDG 代谢不高，考虑肝癌（高分化型），脾大，门脉高压。肝脏彩超（2016 年 8 月 9 日吉林市 ×× 医院）提示肝 V 段异常信号影，符合肝癌介入术后改变，周围两处结节，考虑复发，肝硬化，脾大，门脉高压，胰头周围肿大淋巴结，考虑淋巴结转移。PET-CT 检查（2016 年 8 月 12 日吉林市 ×× 医院）提示符合肝癌治疗后改变，肠系膜上静脉后方腹腔间隙内占位伴 FDG 代谢增高，考虑淋巴结转移。血糖 7.03mmol/L，略升高；血脂：三酰甘油 1.89mmol/L，升高；AFP：775.29ng/ml，明显升高。

入院诊断：①原发性肝癌射频消融术后复发（$RT_2N_1M_0$ Ⅲ C 期）；②腹腔淋巴结转移；③慢性乙型病毒性肝炎；④肝硬化；⑤ 2 型糖尿病；⑥高脂血症。

二、查房记录

（一）第一次查房

住院医师：患者中年男性，既往体健，因"肝脏射频消融术后 5 个月，发现腹腔淋巴结转移 2 周"入院。该患者 2016 年 3 月 4 日于 ×× 医院体检，彩超提示肝脏占位，行 PET-CT 检查：肝 S_5 段改变，FDG 代谢不高，考虑肝癌（高分化型）。遂就诊于 ×× 医院，行肝脏肿瘤微波治疗。2016 年 8 月 16 日复查 PET-CT 检查提示符合肝癌治疗后改变，肠系膜上静脉后方腹腔间隙内占位伴 FDG 代谢增高，考虑淋巴结转移。2016 年 8 月 19 日患者已口服索拉菲尼（多吉美）行靶向治疗。查体未见明显阳性体征。目前患者略有上腹部不适。血常规：白细胞计数 3.5×10^9/L，红细胞计数 4.99×10^{12}/L，血红蛋白 156.4g/L，血小板计数 76×10^9/L，血小板下降，考虑为脾功能亢进所致，给予重组人血小板生成素注射液（特比奥）皮下注射及氨肽素口服行升血小板治疗。AFP 775.29ng/ml，明显升高，提示病情进展。

主治医师：原发性肝癌是常见恶性肿瘤，由于起病隐匿，早期没有症状或症状不明显，进展迅速，确诊时大多数患者已经达到局部晚期或发生远处转移，治疗困难，预后很差。患者现略有上腹部不适，无其他肝癌症状。外院行 PET-CT 检查提示符合肝癌治疗后改变，肠系膜上静脉后方腹腔间隙内占位伴 FDG 代谢增高，考虑淋巴结转移。为进一步明确病变范围，有无肝脏内其他潜在小复发病灶，建议行肝脏增强磁共振检查。

主任医师：原发性肝癌的诊断标准：①病理学诊断标准：肝脏占位病变或肝外转移病灶活检或手术切除组织标本，经病理组织学和（或）细胞学检查诊断为肝癌，此为金标准；②临床诊断标准：一般认为主要取决于 3 大因素，即慢性肝病背景、影像学检查结果及血清 AFP 水平。从患者目前的各项影像学检查、AFP 及慢性乙肝病史来看，患者原发性肝癌射频消融术后复发的临床诊断是成立的。但仍需要进一步明确患者肝内是否存在其他潜在小转移病灶，肝脏增强磁共振在确定肝内潜在小转移病灶有重要价值，尤其是在拟行放疗的肝癌患者确定放疗靶区有着特殊的地位。因患者已有腹膜后淋巴结转移，不适合手术治疗，放疗为首选。进一步完善相关检查，如肝内病灶局限，且无放疗禁忌证，建议行复发病灶姑息性放疗。

（二）第二次查房

住院医师：患者症状、体征同前无明显变化。我院 2016 年 8 月 25 日行肝脏增强磁共振（病例 13 图 1）：肝 V 段片异常信号，符合射频消融后改变，病灶边缘小结节，考虑复发。腹膜后淋巴结转移，脾略大。以往原发性肝癌的放射治疗由于受到肝脏放射耐受性差的限制，应用较少，近年来随着放疗技术的发展，对肝癌病灶做三维适形或调强放疗已成可能，此方法克服了肝脏放疗耐受性差的障碍，可以提高肿瘤局部的照射剂量，原发性肝癌放射治疗的疗效有了明显提高。该患者可行肝癌复发病灶及腹膜后转移淋巴结姑息性放疗。

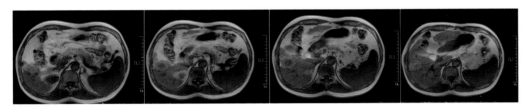

病例13图1 放疗前肝脏增强磁共振

主治医师：根据第一次查房布置情况，各项工作均已就绪，交代病情后，患者及家属表示理解。与患者家属沟通后，向患者及家属充分交代病情及放疗可能并发症，取得理解合作，并签署知情同意书。安排肝癌复发病灶及腹膜后转移淋巴结姑息性放疗，具体放疗方案：以肝癌复发病灶及腹膜后转移淋巴结为靶区，放射源：6MV-X 线，放疗方式：VMAT（IGRT），单次量：2.0Gy，计划 33 次。

主任医师：患者原发性肝癌射频消融术后复发（$RT_2N_1M_0$ ⅣA 期），诊断明确。需要注意的是，放疗期间密切观察放疗不良反应，定期检测血常规、肝肾功能，及时对症处理。

三、治疗经过

2016 年 8 月 29 日开始行肝脏复发病灶及腹腔转移淋巴结姑息性放疗，并多吉美靶向治疗及对症治疗，以肝癌复发病灶及腹膜后转移淋巴结为靶区，行精确放疗，2.0Gy/ 次，计划 30 次。完成放疗组织剂量 DT：60.0Gy/（30 次·40 天）（病例 13 图 2 至病例 13 图 4）。

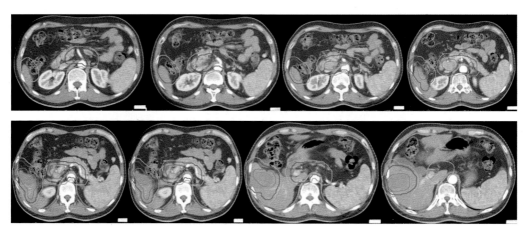

病例13图2　轴位层面图像

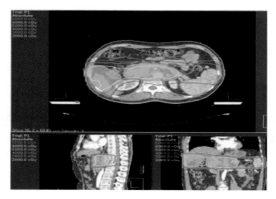

病例13图3　冠状、矢状层面图像

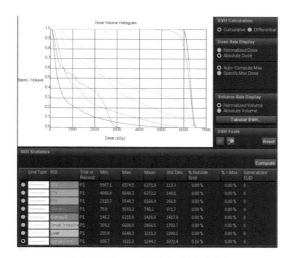

病例13图4　剂量曲线分布图

2016 年 10 月 9 日复查肝脏增强磁共振提示病灶无明显活性，原病灶边缘小结节，较前基本消失，腹膜后淋巴结转移，较前 T₂WI 信号减低并弥散受限改善，提示好转（病例 13 图 5）；AFP：34.78ng/ml，明显下降，提示病情好转。

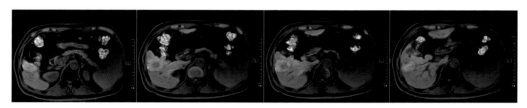

病例13图5　放疗后肝脏增强磁共振

四、诊疗结局及随访

患者放疗后上腹部不适消失，无恶心、呕吐，无腹痛、腹胀，无肝区疼痛。

随访：2016 年 11 月 8 日复查 AFP：8.57ng/ml，复查肝脏磁共振（病例 13 图 6）：肝脏大小形态尚可，边缘欠光滑，肝门、肝裂略增宽，肝 V 段可见团块状异常信号影，大小约 4.8cm×4.7cm，T₁WI 呈稍高信号，T₂WI 呈稍低信号，其内信号欠均匀。肝内另可见多个点状长 T₁ 长 T₂ 信号影，大小约 0.3cm×0.9cm。高压注射液静脉注射 GD-DTPA 15ml，T₁WI/FS 三期扫描：肝 V 段异常信号影于各期均未见强化，肝内点状异常信号影未见强化。胰头周围结节影轻度强化。提示肝 V 段异常信号，符合肝癌介入治疗后改变，病灶凝固坏死显著，与 2016 年 8 月 9 日片比较，病灶周边异常结节及胰头周围淋巴结未见显示。疗效评价：CR。

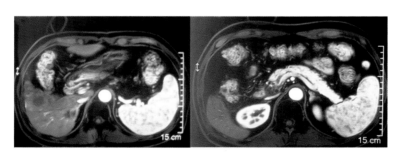

病例13图6　随访肝脏增强磁共振

五、主要治疗经验

1. 患者入院后完善各项检查，结合彩超、PET-CT、MRI 检查确定病变位置及范围，如有条件可使用 MRI 或 PET-CT 定位。

2. 应注意射频消融周围复发病灶，容易遗漏，应将肝内复发病灶及腹腔淋巴结病灶纳入放疗靶区。

3. 继续使用索拉菲尼（多吉美）行靶向治疗。

4. 治疗过程中密切监测患者放疗及靶向治疗的不良反应，及时对症处理。全部治疗结束后，需要定期随诊。

六、相关知识点

1. 肝脏增强磁共振　使用普美显造影剂能有效检测出肝内小转移病灶，有利于靶区的勾画。

2. 放疗联合索拉菲尼（多吉美）靶向治疗　索拉菲尼具有直接抑制肿瘤增生和阻断肿瘤新生血管形成的双重抗肿瘤作用，可用于不能手术或有远处转移的肝细胞癌。在欧美人群（SHARP 试验）和东方人群中（Orient 试验）进行的与安慰剂对照的两项 Ⅲ 期临床试验均证明了索拉菲尼可延长晚期肝细胞癌患者的生存。索拉菲尼联合其他手段治疗晚期肝细胞癌是否进一步提高疗效目前仍在研究之中。

3. 肝癌的放疗剂量　临床研究证明原发性肝癌放射治疗的疗效与放疗剂量有关，存在明显的剂量效应关系。Park 等对 158 例原发性肝癌做适形放疗，总的有效率 67.1%，照射剂量 < 40Gy、40 ~ 50Gy 和 > 50Gy 的有效率分别 29.2%、68.6% 和 77.1%。Seoug 等于 2003 年进一步报告照射剂量 > 50Gy、40 ~ 50Gy 和 < 40Gy 的 5 年生存率为 6.4%、3.8% 和 0%；中位生存期为 13 个月、8 个月和 6 个月，有显著差异。Takayama 等对 31 例原发性肝癌做适形放疗，生物等效剂量 ≥ 60Gy 时，有效率为 71.4%，< 60Gy 时为 45.5%，有显著差异。上述资料都表明原发性肝癌作放疗时，在不增加肝脏放射性损伤的前提下，提高肿瘤的剂量是提高放射治疗疗效的重要因素。

4. 部分肝脏照射的耐受量　目前已知部分肝脏时影响放射诱发的肝病发生率的主要因素有：无肿瘤肝脏照射的体积、肝硬化的严重程度及放疗和化疗的综合治疗。预测放射诱发的肝病发生率指标主要有：①无肿瘤肝组织体积超过 $1000cm^3$ 者 V50% 的大小；②肝照射的平均剂量：肝平均剂量的阈值为 30Gy，照射剂量低于 30Gy 未见有放射诱发肝病的发生；肝原发肿瘤患者产生 5% 放射诱发肝病的肝平均剂量为 32Gy（1.5Gy，给 2 次 / 日的等效剂量）；产生 50% 放射诱发肝病的平均剂量为 39.8Gy。

病例14 局部晚期胰腺癌同步放化疗

一、病历摘要

患者男性，60岁，吉林省吉林市人，因"上腹背部疼痛伴乏力8个月，胰腺占位伴梗阻性黄疸胆肠吻合术后1个月"，于2016年8月3日11时入我科。

病史：患者8个月前无明显诱因出现腹背部发作样隐痛，休息可缓解，后疼痛加重，严重时影响睡眠。2个月前出现皮肤及巩膜黄染，继而出现白便。于2016年6月16日在我院肝胆外科行肝胆脾胰CT，见胰头占位性病变，肝内外胆管及胰管扩张，诊断：胰腺癌伴梗阻性黄疸。于2016年6月21日行超声引导下胆囊穿刺引流术，术后皮肤巩膜黄染、白便消失。后于2016年6月30日行胆囊切除术，胆肠吻合术。外科术中评估胰腺肿瘤包绕血管，与周围组织粘连重，不宜手术，遂行穿刺，病理为中－低分化腺癌。于2016年8月3日入我科。目前进食少，睡眠因疼痛稍差，大小便正常，乏力，体重较半年前减轻约10kg。30年前因咳嗽，咳痰带血确诊结核，行抗结核治疗后痊愈；30年前因胃溃疡穿孔行胃大部切除术；20年前因肠梗阻行部分肠管切除。吸烟史40年，每天30支；饮酒史3年，每天1两。无高血压、冠心病、糖尿病病史，无高血脂病史，否认肝炎、结核、伤寒等传染病史，否认外伤史，无药物过敏史，否认肿瘤家族史。

入院查体：T：36.5℃，P：72次/分，R：19次/分，BP：140/90mmHg，H：163cm，W：64kg，BS：1.67m^2，KPS：90分，NRS：0分。老年男性，体型偏瘦，发育正常，营养一般，正常面容，神志清醒，精神好。自主体位，查体合作。全身皮肤正常，无黄染，无瘀斑，全身浅表淋巴结未触及肿大。头颅正常，无畸形，毛发分布均匀，双侧眼睑无水肿，巩膜无黄染，眼结膜无苍白，双侧瞳孔等大等圆，对光反射灵敏。双耳郭未见异常，外耳道未见异常分泌物，鼻外形未见异常，通气良好，无异常分泌物，鼻窦无压痛，口唇红润，牙龈无出血，伸舌居中，咽部无充血水肿，双侧扁桃体无肿大。颈软，无抵抗，气管居中，颈静脉怒张，未见颈动脉异常搏动。胸廓两侧对称无畸形，呼吸运动双侧对称，无胸膜摩擦感，双侧语颤正常，两肺叩诊清音，双侧呼吸音清，异常呼吸音，未闻及干湿啰音。心前区无隆起，心尖冲动有力，心界不大，心率72次/分，律齐，心音有力，未闻及病理性杂音。腹平坦，未见胃肠型，未见蠕动波及腹壁静脉无怒张。腹部正中可见两处纵行20cm术痕，上腹部压痛明显，无反跳痛，未扪及明显包块。Murphy氏征阴性，肝肋下未及，脾未触及。移动性浊音阴性。肝及双肾区叩痛。肠鸣音 4 次 / 分，未闻及气过水声。肛门指诊及外生殖器未见异常。脊柱、四肢无畸形，活动自如。腹壁反射、角膜反射存在，Babinski 征阴性。

实验室与辅助检查：肝胆脾胰多排 CT 平扫＋三期增强（2016 年 6 月 16 日本院）：肝影不大，表面光滑，各叶段比例协调，肝门肝裂不宽，肝内未见异常密度影。肝内胆管扩张，胆囊体积略大，壁不厚，腔内未见异常密度影，胆总管及胰管扩张，走行至胰头截断，胰头形态饱满，见团块状低强化影，大小约 2.8cm×3.0cm，病变与邻近结构分界尚清。脾脏形态、密度未见明确异常。所示腹腔及腹膜后未见明显肿大淋巴结影。右上腹前壁局部皮肤凹陷，并见瘢痕影，胃呈术后改变，胃肠吻合口未见增厚及异常强化。2016 年 7 月 1 日胰腺穿刺病理（病理号：577988A）：中 - 低分化腺癌。

入院诊断：①胰腺癌（$cT_4N_0M_0$，Ⅲ 期，AJCC 2010 年第七版）；②胆肠吻合术后。

二、查房记录

（一）第一次查房

住院医师：患者为老年男性，30 年前因咳嗽，咳痰带血确诊结核，行抗结核治疗后痊愈；30 年前因胃溃疡穿孔行胃大部切除术；20 年前因肠梗阻行部分肠管切除。吸烟 40 年，每天 30 支；饮酒史 3 年，每天 1 两。患者于 2016 年 6 月 16 日在我院行肝胆脾胰多排 CT 平扫＋三期增强：肝内胆管扩张，胆囊体积略大，胆总管及胰管扩张，走行至胰头截断，胰头形态饱满，见团块状低强化影，大小约 2.8cm×3.0cm，病变与邻近结构分界尚清。细胞角蛋白 19 片段 5.59ng/ml，糖链抗原 242 39.90U/ml，糖链抗原 199 146.08U/ml，红细胞计数 $3.12×10^{12}$/L，血红蛋白 98g/L，血小板计数 $100×10^9$/L，清蛋白 37.1g/L，直接胆红素 11.1μmol/L，尿素氮 8.12mmol/L，钙 2.08mmol/L。心电图：窦性心律不齐，偶发期前收缩。

主治医师：患者有病理证实为胰腺癌，因病变与腹腔血管粘连较重，为局部晚期胰腺癌，外科评估无法手术，应进行放疗，建议行放疗前讨论。患者心律不齐，偶发期前收缩，无症状，观察。

主任医师：结合病史、查体、辅助检查，患者诊断为胰腺癌、胆肠吻合术后，无须鉴别。胰腺癌预后差，早期难以发现，大多数患者发现时已经晚期，早期可手术者，治疗可选择手术结合新辅助或辅助化疗。不可切除的局部晚期患者，可选择局部放疗，在身体条件允许情况下联合化疗。本例患者因病变与周围血管关系紧密，不能手术，指示进行放疗，KPS 评分达 90 分，同步化疗。

（二）第二次查房

住院医师：患者症状、体征同前无明显变化。今日在我科行 CT 模拟定位，仰卧位，B 枕，双 10，双 C 双手抱肘置额前，体部热塑罩固定。扫描范围：横膈至髂上棘。

增强扫描，过程顺利，定位 CT 下见胰腺头部见团块状软组织密度影，最大层面大小约 4.36cm×3.53cm，其内密度不均，不均匀性强化，病变包绕腹主动脉，脾动静脉。勾画上述病灶为 GTV。适当外扩形成 pGTV。DT 50Gy/2.5Gy/20F，ARC 技术，X 射线。

主治医师：根据定位 CT 所示患者为 T_4 期胰腺癌，勾画胰头病灶为 GTV，适当外扩形成 pGTV。DT 50Gy/2.5Gy/20F，ARC 技术，X 射线。根据第一次查房布置情况，各项工作均已就绪，交代病情后，患者及家属表示理解。向患者及家属充分交代病情及放化疗可能出现的并发症，取得理解合作，并签署知情同意书。安排行同步放化疗，具体化疗方案为：替吉奥 60mg/ 次，2 次 / 日口服（第 1~14 天、21 天方案）。

主任医师：结合病史、查体、辅助检查，患者诊断为胰腺癌 T_4 期，诊断明确，无须鉴别。患者一般状况尚可，给予同步放化疗。放化疗期间密切观察放化疗不良反应，定期检测血常规、肝肾功能等重要指标，及时对症处理。

三、治疗经过

2016 年 8 月 8 日开始行同步放化疗（病例 14 图 1 至病例 14 图 4）。

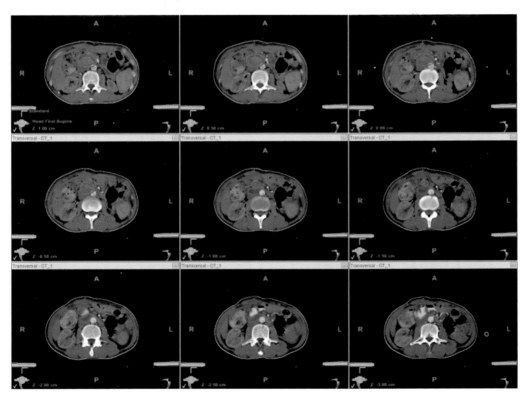

病例14图1　一阶段放疗计划（矢状面）

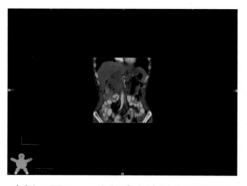 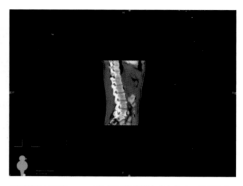

病例14图2　一阶段放疗计划（冠状面）　　病例14图3　一阶段放疗计划（矢状面）

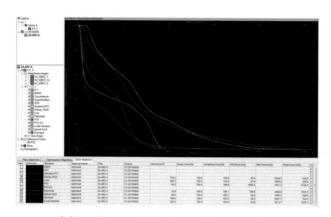

病例14图4　一阶段放疗剂量曲线分布图

四、诊疗结局及随访

患者放化疗后腹痛消失，但有轻度腹部不适，患者每日排便 1 ~ 2 次，便不成形，轻度乏力不影响生活。疗效评价：PR。2016 年 10 月 25 日复查腹部 CT 示：胰腺头部占位性病变，考虑胰腺癌，较前片（2016 年 7 月 12 日）病变大小变化不明显，累及胆总管、十二指肠降段及肝总动脉，继发肝内胆管略扩张、肝左叶肝内胆管走行区少量积气。

五、主要治疗经验

1. 患者入院后完善各项检查，结合腹部三期增强 CT 等多种技术手段确定胰腺癌病变位置及侵及范围。

2. 联合替吉奥的同步放化疗方案在胰腺癌患者中可安全、有效地使用，长期结果有待随访。

3. 治疗过程中密切监测患者放化疗不良反应，及时对症处理。全部治疗结束后，需定期随诊。

六、相关知识点

1. 多模态影像确定 GTV　增强 CT 扫描能较好地显示胰腺肿物的大小、部位、形态、内部结构与周围结构的关系，是分期的首选手段。胰腺癌最常见的转移部位是肝脏，MRI 图像在判断肝脏转移方面有优势，有助于判断肿瘤转移情况。另外，当有些病变难以定性时，在 CT 检查的基础上加做 MRI 检查，可以补充 CT 影像的不足。PET-CT 作为一种功能影像检查，可判断肿瘤代谢情况，较 CT 能更好地判断肿瘤恶性程度及肿瘤转移情况。

2. 胰腺癌癌的同步放化疗　同步放化疗是治疗局部晚期胰腺癌的常规方案，1981 年美国胃肠肿瘤研究组（GITSG）报道的一项Ⅲ期随机对照试验奠定了同步放化疗治疗胰腺癌的地位。该试验中 194 例局部晚期胰腺癌患者被随机分入单独放疗组（60Gy）、放疗同步氟尿嘧啶化疗组（60Gy/40Gy）。结果发现同步放化疗组的点生存期（OS）更长（9.7 个月 /9.3 个月 VS 5.3 个月，$P < 0.01$）。近几年的Ⅲ临床试验多是围绕同步放化疗与单独化疗的对比。法国消化肿瘤联盟及肿瘤放射治疗学会（FFCD/SFRO）的研究结果显示，联合放化疗的远期生存率低于单独化疗，由于没有显示放疗能带来生存受益，在中期分析时就关闭了该临床试验，分析原因可能是该研究采用较大照射剂量（60Gy），同时对预防区域淋巴结进行了照射，并且使用氟尿嘧啶＋顺铂这样的非标准方案，导致毒副反应掩盖了放疗带来的生存获益。美国东部肿瘤协作组（ECOG）4201 临床试验中比较单药健泽化疗与健泽同步放疗联合巩固化疗预后的情况，发现同步治疗组的中位生存时间较单药化疗明显延长（11.1 个月 VS 9.2 个月，$P = 0.017$），而且同步治疗组拥有更好的局部稳定率（SD）（68% VS 35%），局部进展的患者比例少（6% VS 16%）。只是由于入组困难提前终止试验，降低了该试验的统计学强度。美国国立综合癌症网络（NCCN）指南建议局部晚期胰腺癌患者接受同步放化疗，或采用单药化疗或多种化疗药物联合的方式，但考虑到放疗带来的肿瘤局部控制及止痛效果，我国《胰腺癌综合诊治中国专家共识（2014 年版）》认为同步放化疗是局部晚期胰腺癌的标准治疗手段。

3. 胰腺癌的靶区　对于不可切除者，靶区勾画包括肿瘤区（GTV）、临床靶区（CTV）、计划靶区（PTV）以及危及器官（OAR）。GTV 为原发肿瘤和转移的淋巴结，CTV 则为 GTV 外放 5mm，高剂量放疗不建议包括淋巴引流区，PTV 为考虑体内脏器移动及摆位误差在 CTV 外放一定范围。

4. 胰腺癌的照射剂量　在《胰腺癌综合诊治中国专家共识（2014 年版）》放疗部分中已经明确指出采用现代放疗技术治疗局限性胰腺癌可获得长期生存，而且共识强调了，近期的研究支持对拒绝进行手术治疗或因医学原因不能耐受手术治疗的可手术切除局限期胰腺癌，和因肿瘤侵犯或包绕大血管而病灶直径 ≤ 3cm 的局限性胰腺癌进行放疗。但令人遗憾的是共识并没有给出这部分患者采用根治性放疗具体的方法和剂量模式。对于 Ⅰ ~ Ⅲ 期的胰腺癌患者，如采用现代放疗技术实施高剂量少分次放疗或立体定向放疗，需采用调强放疗（IMRT）、Tomotherapy 以及包括伽马刀和 Cyberknife 的 SBRT 技术。为确保正常组织剂量容积在限定受照范围内，胃十二指肠放疗容积剂量控制在 1cc ≤ 55Gy，伽马刀以 50% 等剂量线（Isodose line）作为处方剂量，3 ~ 5Gy/ 次，计划靶区（PTV）边缘总剂量 40 ~ 51Gy，利用 Tomotherapy 的剂量分布特点，按照靶区内部同步推量（SIB）方式，给予 PTV、临床靶区（CTV）和肿瘤区（GTV）分别 50Gy、60Gy 和 70Gy，共 15 ~ 20 次。美国国家综合癌症（NCCN）指南推荐常规剂量分割模式为 45 ~ 54Gy，分次剂量为 1.8 ~ 2.5Gy。

病例15　阴茎癌放疗

一、病历摘要

患者男性，60岁，汉族，吉林吉长春市人，因"阴茎癌术后8个月余，左侧腹股沟淋巴结转移术后10天"于2016年3月16日8时57分入院。

病史：8个月余前因"阴茎溃疡3个月加重1周"就诊于××医院泌尿外科，行活检示：龟头及包皮内板浸润性鳞状细胞癌（高分化）。2015年6月24日，全麻下行阴茎部分切除术，术后病理回报：阴茎浸润性鳞状细胞癌（高分化），侵及海绵体，肿瘤体积4.0cm×2.7cm×2.0cm，脉管可见癌浸润，神经未见明确癌浸润，尿道未见癌浸润。皮肤切缘、尿道切缘及海绵体切缘均未见癌。10天前复查腹股沟彩超示：右侧腹股沟区见多个椭圆形低回声，较大的大小1.6cm×0.6cm，皮髓质界限尚清。左侧腹股沟区见一低回声肿块，大小1.8cm×1.9cm，边界不清，形态不规则，未见淋巴结结构，见点状血流信号，周围见多个椭圆形低回声，较大的1.8cm×0.7cm，皮髓质界限尚清。2016年3月4日，于××医院泌尿外科全麻下行左侧腹股沟肿物切除术，术后病理：纤维脂肪组织内可见鳞状细胞癌浸润并见淋巴结1枚可见鳞状细胞癌转移。现术后10天，门诊收入院。目前患者无不适，饮食睡眠良好，大小便正常，体重无明显变化。无高血压、冠心病、糖尿病病史，无高血脂病史，否认肝炎、结核、伤寒等传染病史，否认外伤史，无药物过敏史，否认肿瘤家族史。

入院查体：T：36.5℃，P：72次/分，R：18次/分，BP：120/80mmHg，H：170cm，W：65kg，BS：1.75m²，KPS：90分，NRS：0分。男性，发育正常，营养中等，正常面容，正力型，神志清醒，精神好。自主体位，查体合作。全身皮肤无黄染，无瘀斑，左侧腹股沟区见长约5cm术痕，皮下触及一大小约1.5cm肿物，质硬、固定，无压痛。头颅正常，无畸形，毛发分布均匀，双侧眼睑无水肿，巩膜无黄染，眼结膜无苍白，双侧瞳孔等大等圆，对光反射灵敏。双耳郭未见异常，外耳道未见异常分泌物，鼻外形未见异常，通气良好，无异常分泌物，鼻窦无压痛，口唇红润，牙龈无出血，伸舌居中，咽部无充血水肿，双侧扁桃体无肿大。颈软，无抵抗，气管居中，颈静脉怒张，未见颈动脉异常搏动。胸廓两侧对称无畸形，呼吸运动双侧对称，无胸膜摩擦感，双侧语颤正常，两肺叩诊清音，双侧呼吸音清，异常呼吸音，未闻及干湿啰音。心前区无隆起，心尖冲动有力，心界不大，心率72次/分，律齐，心音有力，未闻及病理性杂音。腹平坦，未见胃肠型，未见蠕动波，腹壁静脉无怒张。全腹无压痛及反跳痛，未扪及明显包块。Murphy 氏征阴性，肝肋下未及，脾未触及。移动性浊音阴性。肝及双肾区叩痛。肠鸣音 4 次 / 分，未闻及气过水声。肛门指诊未见异常，阴茎前段术后阙如，残存 4.0cm。脊柱、四肢无畸形，活动自如。腹壁反射、角膜反射存在，Babinski 征阴性。

实验室与辅助检查：阴茎溃疡活检病理（×× 医院 2015 年 6 月 16 日）：龟头及包皮内板，浸润性鳞状细胞癌，高分化。盆腔 CT（×× 医院 2015 年 6 月 23 日）：膀胱充盈欠佳，壁不厚，腔内未见明显异常密度影。前列腺体积略大，其内见多个结节状钙化密度影，大小 0.2 ~ 0.4cm。阴茎末端体积饱满，密度不均，局部并见局限性气体密度影。前列腺增生伴钙化，阴茎末端改变，请结合临床进一步检查。肺 CT（×× 医院 2015 年 6 月 23 日）：胸廓对称，气管、纵隔居中，双肺各叶、段支气管开口通畅，气管腔内见少许分泌物潴留。右肺上叶见少许斑片状及索条状高密度影，边缘模糊。双肺上叶见局限性类圆形低密度影。纵隔内未见明显肿大淋巴结影。心影不大，胸主动脉壁见少许钙化影。右侧第 2 肋骨见斑片状高密度影。肝内见类圆形模糊低密度影，大小约 1.3cm。①右肺上叶少许炎症及炎性索条；②双肺上叶肺气肿；③胸主动脉硬化；④右侧第 2 肋骨高密度影，请结合临床进一步检查；⑤肝脏低密度影，建议进一步检查。术后病理（×× 医院 2015 年 6 月 27 日）：阴茎浸润性鳞状细胞癌，高分化，侵及海绵体，肿瘤体积 4.0cm×2.7cm×2.0cm，脉管可见癌浸润，神经未见明确癌浸润，尿道未见癌浸润。皮肤切缘、尿道切缘及海绵体切缘均未见癌。

术后病理（×× 医院 2016 年 3 月 8 日）：纤维脂肪组织内可见鳞状细胞癌浸润并见淋巴结 1 枚可见鳞状细胞癌转移。

入院诊断：②阴茎鳞癌术后（pT$_2$N$_0$M$_0$）；②左侧腹股沟淋巴结转移术后。

二、查房记录

（一）第一次查房

住院医师：患者中年男性，既往体健，因"阴茎癌术后 8 个月余，左侧腹股沟淋巴结转移术后 10 天"入院。患者 8 个月余前，因阴茎溃疡 3 个月加重 1 周就诊于 ×× 医院泌尿外科。行活检示：龟头及包皮内板，浸润性鳞状细胞癌，高分化。2015 年 6 月 24 日，全麻下行阴茎部分切除术，术后病理回报：阴茎浸润性鳞状细胞癌，高分化，侵及海绵体，肿瘤体积 4.0cm×2.7cm×2.0cm，脉管可见癌浸润，神经未见明确癌浸润，尿道未见癌浸润。皮肤切缘、尿道切缘及海绵体切缘均未见癌。10 天前，复查腹股沟彩超：右侧腹股沟区见多个椭圆形低回声，较大的大小 1.6cm×0.6cm，皮髓质界限尚清。左侧腹股沟区见一低回声肿块，大小 1.8cm×1.9cm，边界不清，形态不规则，未见淋巴结门结构，见点状血流信号，周围见多个椭圆形低回声，较大的大小1.8cm×0.7cm，皮髓质界限尚清。2016年3月4日，于××医院泌尿外科全麻下行左侧腹股沟肿物切除术，术后病理：纤维脂肪组织内可见鳞状细胞癌浸润，并见淋巴结1枚，可见鳞状细胞癌转移。术后10天，门诊收入院。

主治医师：该患者主因阴茎癌术后8个月余，左侧腹股沟淋巴结转移术后10天入院，无不适症状。结合病史查体及辅助检查，该患者明确诊断为阴茎鳞癌术后（$pT_2N_0M_0$），左侧腹股沟淋巴结转移术后，无须鉴别。患者阴茎癌术后，结合术后病理，分期为$T_2N_0M_0$，术后切缘阴性，且病理为高分化鳞癌，故未给予术后放疗。现左侧腹股沟淋巴结转移已行手术治疗，区域淋巴结复发的概率高，按治疗原则应行术后放疗。

教授：该患者诊断明确，阴茎癌通常为分化好的鳞状细胞癌，该患者为早期的高分化鳞癌，发生腹股沟淋巴结转移的风险较低，因行腹股沟淋巴引流区放疗，可导致下肢水肿，故不行放疗。患者腹股沟淋巴结转移，可行腹股沟淋巴结清扫术，或行转移淋巴结切除术＋术后预防放疗。该患者阴茎癌术后，发生腹股沟淋巴结转移，已行手术治疗，应行术后放疗。

（二）第二次查房

住院医师：患者中年男性，既往体健，因"阴茎癌术后8个月余，左侧腹股沟淋巴结转移术后10天"入院。患者阴茎癌术后，发生左侧腹股沟淋巴结转移，已行手术切除。入院后，行血常规、及肝肾功能检查，未见异常。行腹股沟彩超检查提示：双侧腹股沟区均可探及数枚淋巴结回声，左侧较大的2.3cm×0.7cm，右侧较大的0.8cm×0.4cm，以髓质回声为主。超声提示：右侧淋巴结可见，左侧腹股沟淋巴结肿大。

主治医师：该患者主因阴茎癌术后8个月余，左侧腹股沟淋巴结转移术后10天入院，无不适症状。结合病史查体及辅助检查，该患者明确诊断为阴茎鳞癌术后（$pT_2N_0M_0$），左侧腹股沟淋巴结转移术后，无须鉴别。该患者近期腹股沟彩超可探及多个肿大淋巴结，左侧较大，但内部血流不明显，且病灶长径较大，建议选取较大淋巴结穿刺活检，明确性质，若为转移淋巴结可给予局部放疗。

主任医师：该患者明确诊断为阴茎鳞癌术后（$pT_2N_0M_0$），左侧腹股沟淋巴结转移术后。阴茎癌通常为分化好的鳞状细胞癌，该患者为早期的高分化鳞癌，发生腹股沟淋巴结转移的风险较低，因行腹股沟淋巴引流区放疗，可导致下肢水肿，故早期患者可不行预防性放疗。该患者术后1年左右出现腹股沟淋巴结转移，根据NCCN指南可选择行腹股沟淋巴结清扫术或行转移淋巴结切除术＋术后预防放疗。该患者阴茎癌术后发生腹股沟淋巴结转移，已行手术治疗，入院后双侧腹股沟多发肿大淋巴结，左侧较大，患者拒绝行穿刺活检，不除外淋巴结转移，应行术后放疗，重点关注左侧肿大淋巴结。结合此次腹股沟淋巴结彩超结果及定位 CT 图像，靶区包括双侧腹股沟淋巴引流区，局部瘤床区给予加量放疗。

三、治疗经过

2016 年 3 月 21 日至 4 月 27 日，行术后放疗，靶区剂量：患侧腹股沟瘤床区 64.4Gy/28F，双侧腹股沟淋巴引流区 50.4Gy/28F，放疗期间，发生 I 度放射性皮肤反应，给予比亚芬外用，放疗按计划完成（病例 15 图 1 至病例 15 图 3）。放疗期间未发生下肢水肿。2016 年 6 月 1 日至 9 月 5 日，行多西他赛＋洛铂方案化疗 5 个疗程。

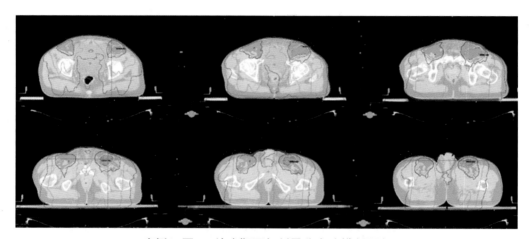

病例15图1　放疗靶区与剂量分布（横断面）

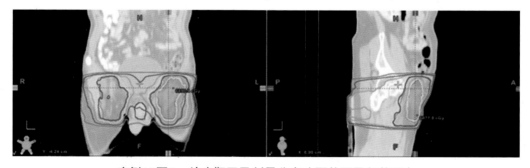

病例15图2　放疗靶区及剂量分布（冠状面及矢状面）

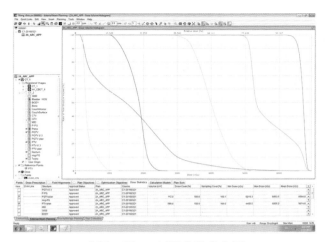

病例15图3　剂量曲线分布图

四、诊疗结局及随访

患者放化疗结束后复查，左侧腹股沟肿大淋巴结较治疗前明显缩小，其余未见复发或转移，左下肢轻度水肿（病例15图4）。

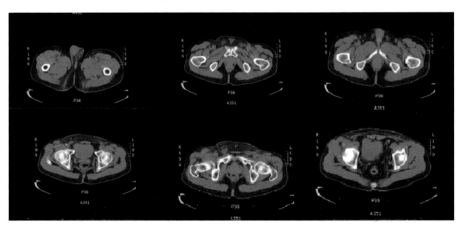

病例15图4　末次化疗后3个月复查CT

五、主要治疗经验

1. 患者入院后完善各项检查，血常规、肝肾功能无放化疗禁忌，再开始放化疗。

2. 该患者为早期的高分化鳞癌，发生腹股沟淋巴结转移的风险较低，且术后预防放疗可导致下肢水肿，术后切缘阴性，故未行腹股沟区预防放疗。但发生腹股沟淋巴结转移后，行手术切除，同侧区域淋巴结复发、对侧腹股沟淋巴结转移的概率高，故给予术后放疗及化疗。

3. 该患者放疗靶区包括双侧腹股沟淋巴引流区。

4. 治疗过程中密切监测患者放化疗不良反应，及时对症处理。全部治疗结束后，需定期随诊。

六、相关知识点

1. 阴茎癌的治疗原则　阴茎癌治疗方法主要有手术、放射治疗、激光治疗和化疗。治疗方法的选择取决于原发肿瘤侵犯范围和淋巴结转移情况。原发肿瘤的处理主要和肿瘤的大小、侵犯深度、肿瘤分级有关。对于肿瘤较小，分期早和高分化的原发肿瘤可采取保留阴茎治疗。病变较晚的肿瘤需采用阴茎部分或阴茎全部切除。对腹股沟淋巴结有明确转移的患者，必须行腹股沟淋巴结清扫术。一般来说，$pT_{2\sim4}$ 和分化差的阴茎癌，腹股沟亚临床转移达 66% ~ 83%，腹股沟清扫可能改善生存率。

2. 阴茎癌的手术治疗

（1）原发灶处理：阴茎癌手术治疗方式取决于病变的范围和程度，包括包皮环切、局部切除、阴茎部分切除和根治性阴茎切除。理想的手术应该是切除病变的同时保留排尿功能。阴茎癌部分切除术后复发大部分在术后 12 ~ 18 个月。局部复发应考虑进一步手术挽救治疗。尿道复发时生长迅速，容易侵犯阴茎海绵体，手术应切除整个尿道和可能受侵的区域。

（2）区域淋巴结处理：腹股沟淋巴结阳性时，必须做淋巴结清扫，文献报道淋巴结清扫 5 年生存率为 20% ~ 50%，也有报道说明，腹股沟转移淋巴结切除联合术后放疗是一种有效的治疗手段，生存率与腹股沟淋巴结清扫术的结果相似，但减少了清扫术的并发症。但腹股沟淋巴结阴性时，是否需要做淋巴结清扫仍存在争议。分化好，肿瘤局限于龟头或 T_1/ 腹股沟淋巴结阴性，这些患者淋巴结亚临床转移发生率低。如果患者服从随诊和容易随诊，可考虑临床观察，在腹股沟淋巴结复发时再做腹股沟淋巴结清扫。分化差、病变范围广泛，但腹股沟淋巴结临床阴性时，处理仍存争议。预防性淋巴结清扫的缺点在于手术的并发症高，30% 的患者将发生较严重的并发症，如皮瓣坏死、伤口不愈合、淋巴囊肿和持续性下肢水肿。目前大部分癌症中心建议在下列情况下做淋巴结清扫：$pT_{2\sim4}$ 或分化差的阴茎癌。

（3）并发症：阴茎部分或全部切除可引起较严重的心理和生理功能障碍。阴茎癌切除术后患者的生活质量明显下降，特别是性功能障碍，并存在较严重的社会心理障碍和抑制。腹股沟淋巴结清扫术后皮瓣坏死、感染、下肢水肿等并发症发生率可达 50%。

3. 阴茎癌放射治疗　是保留器官和功能的重要治疗手段，对于年轻的、仅于龟头部有很小病变的、精力充沛的男性患者尤为重要，早期阴茎癌放射治疗可以根治，对经选择的患者90%以上经放疗可保留性功能，一般55%～86%的患者可以保留器官，局部控制在60%～90%。对晚期阴茎癌放疗起姑息性或减轻症状的作用。

阴茎癌患者受侵区域淋巴结的放疗，可以使部分患者的病灶得到永久的控制或治愈。在Staubitz的经典病例报道中，13例证实有区域淋巴结受侵的患者经淋巴结放疗后5例（38%）生存5年。中国医学科学院肿瘤医院寿建忠报告有淋巴结转移的患者经腹股沟淋巴结切除结合术后放疗5年生存率为37.5%，而单纯放疗的13例患者预后较差，5年生存只有1/13。

腹股沟预防性放疗的资料极少，有报道认为50Gy预防照射能控制90%以上的亚临床转移灶，但病例数较少。临床上，一般不做腹股沟淋巴结的预防照射，因腹股沟预防照射可以引起下肢水肿等并发症。

阴茎癌的放疗剂量：大多数治疗中心采用单剂量2.5～3.5Gy，总剂量50～55Gy的治疗方案。若临床检查和影像学检查均未发现大体可见的肿大淋巴结，则这些淋巴引流区的剂量可控制在50Gy。若患者有可触及的肿大淋巴结，剂量应在70～75Gy（单次1.8～2.0Gy），建议50Gy后缩野。

4. 阴茎癌的化疗　化疗在阴茎癌治疗中的作用评价较难，大部分研究病例较少，病例选择和病变程度不同，化疗剂量和化疗方案均有变化。由于多数病变为鳞癌，因此以铂类为基础的化疗方案可望产生疗效，故选择较多，顺铂单药有效率为15%～23%。

5. 阴茎癌的预后　中国医学科学院肿瘤医院单纯放疗阴茎癌患者的5年和10年生存率为65%和59%，5年和10年的无瘤生存率分别为61%和54%，$T_{1～2}N_0$早期阴茎癌单纯放射治疗的5年生存率和无瘤生存率分别为100%和95%，生存质量良好，生存5年以上的29例患者全部保留了阴茎，有性生活。原发灶的范围，淋巴结状况是阴茎癌最重要的预后因素。区域淋巴结未受侵预示能够长期生存（85%～90%）或治愈；腹股沟淋巴结受侵的患者预后不良，仅有40%～50%能长期生存；盆腔淋巴结受侵提示预后很差，仅有20%以下的患者能够存活。

病例16 右侧输尿管恶性肿瘤术后放疗

一、病历摘要

患者男性，59岁，汉族，辽宁省鞍山市人，因"右侧输尿管恶性肿瘤术后2周"于2016年11月14日11时37分由门诊入院。

病史：该患因"间断性无痛肉眼血尿1个月"于2016年10月2日入我院泌尿外科。行泌尿系CT示：考虑右侧输尿管占位性病变伴右肾积水，下腔静脉旁淋巴结肿大，建议进一步检查。膀胱右侧壁局部似增厚，请结合临床。左侧肾上腺内侧支增粗，请结合临床。根据检查结果及症状，临床诊断明确为右侧输尿管肿瘤。于2016年10月16日在全麻下行"右侧输尿管肿瘤肿瘤根治术"。术后病理示：右侧输尿管：高级别尿路上皮癌，侵及输尿管肌层，向上侵及肾盂黏膜下组织，脉管内可见癌栓，输尿管断端、肾门血管及肾周脂肪未见癌，右肾门淋巴结（13/17）见有癌转移。现患者术后2周，为行进一步治疗入我科。病程中无头晕、头痛，无发热、盗汗，无乏力、心悸、无咳嗽、咳痰，无恶心、呕吐，无尿频、尿急、尿痛及排尿困难，无腹痛、腹泻及便秘，饮食及睡眠尚可，体重无明显变化。KPS评分：90分。

入院查体：T：36.2℃，P：72次/分，R：16次/分，BP：120/80mmHg。一般状态尚可，发育正常，营养一般，表情自如，神志清楚，语言流利，自主体位，查体合作。全身皮肤黏膜无黄染，无皮疹及皮下出血。头型如常，发黑，分布均匀，眼睑无水肿，结膜无苍白，巩膜无黄染，角膜无浑浊，双侧瞳孔等大同圆，对光反射存在。耳郭无畸形，外耳道无分泌物，乳突无压痛。鼻型如常，鼻中隔无偏曲，鼻道无异常分泌物，鼻旁窦区无压痛。口唇无发绀，咽部无充血，牙龈无肿胀，牙列齐伸舌居中，扁桃体无肿大。颈部对称，未见颈静脉怒张及颈动脉异常搏动，气管居中，甲状腺不大，未闻及血管杂音。胸廓对称，双侧呼吸动度及语颤均等，无明显增强或减弱，双肺叩诊清音，肺肝界为于右侧锁骨中线第6肋间，双肺呼吸音清，未闻及干湿啰音及胸膜摩擦音。心前区无隆起，心尖冲动位于左侧第5肋间锁骨中线内0.5cm，心率72次/分，心音有力节律规整，各瓣膜听诊区未闻及病理性杂音，未闻及心包摩擦音。腹部平坦，未见胃型、肠型及蠕动波，无压痛、反跳痛，肠鸣音无亢进，4次/分。脊柱呈生理弯曲，各棘突无压痛及叩击痛。四肢关节无红肿畸形，活动自如。双侧跟膝腱反射存在，Babinski征未引出。

实验室与辅助检查：2016年10月16日术后病理示：右侧输尿管：高级别尿路上皮癌，侵及输尿管肌层，向上侵及肾盂黏膜下组织，脉管内可见癌栓，输尿管断端、肾门血管及肾周脂肪未见癌，右肾门淋巴结（13/17）见有癌转移；超声检查示：右肾切除术后。左肾轮廓清晰，冠切左肾：9.8cm×4.7cm，左肾实质、集合系统及血流未见异常。左侧输尿管未见扩张。膀胱充盈佳，其内未见异常回声。排尿前膀胱大小8.2cm×5.7cm×8.7cm，排尿后膀胱大小7.7cm×2.5cm×5.0cm。前列腺3.9cm×3.2cm，轮廓尚清，其内探及斑片样强回声。

入院诊断：右侧输尿管恶性肿瘤术后2周。

二、查房记录

（一）第一次查房

住院医师：因"间断性无痛肉眼血尿1个月"于2016年10月2日入我院泌尿外科，行泌尿系CT示：考虑右侧输尿管占位性病变伴右肾积水，下腔静脉旁淋巴结肿大，建议进一步检查。膀胱右侧壁局部似增厚，请结合临床。左侧肾上腺内侧支增粗，请结合临床。根据检查结果及症状，临床诊断明确为右侧输尿管肿瘤。于2016年10月16日在全麻下行"右侧输尿管肿瘤根治术"。

主治医师：该患者主因间断性无痛肉眼血尿1个月入院，为进一步明确病变范围、淋巴结情况及有无放化疗禁忌证，建议行CT、彩超。

主任医师：根据患者病史、查体及辅助检查，该患者可明确诊断为输尿管恶性肿瘤术后。此次入院可行术后放化疗提高控制率，改善生存期。与患者及家属交代病情、治疗方案及可能的不良反应，表示知情理解同意目前治疗方案，做各项检查排除放化疗禁忌证。

（二）第二次查房

住院医师：患者症状、体征同前无明显变化。2016年10月16日术后病理示：右侧输尿管：高级别尿路上皮癌，侵及输尿管肌层，向上侵及肾盂黏膜下组织，脉管内可见癌栓，输尿管断端、肾门血管及肾周脂肪未见癌，右肾门淋巴结（13/17）见有癌转移；超声检查示：右肾切除术后。左肾轮廓清晰，冠切左肾：9.8cm×4.7cm，左肾实质、集合系统及血流未见异常。左侧输尿管未见扩张。膀胱充盈佳，其内未见异常回声。排尿前膀胱大小8.2cm×5.7cm×8.7cm，排尿后膀胱大小7.7cm×2.5cm×5.0cm。前列腺3.9cm×3.2cm，轮廓尚清，其内探及斑片样强回声。

主治医师：根据第一次查房布置情况，各项工作均已就绪，交代病情后，患者及家属表示理解。向患者及家属充分交代病情及放化疗可能出现的并发症，取得理解合作，并签署知情同意书。安排行同步放化疗，具体化疗方案为：紫杉醇200mg第1天，卡铂 40ml 第 2 天。以右侧输尿管原发肿瘤和淋巴结转移区为靶区，行精确放疗，1.8Gy/次，计划 25 次。

  主任医师：根据患者病史、查体及辅助检查，该患者可明确诊断为输尿管恶性肿瘤术后。此次入院可行术后放化疗提高控制率，改善生存期。与患者及家属交代病情、治疗方案及可能出现的不良反应，表示知情理解同意目前治疗方案，做各项检查排除放化疗禁忌证。

三、治疗经过

  2016 年 11 月 20 日开始行同步放化疗，具体化疗方案为：紫杉醇 200mg 第 1 天，卡铂 400mg 第 2 天。以右侧输尿管原发肿瘤和淋巴结转移区为靶区，行精确放疗，1.8Gy/ 次，计划 25 次（病例 16 图 1 至病例 16 图 5 ）。

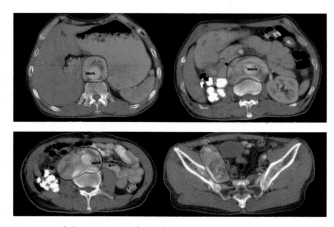

病例16图1　放疗计划与靶区（横断面）

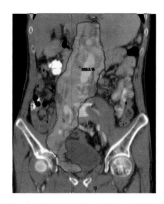

病例16图2　放疗计划与靶区（冠状面）

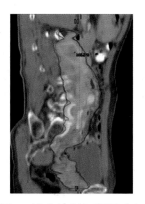

病例16图3　放疗计划与靶区（矢状面）

95%等剂量线为处方剂量包绕PTV。以总量45Gy评价。膀胱V45为5.68%，平均受量2152cGy；直肠V40为2.13%，平均受量2058cGy；肝V40为1.41%，平均受量764cGy；脊髓最大受量2832cGy。

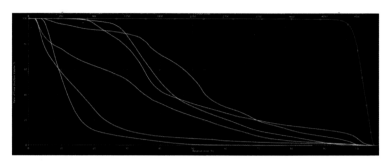

病例16图4 剂量曲线分布图

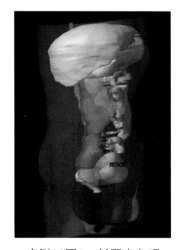

病例16图5 射野方向观

四、诊疗结局及随访

患者放化疗结束后诉上腹部不适，持续打嗝、嗳气，无吞咽疼痛，无进食饮水呛咳，无胸背部疼痛，对症治疗后好转，复查钡餐示病灶消失，疗效评价：CR。2016年3月14日复查胸部、上腹部CT示：①胸上段食管癌治疗后，纵隔小淋巴结；②双肺炎症（考虑为Ⅰ级急性放射性肺损伤）；③肝囊肿。颈部、腹部超声示：肝囊肿、甲状腺结节。CT疗效评价：CR。根据食管癌多中心Ⅲ期临床研究要求，同步放化疗后序贯单药替吉奥60mg 2次/日，第1~14天，每3周为1个周期，共2个周期化疗。序贯化疗期间患者胃肠道反应为Ⅰ度，骨髓抑制Ⅰ度。

随访：2016 年 6 月 8 日复查胸部、上腹部 CT 示：①胸上段食管癌治疗后，纵隔小淋巴结，均较前（2016 年 3 月 15 日）变化不著；②双肺炎症较前好转；③肝囊肿。钡餐示：结合临床：食管癌治疗后病变基本消失。

五、主要治疗经验

1. 患者入院后完善各项检查，结合盆腔 CT、泌尿系统超声等多种技术手段确定病灶情况、局部淋巴结转移情况以便明确靶区范围，同时进行全身其他系统检查以便明确是否出现远地转移。

2. 输尿管癌属于上尿路上皮癌的一种，其首选治疗方法仍为外科手术，切除范围根据肿瘤部位而定。根据术后是否存在高危复发风险而选择术后放疗，如手术病理淋巴结提示淋巴结转移、分化差、有脉管瘤栓、肿瘤浸透膀胱壁等。

3. 输尿管的区域淋巴结包括肾蒂淋巴结、腔静脉周围淋巴结、髂血管（髂总、髂内、髂外）淋巴结、输尿管周围淋巴结和盆腔淋巴结。该患者采用三维适形外照射放疗技术将高危淋巴引流区包括在靶区内。

4. 治疗过程中密切监测患者放化疗不良反应，及时对症处理。全部治疗结束后，需定期随诊。

六、相关知识点

肾盂输尿管癌大多为移行上皮癌，可发生在上尿路集合系统的任何部位，从肾盏到输尿管膀胱交界处。肿瘤多见于成人，很少发生在 40 岁以下者，男性是女性的 2 ～ 3 倍。病变常见多发，近半数的病例可伴发膀胱移行细胞癌。肾盂输尿管移行细胞癌是少见的泌尿系统肿瘤，仅占肾盂肿瘤的 7% 和肾上皮恶性肿瘤的 5%。多发年龄为 50 ～ 60 岁，男女比例为（2 ～ 3）：1。肾盂输尿管移行细胞癌为多中心肿瘤，超过 1/3 的肾盂输尿管移行细胞癌患者发展成膀胱癌。肾盂输尿管移行细胞上皮癌表现为多中心病程，可以表现为多节段性肿瘤。输尿管上皮癌好发于远端 1/3 输尿管。

肾盂的区域淋巴结包括肾蒂淋巴结、腔静脉周围淋巴结、腹主动脉旁淋巴结和腹膜后淋巴结。输尿管的区域淋巴结包括肾蒂淋巴结、腔静脉周围淋巴结、髂血管（髂总、髂内、髂外）淋巴结、输尿管周围淋巴结和盆腔淋巴结。肾盂输尿管的淋巴引流系统呈弥散和节段性，主要引流至肾门淋巴结、腹主动脉旁淋巴结、腔静脉旁淋巴结、髂总淋巴结、髂内或髂外淋巴结。

根治性手术切除是绝大部分肾盂输尿管移行细胞癌的首选治疗，由于肾盂输尿管癌的高局部复发率和远处转移率，应该对本病术后采取更积极的辅助治疗。对肿瘤细胞分化分级高（3 ～ 4 级）、临床分期晚（Ⅲ期、Ⅳ期）、区域淋巴结阳性或切缘阳性的患者，都应该进行术后辅助放疗和化疗，以期消灭瘤床和区域淋巴结内的潜在病灶，减少继发种植和转移，提高局部控制率和生存率。

肾盂输尿管癌的放射治疗不良反应及并发症与其他腹部盆腔肿瘤的放疗相似。不良反应包括患者出现恶心、呕吐、腹泻、腹部不适及阵发性痉挛。右侧尿路肿瘤患者放疗可能导致肝损伤。

对失去手术机会的局部晚期输尿管癌给予局部三维适形放射治疗，能明显缓解患者的临床症状，有效延长患者的生存期。

病例17 前列腺癌根治性放疗

一、病历摘要

患者男性，83岁，汉族，吉林省长春市人，因"尿频伴排尿困难半个月余，诊断前列腺癌半个月"于2014年6月16日10时由门诊入院。

病史：缘于半个月余前患者无明显诱因出现尿频、排尿困难、尿流缓慢，无尿流中断，尿急、尿痛等尿路刺激症状。2014年5月28日患者就诊于我院，行直肠指检提示前列腺轻度增大，两侧叶质硬，表面尚光滑，无触痛，肛门括约肌松弛。PSA 43.36ng/ml。前列腺磁共振平扫示前列腺大小约3.8cm×2.9cm，前列腺周围带信号减低，可见片状异常信号影，前列腺解剖包膜显示不清，双侧精囊对称。盆腔内未见明显肿大淋巴结。膀胱充盈良好，腔内可见结节样段 T_2 异常信号影，大小约0.3cm。行前列腺穿刺取病理示前列腺腺癌。行全身骨显像示相当于第4腰椎放射性增强，建议随诊。患者及家属不同意行手术治疗，给予戈舍瑞林及比卡鲁胺行内分泌治疗。现患者为放疗入住我科。患者自发病以来，精神食欲可，大小便正常。近期体重无明显变化。无高血压、糖尿病、冠心病病史，否认乙肝、结核、伤寒等传染病史，否认外伤史，无药物过敏史，否认肿瘤家族史。

入院查体：T：36.0℃，P：80次/分，R：18次/分，BP：120/80mmHg，H：160cm，W：50kg，BS：1.50m²，KPS：80分，NRS：0分。老年男性，发育正常，营养良好，表情自如，自主体位，神清语明，查体合作。全身皮肤正常，无黄染，无瘀斑，全身浅表淋巴结未触及肿大。头颅正常，无畸形，毛发分布均匀，双侧眼睑无水肿，巩膜无黄染，眼结膜无苍白，双侧瞳孔等大等圆，对光反射灵敏。双耳郭未见异常，外耳道未见异常分泌物，鼻外形未见异常，通气良好，无异常分泌物，鼻窦无压痛，口唇红润，牙龈无出血，伸舌居中，咽部无充血水肿，双侧扁桃体无肿大。颈软，无抵抗，气管居中，无颈静脉怒张及颈动脉异常搏动。胸廓两侧对称无畸形，呼吸运动两侧对称，无胸膜摩擦感，两侧语颤正常，两肺叩诊清音，双肺呼吸音清，无异常呼吸音，未闻及干湿啰音。心前区无隆起，心尖冲动有力，心界不大，心率80次/分，律齐，心音有力，未闻及病理性杂音。腹平坦，未见胃肠型，未见蠕动波，腹部静脉无怒张。全腹无压痛及反跳痛，未见扪及明显包块，Murphy氏征阴性，肝肋下未及，脾未触及。移动性浊音阴性。肝及双肾区无叩击痛。肠鸣音4次/分，未闻及气过水声。脊柱、四肢无畸形，活动自如。腹壁反射、角膜反射存在，Babinski 征阴性。

实验室及辅助检查：PSA 43.36ng/ml。前列腺磁共振平扫示前列腺大小约 3.8cm×2.9cm，前列腺周围带信号减低，可见片状异常信号影，前列腺解剖包膜显示不清，双侧精囊对称。盆腔内未见明显肿大淋巴结。膀胱充盈良好，腔内可见结节样段 T_2 异常信号影，大小约 0.3cm。行前列腺穿刺取病理示前列腺腺癌。行全身骨显像示相当于第 4 腰椎放射性增强，建议随诊。

入院诊断：①前列腺癌（$CT_3N_0M_0$，Ⅲ期，局限期高危组）；②膀胱尿潴留；③膀胱结石；④右肾轻度积水。

二、查房记录

（一）第一次查房

住院医师：患者老年男性，既往体健，因"尿频伴排尿困难半个月余，诊断前列腺癌半个月"入院。2014 年 5 月 28 日患者就诊于我院，行直肠指检提示前列腺轻度增大，两侧叶质硬，表面尚光滑。PSA 43.36ng/ml。前列腺磁共振平扫示前列腺大小约 3.8cm×2.9cm，前列腺周围带信号减低，可见片状异常信号影，前列腺解剖包膜显示不清。行前列腺穿刺取病理示前列腺腺癌。患者及家属不同意行手术治疗，给予戈舍瑞林及比卡鲁胺行内分泌治疗。患者为放疗入住我科。查体未见明显阳性体征。目前患者尿流缓慢，尿频、尿急、尿流中断。血常规：白细胞计数 $7.0×10^9$/L，红细胞计数 $4.18×10^{12}$/L，血红蛋白 133.8g/L，血小板计数 $184×10^9$/L，无异常。PSA：35.66ng/ml，升高，提示肿瘤负荷较高。彩超示双肾大小形态正常，皮髓质结构清晰，右肾集合系统略分离约 1.1cm，右输尿管上段内径 0.9cm，中段显示不清，左肾集合系统未见分离，左输尿管未见明显扩张。膀胱高度充盈，壁尚光滑，于后壁可见块状强回声，范围约 1.6cm×1.0cm，边界清，后方伴声影，部分达近尿道入口处，提示膀胱尿潴留，膀胱结石，右肾轻度积水。

主治医师：放射治疗是局限期和局部晚期的根治性治疗手段。适应证为临床 $T_{1\sim4}N_{0\sim1}M_0$ 期。近 10 年，通过三维适形放疗、调强适形放疗和质子治疗，提高了肿瘤照射剂量，肿瘤局部控制率和无病生存率提高，而正常组织毒副反应降低或无增加。放射治疗还要考虑照射靶区合和剂量，是否需要做盆腔照射，是否需合并激素治疗。患者因年龄大且体质较弱，不同意行手术治疗，患者已行戈舍瑞林及比卡鲁胺行内分泌治疗，可行前列腺癌根治性放疗。

主任医师：局部晚期前列腺癌应考虑放疗和激素综合治疗，多项随机和回顾性研究证明，综合治疗疗效优于单纯放疗，放疗加激素是局部晚期前列腺癌的标准治疗手段。该患者属于局限期高危组（T_3，Gleason 7～9 分，PSA：35.66ng/ml），应选用三维适形或调强适形放疗＋内分泌治疗（2～3年），拟给予患者行前列腺癌静态调强根治性放疗（病例17图1）。

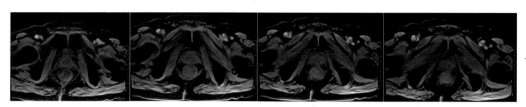

病例17图1　放疗前图片

（二）第二次查房

住院医师：患者症状、体征同前无明显变化。患者在定位1小时前饮1000ml水＋泛影葡胺20ml，以使小肠显影，并充盈膀胱。定位前排空直肠。俯卧于腹部平架上，双手上举抱肘置额前，用热塑成型体膜固定下腹。利于激光灯标记定位中心，进行模拟CT扫描，扫描范围为真骨盆上下5cm，层间距5mm。做放疗前准备工作。

主治医师：根据第一次查房布置情况，各项工作均已就绪，交代病情后，患者及家属表示理解。与患者家属沟通后，向患者及家属充分交代病情及放疗可能并发症，取得理解合作，并签署知情同意书。安排前列腺癌根治性放疗，具体放疗方案：放射源：6MV-X线，放疗方式：VMAT（IGRT），放射部位：PTV：前列腺、精囊腺、盆腔淋巴引流区，单次量：2Gy，PTV（前列腺、精囊腺）：70Gy，PTV（盆腔淋巴引流区）：50Gy。

主任医师：患者前列腺癌（$CT_3N_0M_0$，Ⅲ期，局限期高危组），膀胱尿潴留，膀胱结石，右肾轻度积水的临床诊断明确。需要注意的是，放疗期间密切观察放疗不良反应，定期检测血常规、肝肾功能，及时对症处置。

三、治疗经过

2016年6月18日开始行前列腺癌根治性放疗，并给予戈舍瑞林及比卡鲁胺行内分泌治疗，以前列腺、精囊腺、盆腔淋巴引流区为靶区，CTV包括前列腺及其包膜，该患为高危患者，CTV还需包括精囊，对于淋巴结转移可能＞15%，或者$T_{2C～4}$期并且Gleason评分≥6的局限期前列腺患者，CTV可以考虑包括盆腔淋巴结引流区（髂内、髂外和髂总），行精确放疗，2.0Gy/次，计划35次。完成放疗组织剂量DT：70.0Gy/（35次·47天）（病例17图2至病例17图4）。

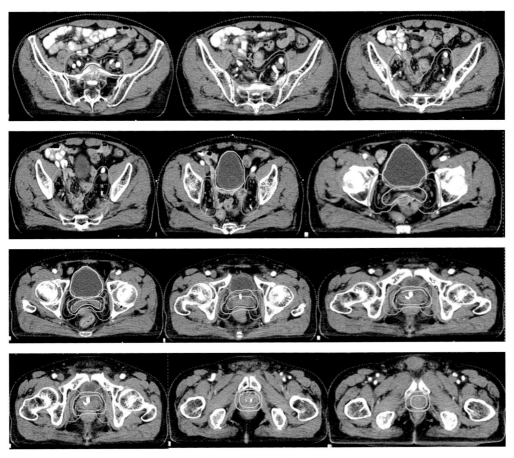

病例17图2　轴位层面图像

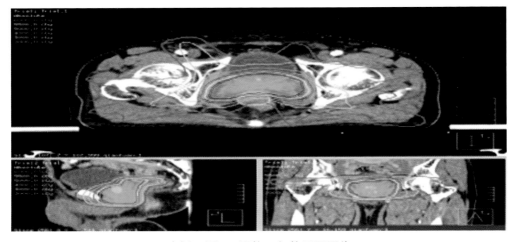

病例17图3　冠状、矢状层面图像

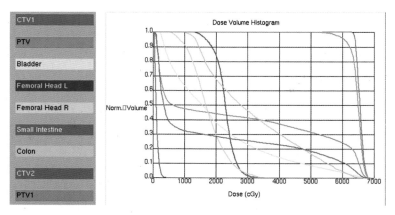

病例17图4　剂量曲线分布图

治疗过程中患者出现尿频、尿急、尿痛、排尿及排便困难、里急后重、黏液便等放射性膀胱炎及直肠炎症状，给予抗炎及对症治疗，上述症状缓解，放疗结束复查前列腺 MRI 提示病情较前有所缩小，PSA 降至正常，提示病情好转。放疗后复查盆腔磁共振（2014 年 8 月 19 日本院）：前列腺体积不大，横径约 3.7cm，T_2WI 上整体呈欠均匀略高信号，DWI 上整体呈稍高信号，前列腺真假包膜欠清晰，周围脂肪间隙及前列腺两侧静脉丛脂肪间隙清晰。提示：前列腺不大，信号欠均，符合治疗后改变。

四、诊疗结局及随访

患者放疗后排尿好转，尿频、尿急消失。患者继续行戈舍瑞林及比卡鲁胺行内分泌治疗。

随访：2015 年 5 月 10 日复查 AFP：0.00ng/ml，复查盆腔磁共振平扫＋增强：前列腺体积不大，横径约 3.5cm，两侧外周带 T_2WI 信号略减低，无局限性特征，前列腺整体 DWI 上未见明显高信号，增强后中央带早期见片状不均匀强化，延迟期呈持续强化。两侧精囊萎缩，T_2WI 信号减低，未见异常信号及强化。提示：前列腺体积缩小，未见确切异常信号，符合治疗后改变。疗效评价：CR。

五、主要治疗经验

1. 患者入院后完善各项检查，明确前列腺癌病理分级和 TNM 分期。

2. 应继续给予戈舍瑞林及比卡鲁胺行内分泌治疗 2 年。

3. CTV 包括前列腺及其包膜，如为中高危患者，CTV 还需包括精囊。

4. 治疗过程中密切监测患者放疗及内分泌治疗的不良反应，及时对症处理。全部治疗结束后，需要定期随诊。

六、相关知识点

1. 综合治疗和单纯放疗比较　近十多年来，全世界有 6 个大的随机研究比较局部晚期前列腺癌综合治疗和单纯放疗的疗效。这些研究显示，放疗联合新辅助或辅助内分泌治疗和单纯放疗相比，提高了无生化失败生存率、无病生存率和总生存率，降低了局部区域复发率和远处转移率。内分泌治疗应用新辅助治疗（放疗前）或辅助治疗（放疗中和放疗后）放射。RTOG86-10 和 RTOG9601 使用新辅助内分泌治疗，激素治疗始于放疗前 2 ~ 5 个月，共 3 ~ 6 个月，放疗结束时终止内分泌治疗。RTOG85-31、EORTC22863、瑞典 Umea 大学和 D Amico 等 4 项研究中始于内分泌辅助治疗，激素应用于放疗中或放疗后。

2. 局限期前列腺癌外照射的基本原则　①建议应用三维适形放疗或调强适形放疗技术；②低危患者适宜的照射剂量为 70 ~ 75Gy/35 ~ 41 次，包括或不包括精囊；③中危或高危患者的照射剂量提高至 75 ~ 80Gy，提高了局部控制率和无病生存率；④高危或更高危患者应考虑盆腔淋巴结照射，合并辅助内分泌和（或）新辅助内分泌治疗；⑤高剂量照射＞75Gy 时，建议应用图像引导放疗技术，如前列腺粒子标志、腹部超声定位、直肠充盈等，以减少 PTV 边界。

3. 前列腺癌病理分级和 TNM 分期　前列腺系统性穿刺活检是诊断前列腺癌最可靠的检查，通过穿刺活检可以明确前列腺病变的性质并进行前列腺的病理分级。前列腺的病理分级推荐使用 Gleason 评分系统。前列腺组织分为主要分级区和次要分级区，每区的 Gleason 分值为 1 ~ 5 分，Gleason 评分是把主要分级区和次要分级区的 Gleason 分值相加，形成癌组织分级常数。

前列腺癌 TNM 分期可以指导选择治疗方法和评价预后。通过直肠指检、CT、MRI、骨扫描及淋巴结切除来明确分期，推荐 2010 年 AJCC 的第七版 TNM 分期系统。① T 分期：表示原发肿瘤的局部情况，可通过直肠指检、MRI 和前列腺穿刺阳性活检数目和部位来确定，肿瘤病理分级和 PSA 可协助分期；② N 分期：表示淋巴结情况，只有通过淋巴结切除才能准确的了解淋巴结转移的情况。CT、MRI 可协助 N 分期。分期低于 T_2、PSA ＜ 20ng/ml 和 Gleason 评分 ≤ 6 的患者淋巴结转移的机会＜10%。N 分期的金标准是开放或腹腔淋巴结切除术；③ M 分期：主要针对骨转移，全身核素骨显像、MRI 检查是主要的检查方法。一旦前列腺癌诊断明确，建议进行全身核素骨显像检查。

4. 新辅助内分泌治疗　需持续 2 ~ 3 年时间。

病例18 肾移植术后肾盂输尿管尿路上皮癌放疗

一、病历摘要

患者女性，64岁，汉族，"左侧肾盂输尿管尿路上皮癌术后1个月余"于2016年1月13日10时入院。

病史：患者入院前1个月余即2015年12月因"间断性血尿、腰腹痛半年"就诊于我院。腹部CT提示双肾体积缩小，实质变薄，左侧肾盂肾盏及输尿管扩张，左侧输尿管中下段见团块状软组织密度影，大小约3.5cm×3.0cm，与邻近移植肾脏及血管、平滑肌分界欠清。左侧输尿管末端管壁增厚。左侧髂窝肾移植大小、形态未见明显异常。2015年12月3日行后腹腔镜下左侧输尿管上段切除术＋开放左输尿管中下段切除术，术中见左肾萎缩，输尿管局部粘连严重，分离极其困难，用手指可触及局部呈团块状，质地硬，与周围组织分界不清，范围约5cm×3cm，分离输尿管后切除左肾及全长输尿管。术后病理：（左侧肾及输尿管）肾盂肾盏浸润性乳头状尿路上皮癌，高级别，伴广泛腺性分化（95%）；2个灶，体积1.5cm×1.0cm×0.5cm及1.5cm×1.0cm×0.4cm；侵及上皮下结缔组织；脉管及神经未见癌浸润；未侵及肾实质；肾实质萎缩，纤维组织增生，肾小球硬化及散在钙化。中、下段输尿管浸润性乳头状尿路上皮癌，高级别，伴广泛腺性分化（80%）及鳞状分化（10%）；肿瘤多发，直径0.7～3cm；浸透输尿管全层，侵及周围脂肪组织；脉管可见癌浸润，神经未见明确癌浸润。上端输尿管未见癌浸润，输尿管及肾门血管切缘均未见癌浸润。pTN：T_3N_x。患者术后腰腹痛略减轻，未服用止疼药。患者于2016年1月9日复查腹部CT提示左侧髂血管旁软组织影，大小约5.3cm×3.5cm，与移植肾分界不清，门诊以"肾盂输尿管尿路上皮癌"收入院。患者自发病以来，精神食欲可，大小便正常，近期体重无明显变化。既往史：5年半前患者因慢性间质性肾炎肾功能不全在我院行左侧盆腔同种异体肾移植术，术后移植肾功能良好，移植服用免疫抑制药普乐可复。无高血压、冠心病、糖尿病病史，否认肝炎、结核等传染病史，否认外伤史，无药物过敏史，否认肿瘤家族史。

入院查体：T：36.8 ℃，P：75次/分，R：19次/分，BP：130/85mmHg，H：164cm，W：65kg，BS：1.69m^2，KPS：90分，NRS：1分。老年女性，发育正常，营养中等，慢性面容，正力型，神志清醒，精神可。自主体位，查体合作。全身皮肤正常，无黄染，无瘀斑，全身浅表淋巴结未触及肿大。头颅正常，无畸形，毛发分布均匀，双侧眼睑轻度水肿，巩膜无黄染，眼结膜无苍白，双侧瞳孔等大等圆，对光反射灵敏。双耳郭未见异常，外耳道未见异常分泌物，鼻外形未见异常，通气良好，无异常分泌物，鼻窦无压痛，口唇红润，牙龈无出血，伸舌居中，咽部无充血水肿，双侧扁桃体无肿大。颈软，无抵抗，气管居中，颈静脉怒张，未见颈动脉异常搏动。胸廓两侧对称无畸形，呼吸运动双侧对称，无胸膜摩擦感，双侧语颤正常，两肺叩诊清音，双侧呼吸音清，异常呼吸音，未闻及干湿啰音。心前区无隆起，心尖冲动有力，心界不大，心率75次/分，律齐，心音有力，未闻及病理性杂音。腹平坦，未见胃肠型，未见蠕动波，腹壁静脉无怒张。全腹无压痛及反跳痛，未扪及明显包块。Murphy 氏征阴性，肝肋下未及，脾未触及。移动性浊音阴性。肝及双肾区叩痛。肠鸣音4次/分，未闻及气过水声。肛门指诊及外生殖器未见异常。脊柱、四肢无畸形，活动自如。腹壁反射、角膜反射存在，Babinski 征阴性。

实验室与辅助检查：输尿管 CT（2015 年 11 月 30 日）：双肾体积缩小，实质变薄，双侧肾盏内见多发小结节状高密度影，大小 0.1 ~ 0.2cm，左侧肾盂肾盏及输尿管扩张，左侧输尿管中下段见团块状软组织密度影，大小约 3.5cm×3.0cm，CT 值约 37HU，周围脂肪间隙浑浊，与邻近移植肾脏及血管、平滑肌分界欠清。左侧输尿管末端管壁增厚。左侧髂窝肾移植大小、形态未见明显异常，周围见条片状影。术后病理（2015 年 12 月 8 日）：（左侧肾及输尿管）肾盂肾盏浸润性乳头状尿路上皮癌，高级别，伴广泛腺性分化（95%）；2 个灶，体积 1.5cm×1.0cm×0.5cm 及 1.5cm×1.0cm×0.4cm ；侵及上皮下结缔组织；脉管及神经未见癌浸润；未侵及肾实质；肾实质萎缩，纤维组织增生，肾小球硬化及散在钙化。中、下段输尿管浸润性乳头状尿路上皮癌，高级别；伴广泛腺性分化（80%）及鳞状分化（10%）；肿瘤多发，直径 0.7 ~ 3cm ；浸透输尿管全层，侵及周围脂肪组织；脉管可见癌浸润，神经未见明确癌浸润。上端输尿管未见癌浸润，输尿管及肾门血管切缘均未见癌浸润。pTNM ：T_3N_x。输尿管 CT（2016 年 1 月 9 日）：左下腹见移植肾影，肾周脂肪间隙浑浊，其输尿管壁厚。毛糙，走行入膀胱左侧壁，局部膀胱壁模糊。左侧髂血管旁见团块状软组织影，大小约 5.3cm×3.5cm，与左侧腰大肌、邻近髂血管、移植肾分界不清，盆腔脂肪间隙浑浊。膀胱充盈良好，壁不厚，其内未见异常密度。结论：左侧髂血管旁占位性病变，考虑肿瘤转移所致可能。

入院诊断：①左侧肾盂输尿管尿路上皮癌术后（$T_3N_xM_0$，2010 AJCC/UICC 第七版）左侧髂血管旁淋巴结转移；②肾移植术后。

二、查房记录

（一）第一次查房

住院医师：患者老年女性，5 年半前因慢性间质性肾炎肾功能不全在我院行左侧盆腔同种异体肾移植术，术后口服免疫抑制药普乐可复。此次因"左侧肾盂输尿管尿路上皮癌术后 1 个月余"入院。患者入院前 1 个月余因"间断性血尿、腰腹痛半年"诊于我院，腹部 CT 提示左侧输尿管中下段见团块状软组织密度影，行后腹腔镜下左侧输尿管上段切除术＋开放左输尿管中下段切除术，切除左肾及全长输尿管。术后病理：肾盂肾盏浸润性乳头状尿路上皮癌，高级别；中、下段输尿管浸润性乳头状尿路上皮癌，高级别；浸透输尿管全层，侵及周围脂肪组织，pTNM：T_3N_x。2016 年 1 月 9 日患者复查腹部 CT 提示左侧髂血管旁软组织影，大小约 5.3cm×3.5cm。血常规：白细胞计数 $9.26×10^9$/L，血红蛋白 112g/L，血小板计数 $252×10^9$/L。肾功能：尿素氮 4.2mmol/L，肌酐 57.4μmol/L。

主治医师：该患者术前主要因为血尿、腰腹部疼痛半年入院，行检测诊断为左侧输尿管占位，行手术治疗，术后病理提示中、下段输尿管浸润性乳头状尿路上皮癌，浸透输尿管全层，侵及周围脂肪组织，符合 2010 AJCC 第七版肾盂和输尿管癌分期中 T_3，患者术后复查腹部 CT 提示左侧髂血管旁软组织影，大小约 5.3cm×3.5cm，影像符合淋巴结转移，建议行 PET-CT 全身评估，患者因经济原因拒绝，完善相关检查明确有无远处转移可给予局部放疗以控制病情进展。

主任医师：结合病史、体征及辅助检查，患者"左侧肾盂输尿管癌尿路上皮癌术后、左侧髂血管旁淋巴结转移"诊断成立，需要进一步检查明确有无远处转移。肾移植术后由于免疫抑制药的长期使用，受者恶性肿瘤的发生率较正常人明显升高，继发恶性肿瘤是肾移植术后的一种严重的并发症。该患者既往因肾功能不全行肾移植，术后口服免疫抑制药，左侧肾盂输尿管尿路上皮癌的发生与其有一定相关性，近期复查腹部 CT 提示左侧髂血管旁淋巴结包绕肾动脉等血管，与移植肾分界不清，可请泌尿外科会诊看是否可手术切除？如无法切除，在完善相关检查无禁忌后可给予姑息放疗。

（二）第二次查房

住院医师：患者症状、体征同前无明显变化，完善检查无远处转移，泌尿外科会诊后暂不适合手术治疗。CT 定位提示左下腹可见移植肾影，肾周脂肪间隙浑浊，其输尿管壁厚，左侧髂血管旁可见团块状软组织密度影，与左侧腰大肌、邻近髂血管、移植肾分界不清。

主治医师：患者左侧肾盂输尿管癌术后左髂血管旁淋巴结转移诊断成立，2015 版 NCCN 指南中指出：对于中下段输尿管癌尿路上皮癌依旧以手术治疗为主，该患者已经行腹腔镜下左侧输尿管上段切除术＋开放左输尿管中下段切除术，术中未达到R0切除，目前对于术后非T$_1$的患者建议进行辅助化疗，但对于术后明确残存的患者治疗尚有争议，针对尿道和膀胱尿路上皮癌放疗的有效性，有部分报道可给予输尿管癌局部放疗，根据第一次查房布置情况，各项工作均已就绪，交代病情后，患者及家属表示理解同意放疗，拟给予左侧髂血管旁淋巴结姑息放疗，制订放疗计划时尽量保护移植肾脏。

主任医师：患者左侧肾盂输尿管癌术后、左侧髂血管旁淋巴结转移诊断明确。患者既往慢性间质性肾炎肾功能不全在我院行左盆腔同种异体肾移植术，现肾脏功能肌酐、尿素氮指标正常，全身评估无远处转移征象，目前左侧髂血管旁软组织影较大，患者因有肾移植病史拒绝化疗，故给予局部放疗，靶区包括左侧髂血管旁淋巴结，放疗时为保护移植肾脏免受照射技术选择适形放疗，放疗期间密切观察放疗不良反应，定期检测血常规、肝肾功能，及时对症处理。

三、治疗经过

2016年1月18日开始行放疗，3D-CRT技术，左侧髂血管旁淋巴结和左侧输尿管壁计划剂量60Gy，2Gy/次，计划30次。危及器官受量：移植肾平均剂量357.4cGy，最大剂量4184.4cGy，最小剂量82.9cGy，小肠平均剂量1847.0cGy，最大剂量6239.3cGy，最小剂量25.9cGy，膀胱平均剂量349.1cGy，最大剂量5782.9cGy，最小剂量43.7cGy。放疗期间出现Ⅰ度放射性肠炎，未出现骨髓抑制（病例18图1至病例18图4）。

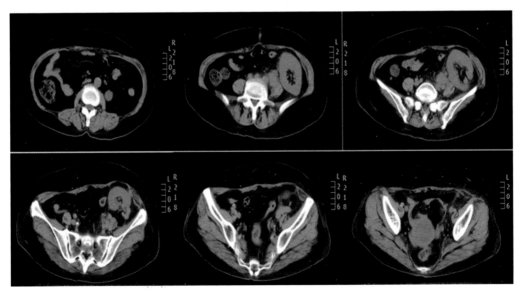

病例18图1　2015年11月30日术前输尿管CT

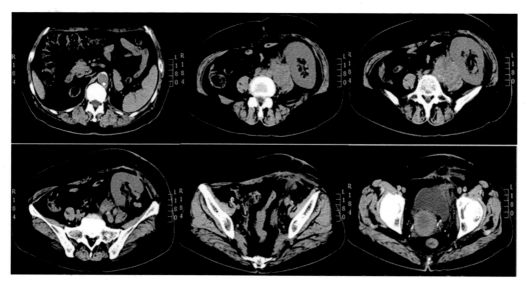

病例18图2　2016年1月9日放疗前腹部CT

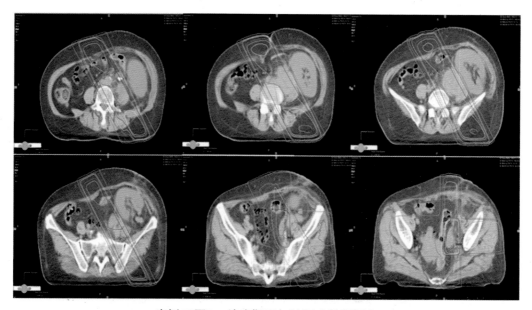

病例18图3　放疗靶区与计划（横断面）

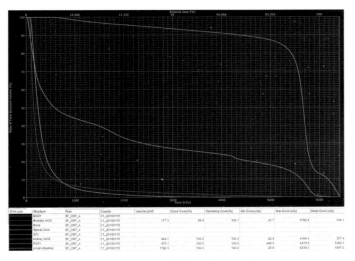

病例18图4　剂量曲线分布图

四、诊疗结局及随访

患者放疗期间腰腹痛减轻，放疗 20F 复查腹部 CT 提示左侧髂血管旁团块状软组织密度影，与左侧腰大肌、邻近髂血管、移植肾分界不清，与定位 CT 比较肿瘤缩小，疗效评价 PR（病例 18 图 5）。放疗后 1 个月复查腹部 CT 提示病情稳定，随访期 10 个月患者病情稳定（病例 18 图 6）。

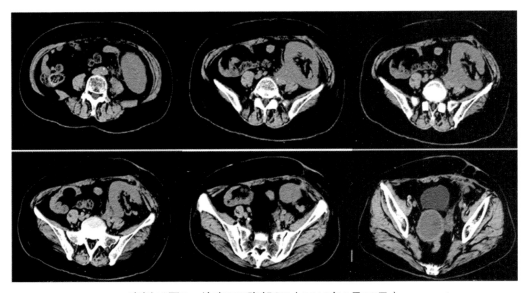

病例18图5　放疗20F腹部CT（2016年2月22日）

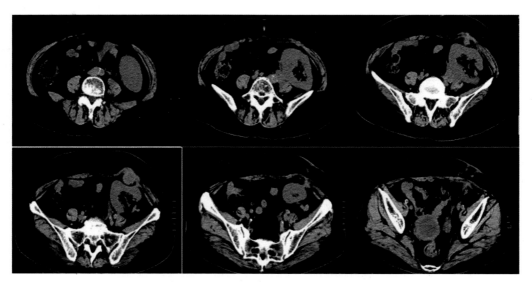

病例18图6   放疗1个月腹部CT（2016年3月31日）

五、主要治疗经验

1. 患者入院后完善各项检查，全面评估肿瘤情况，肾移植患者长期应用免疫抑制药，恶性肿瘤的发生率较正常人明显升高，随着肾移植患者长期存活的增加，移植后尿路上皮肿瘤发生率也相应增高。若出现无痛性肉眼血尿或反复泌尿系感染时应进行详细的检查，应警惕继发恶性肿瘤，争取早发现早治疗。

2. 患者肾移植术后5年半，左侧肾盂输尿管癌术后左侧髂血管旁淋巴结转移，与邻近腰大肌和移植肾分界不清，姑息放疗计划设计时应更加注意保护移植肾降低肾脏受量。容积弧形调强等精确放疗技术在临床上应用越来越广泛，为降低移植肾受量可适当选择三维适形放疗技术。

3. 对发生尿路上皮肿瘤的肾移植患者，减少免疫抑制药用量的方案有所不同，一般为原用量的 1/4 ~ 1/2，甚至停用免疫抑制药恢复透析。

4. 放疗过程中密切监测不良反应，定期复查肾功能等，规范治疗结束后需定期随诊。

六、相关知识点

1. 肾移植术后并发恶性肿瘤的原因与类型   肾移植术后肿瘤发生率明显高于正常人和尿毒症透析患者，免疫抑制药物的应用是重要原因。肾移植患者处于免疫抑制状态，尤其是细胞免疫功能被抑制，机体免疫监视功能低下不能及时清除癌变细胞导致肿瘤发生率增加。免疫抑制药的种类和剂量与肿瘤发生也有关系，免疫抑制作用越强，发生肿瘤的风险越高。国外文献报道肾移植后恶性肿瘤的发生率为4% ~ 18%，而国内文献的总结为0.56% ~ 4.2%。国内外继发恶性肿瘤类型也不相同，国外移植后最常见的恶性肿瘤为皮肤癌，其次为淋巴瘤和泌尿系统肿瘤，国内最常见的恶性肿瘤为泌尿系统肿瘤。这种现象可能与我国肾移植患者在移植前长期服用含有马兜铃酸的中草药有关，有学者在服用马兜铃酸的肾病患者的尿路上皮找到了马兜铃酸DNA复合物，从而得出马兜铃酸及其代谢产物有导致尿路上皮癌变的可能的结论。肾移植术后发生的恶性肿瘤往往进展快、易扩散和转移，预后较差。做到早诊断、早治疗是提高治愈率的关键。因此，在随访中对一些肿瘤的常见临床表现应引起充分重视。肾移植术后应定期行尿常规、腹部CT和肺部CT等检查，必要时可行PET-CT全身评估。术后多次出现无痛性肉眼血尿患者更应引起重视。

2. 肾移植术后并发肾盂输尿管尿路上皮癌的治疗 肾盂输尿管移行细胞癌是少见的泌尿系统肿瘤，仅占肾盂肿瘤的7%和肾上皮恶性肿瘤的5%，多发年龄为50 ~ 60岁。肾盂输尿管癌多数为移行上皮癌，可发生在上尿路集合系统的任何部位，从肾盏到输尿管膀胱交界处，病变可多发，近一半的病例伴发膀胱移行细胞癌。

肾移植术后并发尿路上皮癌发病率较高，且呈多源性和高侵袭性，在治疗上并无统一标准，参考尿路上皮癌的诊疗原则，但需要注意的是患者肾功能问题。患侧肾和输尿管全长切除联合膀胱袖状切除术是治疗上尿路移行细胞肿瘤的标准术式。随着腹腔镜在微创外科的发展，腹腔镜的创伤小且出血更少，在手术安全性、根治性、操作灵巧性等方面都有明显提高。我国中草药肾病造成的肾衰竭多见此类患者有尿路上皮癌双侧多发特点有时是不同时间出现，目前对于此类患者是否应预防性行对侧上尿路切除术，并没有达成一致意见，部分学者认为对于既往服用过含马兜铃酸中草药的女性患者来讲，预防性切除对侧尿路是非常必要的。对发生尿路上皮肿瘤的肾移植患者，减少免疫抑制药用量的方案有所不同，一般为原用量的1/4 ~ 1/2，甚至停用免疫抑制药恢复透析。2015 NCCN指南对于尿路上皮癌非T_1患者建议术后辅助化疗，但对于肾移植术后尿路上皮癌患者的术后辅助治疗并未检索到足够的证据。

3. 肾盂输尿管癌的放射治疗 根治性手术切除是绝大部分肾盂输尿管移行细胞癌的首选治疗。手术范围包括切Gerota筋膜内患侧肾脏、同侧输尿管全程及膀胱输尿管入口处膀胱壁锥形切除。对于无法手术切除或拒绝手术的患者，放疗是肾移植术后并发肾盂输尿管尿路上皮癌患者的重要治疗手段，姑息放疗计划设计时应更加注意保护移植肾降低肾脏受量。容积弧形调强等精确放疗技术在临床上的应用越来越广泛，为降低移植肾受量可适当选择三维适形放疗技术。陈兵等认为由于肾盂输尿管癌的高局部复发率和远处转移率，对肿瘤细胞分化分级高、临床分期晚、区域淋巴结阳性或切缘阳性的患者，尝试进行术后辅助放疗和化疗，以期消灭瘤床和区域淋巴结内的潜在病灶，减少继发种植和转移。

放疗是尿道和膀胱癌的重要治疗手段，但对于肾盂输尿管癌的术后放疗一直存在争议，NCCN 指南中也未见明确规范应用，但国内外有报道对于术后存在高危因素、切缘阳性、肿瘤复发的患者可以选择合适的临床研究，放射治疗在恶性肿瘤的局部控制中的作用使其对于输尿管上皮癌的局部控制可能存在作用，有报道肾盂、输尿管上皮癌的临床靶区应包括肾筋膜和输尿管全程以及同侧膀胱三角在内的膀胱壁，靶区同时也将主动脉旁或下腔静脉旁的淋巴结包括在内。对亚临床灶的治疗每天以 1.8 ~ 2.0Gy 的分割剂量，总量达 45 ~ 50Gy 为宜。对局部切缘阳性或局部晚期（如肿瘤穿透输尿管全层或淋巴结多个阳性）的病例，还应该缩野局部加量 5 ~ 10Gy。对不能切除或肉眼残留病灶，可能需要更高的治疗剂量。

肾盂输尿管癌根治性全尿路切除术后膀胱癌发生率达 15% ~ 50%，这是上尿路移行细胞癌独有特点。Chen 等报道了 67 例上尿路移行细胞癌术后行放疗，放疗靶区包括瘤床、周围淋巴引流区和膀胱，研究显示术后放疗在降低了瘤床及周围淋巴引流区复发率的同时还降低了术后膀胱癌的发生率，可提高 T_3、T_4 期患者的总生存率。李晓梅等研究纳入了 103 例肾盂输尿管移行细胞癌，其中 66 例单纯手术，37 例术后辅助三维适形放疗，放疗靶区包括原肾窝、输尿管瘤床及周围淋巴引流区、部分膀胱（输尿管入口处周围部分膀胱，包括膀胱三角区），单纯手术组 1 年、3 年、5 年局部控制率分别为 89%、74%、72%，术后放疗组分别为 94%、90%、90%。单纯手术组 1 年、3 年和 5 年无膀胱癌发生率分别为 87%、60% 和 57%，术后放疗组分别为 94%、79% 和 79%，结果显示术后放疗降低了复发率和术后膀胱癌的发生率，但是未改善患者生存。所以对于输尿管尿路上皮癌的放疗尚存在争议，但从该患者治疗过程中看，短期的局部控制达到了一定的效果，需要长期的随访观察。

病例19　直肠癌复发后放疗

一、病历摘要

患者男性，56岁，汉族，吉林省长春市人，因"中下段直肠癌术后2年10个月，复发术后7个月"于2016年3月1日入院。

病史：该患者于2年10个月前因"排便习惯改变伴黏液脓血便6个月"就诊于外院，经结肠镜及病理检查诊断为中下段直肠腺癌，于2013年4月25日在全麻下行腹腔镜直肠癌根治术（Miles术），术后病理回报：（直肠肿物）中－低分化腺癌，侵及肌层外纤维结缔组织（齿状线、溃疡型肿物、大小6.0cm×4.0cm×1.0cm），脉管及神经均未见累及，两切缘均未见癌，系膜淋巴结未见癌转移（0/13），PTNM：$T_3N_0M_X$。免疫组化：EGFR（－），P53（80%+），Ki67（50%+），HER－2（－）。术后恢复良好，未行其他治疗。9个月前患者发现肛周肿物，质地较硬，轻度触痛，活动性差，呈进行性增大。7个半月余前再次入院，行肿物穿刺活检病理结果回报：穿刺物中见腺癌组织及坏死。遂于2016年7月8日行会阴部肿物切除术，术后病理：（会阴部肿物）腺癌、伴大量坏死（肿物大小6cm×4cm×4cm），局部脉管内见癌栓，周切缘未见累及，免疫标记结果支持来自胃肠道等，请结合既往病史。免疫组化：CK7（－），CK20（+），Villin（+），CDX－2（+），Ki－67（40%+）。术后行"XELOX"方案化疗6个周期，过程中出现3级腹泻，余无明显不良反应发生。1个月余前患者再次出现肛周不适，行盆腔MRI检查提示直肠会阴区见团块影，与双侧精囊腺分界不清，待除外肿瘤复发。结合患者病史考虑为再次复发可能性大，现为进一步治疗入我科。病程中患者无发热、乏力，无咳嗽、咳痰，无反酸、嗳气，无头痛，无胸闷、气短，无黄疸，无尿急、尿频及排尿痛，饮食、睡眠尚可，大便次数增多量少。体重无明显改变。平素体健，否认肝炎、结核病史，无高血压、冠心病、糖尿病病史，否认食物及药物过敏史，无外伤史。

入院查体：T：36.2℃，P：80次／分，R：20次／分，BP：120/80mmHg，H：172cm，W：79kg，BS：1.92m²，KPS：90分，NRS：0分。中年男性，发育正常，营养中等，正常面容，神志清醒，精神好。自主体位，查体合作。全身皮肤正常，无黄染，无瘀斑，全身浅表淋巴结未触及肿大。头颅正常，无畸形，毛发分布均匀，双侧眼睑无水肿，巩膜无黄染，眼结膜无苍白，双侧瞳孔等大等圆，对光反射灵敏。双耳郭未见异常，外耳道未见异常分泌物，鼻外形未见异常，通气良好，无异常分泌物，鼻窦无压痛，口唇红润，牙龈无出血，伸舌居中，咽部无充血水肿，双侧扁桃体无肿大。颈软，无抵抗，气管居中，颈静脉怒张，未见颈动脉异常搏动。胸廓对称，肋间隙无增宽及缩窄，胸骨无压痛及叩击痛。呼吸运动双侧对称，无胸膜摩擦感，双侧语颤正常，两肺叩诊清音，双侧呼吸音清，异常呼吸音，未闻及干湿啰音。心前区无隆起，心尖冲动有力，心界不大，心率 80 次 / 分，律齐，心音有力，未闻及病理性杂音。腹部查体见专科情况。脊柱、四肢无畸形，活动自如。腹壁反射、角膜反射存在，Babinski 征阴性。

专科查体：腹平坦，中腹部可见 3 个长约 1cm 术痕，均愈合良好。左侧中腹壁可见横结肠造瘘口，造瘘口黏膜红润，周围皮肤无红肿，未见异常分泌物。无腹壁静脉曲张，未见胃肠型及蠕动波。腹软，无压痛、反跳痛及肌紧张，未触及包块。肝脾肋下未触及。移动性浊音阴性。肝及双肾区叩痛。肠鸣音 4 次 / 分，未闻及气过水声。肛门闭锁，肛门区可见长术后瘢痕，愈合良好，未触及肿物。

实验室与辅助检查：2016 年 3 月 3 日彩超：肝脏切面大小正常，形态饱满，表面光滑，实质回声密集增强，远场回声衰减，肝内管道系统结构欠清，未见明确占位性病变。胆、脾、胰超声显像无异常。腹腔内、双颈部、双锁骨上未见明显肿大淋巴结，提示脂肪肝。2016 年 3 月 1 日肺 CT：双侧胸廓对称。气管居中，气管、支气管开口通畅。双肺野纹理清晰，未见异常密度影。心影大小及形态正常。纵隔结构清楚，未见肿大淋巴结影。双侧胸膜无增厚，未见胸腔积液征象，提示双肺 CT 未见异常。2016 年 3 月 2 日全身骨扫描未见异常。2016 年 3 月 4 日盆腔 MRI（病例 19 图 1）：会阴部可见团块状异常信号，T_1WI 呈略高信号，T_2WI 呈稍高信号，DWI 上呈高信号，增强后可见欠均匀强化，边界欠清，轴位长径约 6.0cm，与精囊及肛提肌分界不清。盆腔内未见明显肿大淋巴结。前列腺大小、形态尚可，未见确切异常信号。膀胱充盈欠佳，壁略厚，腔内未见异常信号影。骨盆诸骨未见确切异常信号。提示会阴部异常信号肿块，符合复发改变，考虑累及精囊及两侧肛提肌，请结合临床。

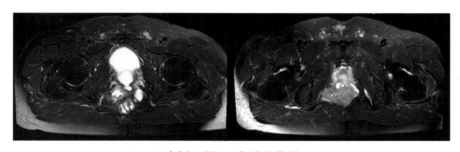

病例19图1 盆腔磁共振

入院诊断：①直肠癌复发术后二次复发（$rT_{4b}N_0M_0$ ⅡC期）；②脂肪肝。

二、查房记录

放疗前查房：

住院医师：中年男性，既往体健，2年10个月前因"排便习惯改变伴黏液脓血便6个月"就诊于外院。于全麻下行腹腔镜直肠癌根治术（Miles），术后诊断：直肠腺癌（$pT_3N_0M_0$ Ⅱa期）。术后患者未行放、化疗。9个月前患者出现肛周复发，予以会阴部肿物切除术，术后行"XELOX"方案化疗6个周期。1个月余前患者再次出现肛周不适，行盆腔MRI检查提示直肠会阴区见团块影，与双侧精囊腺分界不清，考虑为二次复发，现为行进一步治疗入院。

主治医师：该患为局部晚期直肠癌术后局部复发患者，入院行相关检查提示未见远处转移，仅为局部复发。为控制局部病灶进展，建议行同步放化疗，采用常规分割放疗方案（盆腔淋巴引流区50.4Gy/28次，后复发病灶继续推量至59.4Gy/33次）。化疗建议口服单药卡培他滨（希罗达）。

主任医师：该患为局部晚期直肠癌患者，第一次治疗手术后分期：$pT_3N_0M_0$ Ⅱa期。根据患者当时病理分期，应行术后放化疗，但患者因故未行进一步治疗，导致术后短期出现局部复发。第一次复发术后仅行单纯化疗仍出现短期二次复发，也同时表明了放疗在局部晚期直肠癌局部控制上的重要性。患者之前未行局部放疗，再次术后复发的治疗可以参考原发直肠癌患者。因患者已行二次手术，再次手术创伤大，建议行根治性同步放化疗。放化疗期间注意监测患者消化道反应；肛周区、造瘘口皮肤反应及骨髓抑制情况。

三、治疗经过

2016年3月8日开始行局部放疗，靶区：GTV：复发病灶；CTV：复发病灶（GTV外扩0.5cm，精囊腺受侵部位外扩0.5cm）＋盆腔淋巴引流区（包括的具体范围：直肠系膜区、髂内淋巴结区、闭孔淋巴结区、骶前区、肛门括约肌复合体）放疗。放疗组织剂量50.4Gy/28次（盆腔淋巴引流区放疗）；59.4Gy/33次（复发病灶）（病例19图2，病例19图3）。

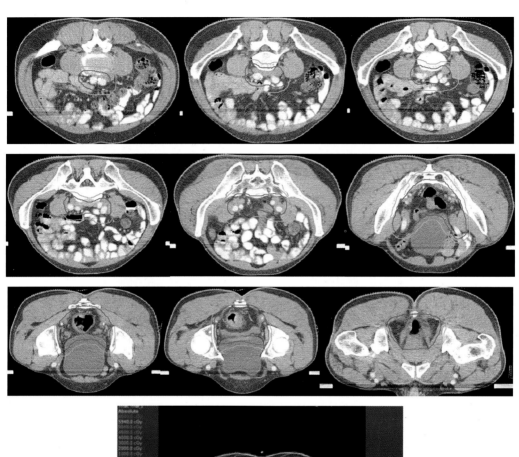

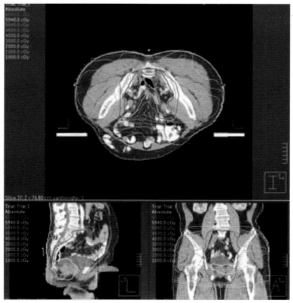

病例19图2　放疗靶区与计划

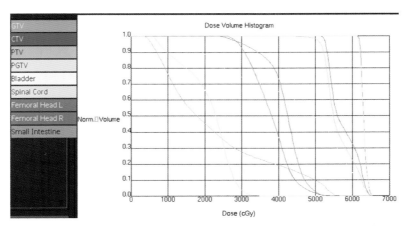

病例19图3　剂量曲线分布图

四、诊疗结局及随访

患者放化疗期间曾出现食欲下降，轻度恶心，无呕吐，Ⅱ度腹泻，肛周区Ⅱ度皮肤反应，无咳嗽、咳痰，无体重下降，无手足综合征。经对症治疗后顺利完成治疗。2016 年 4 月 5 日（放疗结束时）复查盆腔 MRI 提示与 2016 年 3 月 3 日片比较：会阴部异常信号肿块，符合复发，较前略缩小，考虑累及精囊及两侧肛提肌（病例 19 图 4）。经放疗后患者肛周区不适基本缓解。复发病灶较前略有缩小，治疗效果基本满意。

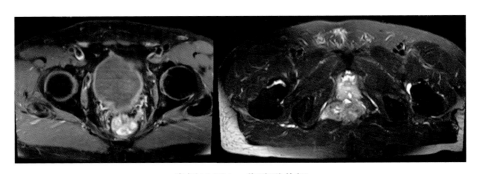

病例19图4　盆腔磁共振

随访：2016 年 9 月 25 日彩超示肝胆脾胰未见异常；腹腔淋巴结及双颈部、双锁骨上区淋巴结未触及肿大。2016 年 9 月 23 日肺 CT 提示右肺可见少量索条影，建议隔期复查。2016 年 9 月 26 日复查盆腔 MRI 示会阴部可见团块状异常信号，T_1WI 呈略高信号，T_2WI 呈稍高信号，DWI 上呈高信号，边界欠清，轴位长径约 4.4cm（Se4 im11），与精囊及肛提肌分界不清。盆腔内未见明显肿大淋巴结。前列腺大小、形态尚可，未见确切异常信号。膀胱充盈欠佳，壁略厚，腔内未见异常信号影。盆腔内可见片状 T_2WI 压脂像高信号影。提示与2016年5月16日片比较：①会阴部异常信号肿块，符合复发，较前缩小，考虑累及精囊及两侧肛提肌，请结合临床；②少量盆腔积液。患者复查提示复发肿物继续缩小，且无远处转移迹象，治疗疗效佳。

五、主要治疗经验

1. 直肠癌术后复发患者应入院完善相关检查，明确患者局部复发情况及是否远处转移。

2. 若复发患者之前未行术前或术后放疗，建议治疗方案可参考原发直肠癌。如果直肠癌放疗后复发，照射野仅局限于复发肿瘤区域，并建议运用三维适形放疗技术或调强放疗技术，尽量减少正常组织受到照射。

3. 复发直肠癌更加需要合理的多学科合作，综合治疗方案的进一步优化。探索同步放化疗、术中放疗等技术更好的组合方案。以提高根治性治疗疗效，避免过度治疗，提高治疗的安全性。

4. 应尽量规范直肠癌的治疗，避免因治疗选择的不当而增加治疗后复发的概率。

六、相关知识点

1. 直肠癌根治术后局部复发的主要因素

（1）手术方式选择对局部复发的影响：半个多世纪的实践证明Miles术和前切除术局部复发率差异不大。尽管如此，也应在综合分析个体化治疗的基础上严格地掌握保肛手术适应证，以避免增加局部复发风险。

（2）肿瘤近、远端切缘的影响：在直肠癌手术中，近端切缘因有足够的可切除肠道而很容易满足切缘阴性的要求，而确定远端切缘距离始终是防治局部复发需要关注的重要问题。目前临床上对直肠癌病灶边缘距肛缘距离的判定已统一为依靠硬质直肠镜检查确定，避免了不同医生间认识上的误差。远端肠管切除的安全切缘距离一直以来都存在很大的争议，因为按过去的认识，作为根治性切除，肿瘤远端直肠至少切除5cm，然而这种认识已被否定，大量资料表明除非远切端阳性（残留），远切端长度已不是局部复发的重要因素，当前认为远切端长度不少于2cm已足够。

（3）肿瘤环周切缘的影响：环周切缘阳性的患者直肠癌术后局部复发率高，目前已为国内外大多数学者认可。凡距手术切缘＜1mm的直肠系膜内可观察到肿瘤细胞，即判断为环周切缘阳性。

（4）直肠系膜切除范围的影响：目前认为与手术操作相关因素中最重要因素就是手术是否遵循TME的原则来进行根治手术。按TME原则手术的局部复发率均在5%～10%。TME原则相比肿瘤远端肠管切除长度对直肠癌术后局部复发更为重要和关键，是外科医生经历了不断地探索才发现的操作规范。直肠癌根治手术应遵循无瘤操作技术和TME原则。操作中注意避免挤捏肿瘤，防止肿瘤溃破。在直视下沿骶前与直肠间隙施行锐性分离，保持直肠深筋膜和骶前间隙完整。上段直肠癌分离切除直肠系膜应达肠壁肿瘤下5cm，对中、下段直肠癌分离切除系膜直至盆底肛提肌平面，在根部切断直肠侧韧带，完整切除直肠及其系膜所包含的脂肪和淋巴组织。

（5）侧方淋巴结清扫对局部复发的影响：TME原则不包括直肠癌侧方的淋巴结清扫，尽管直肠癌的不同部位淋巴流向不同并以上下流向为主，但都有不同程度的侧方流向。国内外一些专家仍坚持对侧方淋巴结可疑阳性的患者在TME原则基础上加行侧方淋巴结清扫，在不增加患者手术并发症的前提下力争达到机体的无瘤状态，其确切意义尚待大样本多中心研究加以证实。

（6）肿瘤的组织分化对术后局部复发的影响：直肠癌组织分化程度是影响直肠癌术后局部复发的独立因素。肿瘤组织分化程度越低术后局部复发率越高。

（7）肿瘤的TNM分期对术后局部复发的影响：直肠癌的TNM分期是影响其术后局部复发的最重要的独立变量。

（8）新辅助放化疗对术后局部复发的影响：直肠癌局部复发的特点就是孤立的盆腔或吻合口复发，新辅助放化疗对控制直肠癌术后局部复发有利。

2. 直肠癌根治术后放射治疗　直肠癌R0切除术后随访过程中，原发肿瘤手术野范围发现与原发瘤病理性质相同的癌灶，才被定义为局部复发直肠癌。而不包括R1/R2以及姑息切除病例。患者明确为肿瘤复发后，应全面了解仅仅是局部复发抑或是全身播散。除外全身转移，才能考虑下一步如何开展放化疗及手术等多学科合作治疗。

除少数患者因为吻合口复发、发现早，可以有再次手术的机会，多数复发病例已无手术机会。直肠癌复发姑息性手术治疗效果差，姑息性放疗是治疗复发性直肠癌的有效手段，对这部分患者进行放射治疗可以缓解症状，改善生活质量，延长生命。

术后复发直肠癌应分为两种情况，一为既往未行放疗患者，二为既往已行放疗患者。既往无放疗史的患者，处理方案可参考原发直肠癌患者。早期可手术切除患者应手术切除。局部进展期可手术者，行根治性手术结合术前、术后放化疗治疗。无法直接二次手术者，行新辅助同步放化疗，降期明显者行根治手术切除，仍不能手术者则选择姑息治疗。如果既往有放疗史的患者，复发直肠癌二程外照射由于正常组织耐受量的限制，难以给予杀灭肿瘤的剂量，照射野仅局限于复发肿瘤区域，并建议运用三维适形放疗技术或调强放疗技术，尽量减少正常组织受到照射。

3. 直肠癌术后复发的预防要点　要重视直肠癌初始治疗前的分期和评估。通过直肠癌术前检查分期可了解病变浸润深度及区域淋巴结和括约肌受累情况、判定远端安全切缘距离和获得环周切缘阴性的可能性、评估手术难度、明确保留肛门括约肌的可能性。

　　合理选择治疗方案和术式，为防治术后局部复发奠定基础，是为直肠癌选择合理治疗方案和术式，防治术后局部复发不容忽视的先决条件。

　　要重视手术操作规范，加强外科医师培养。近年来外科医生对直肠癌根治 TME 原则、直肠手术 CRM 及侧方淋巴结数目与范围及远端切缘切除原则的认识不断深入及进步。手术操作中严格遵循肿瘤治疗的无瘤原则，坚持规范的 TEM 操作原则，在进行 TME 操作的同时确保 CRM 阴性，以达到 R0 切除的最终目的。

　　重视直肠癌规范化治疗原则，加强对直肠癌新辅助治疗以及靶向药物治疗对控制直肠癌局部复发的认识与研究，制订合理的个体化多学科综合治疗方案，是降低直肠癌根治术后局部复发率的关键所在。

病例20　直肠癌肝转移姑息放疗

一、病历摘要

患者男性，47 岁，汉族，吉林省榆树市人，因"直肠癌术后 2 年半，发现肝转移灶进展 1 天"于 2016 年 8 月 15 日入院。

病史：该患缘于 2 年半前因"排便习惯改变 2 个月"就诊于榆树市 ×× 医院，行肠镜检查病理示：腺癌。为行进一步诊治就诊于 ×× 医院，诊断为直肠癌肝转移，行腹腔镜探查术，术中直乙交界处见约 5.0cm×4.0cm×3.0cm 肿物，浸透浆膜，探查肝脏于肝右叶近隔顶可见直径大小约 2cm 转移结节，肝右后叶可见直径大小约 3cm 转移结节，肝左叶可见两处直径大小约 1cm 转移结节。遂行直肠癌扩大根治术、肝转移切除术，术后病理：中分化管状腺癌，侵及外膜，（距一侧切缘 2cm，另侧切缘 3.6cm，见一溃疡型肿物，体积 5.5cm×4.7cm×1.2cm），脉管内可见癌栓，神经未见癌侵及，两侧切缘未见癌，分送淋巴结 5/21，分送肝组织内可见中分化腺癌。免疫组化结果显示：Ki-67（+70%），P53（+90%），HER-2（-）。基因检测：KRAS 野生型。术后诊断：直肠癌（pT$_3$N$_{2a}$M$_{1a}$ ⅣA 期）、肝转移。术后行"伊立替康＋替加氟＋亚叶酸钙"方案化疗 4 个周期，复查腹部 CT 提示肝内出现新转移病灶。后患者就诊于我院内一科给予"奥沙利铂＋卡培他滨"方案化疗 4 个周期，复查肝 CT 提示肝内病灶较前略缩小，疗效评价为 SD，遂给予局部病灶射频消融治疗 1 次。后口服卡培他滨单药维持化疗 2 个周期。10 个月前复查提示肝内新发转移病灶，行无水乙醇注入治疗 1 次，并继续给予口服替吉奥化疗 2 个周期，后定期复查肝内病灶无活性。半个月前于门诊复查上腹部 CT 增强提示：肝转移治疗后，部分病变较前增大，右侧隔下软组织密度影，考虑肝转移累及隔肌。行肝脏造影提示肝转移累及隔肌病灶有活性。近期患者一般状态良好，饮食、睡眠良好，二便如常，体重无明显减轻，否认高血压、冠心病、糖尿病病史，否认肝炎、结核、伤寒传染病史，否认外伤史，无药物过敏史。父亲患直肠癌去世。

入院查体：T：36.6℃，P：78 次/分，R：18 次/分，BP：120/90mmHg，H：165cm，W：86kg，BS：1.93m^2，KPS：90 分，NRS：0 分。中年男性，发育正常，营养中等，正常面容，正力型，神志清醒，精神好。自主体位，查体合作。全身皮肤正常，无黄染，无瘀斑，全身浅表淋巴结未触及肿大。头颅正常，无畸形，毛发分布均匀，双侧眼睑无水肿，巩膜无黄染，眼结膜无苍白，双侧瞳孔等大等圆，对光反射灵敏。双耳郭未见异常，外耳道未见异常分泌物，鼻外形未见异常，通气良好，无异常分泌物，鼻窦无压痛，口唇红润，牙龈无出血，伸舌居中，咽部无充血水肿，双侧扁桃体无肿大。颈软，无抵抗，气管居中，颈静脉怒张，未见颈动脉异常搏动。胸廓两侧对称无畸形，呼吸运动双侧对称，无胸膜摩擦感，双侧语颤正常，两肺叩诊清音，双侧呼吸音清，异常呼吸音，未闻及干湿啰音。心前区无隆起，心尖冲动有力，心界不大，心率78次/分，律齐，心音有力，未闻及病理性杂音。腹平坦，右肋下缘可见一长约15cm斜形手术瘢痕，愈合良好。未见胃肠型，未见蠕动波，腹壁静脉无怒张。全腹无压痛及反跳痛，未扪及明显包块。Murphy氏征阴性，肝肋下未及，脾未触及。移动性浊音阴性。肝及双肾区叩痛。肠鸣音4次/分，未闻及气过水声。肛门指诊及外生殖器未见异常。脊柱、四肢无畸形，活动自如。腹壁反射、角膜反射存在，Babinski征阴性。

实验室与辅助检查：上腹部CT增强（我院2016年8月1日）提示：肝转移治疗后，部分病变较前增大，右侧膈下软组织密度影，考虑肝转移累及膈肌。肝脏造影（我院2016年8月2日）提示肝转移累及膈肌，肝转移病灶有活性。

入院诊断：直肠癌术后、化疗后复发（rpT$_3$N$_{2a}$M$_{1a}$ ⅣA期）、肝转移累及膈肌。

二、查房记录

住院医师：患者中年男性，因"直肠癌术后2年半，发现肝转移灶进展1天"入院。患者既往因排便习惯改变行相关检查诊断为直肠癌术后、化疗后复发（rpT$_3$N$_{2a}$M$_{1a}$ ⅣA期）、肝转移累及膈肌。明确诊断后行手术、化疗、射频消融等综合治疗，1周前复查上腹部CT增强提示：肝转移治疗后，部分病变较前增大，右侧膈下软组织密度影，考虑肝转移累及膈肌。行肝脏造影提示肝转移累及膈肌病灶有活性（病例20图1）。入院行血、尿常规、肝肾功能、离子血糖监测未见异常；癌胚抗原测定（CEA）21.42ng/ml，糖类抗原测定（CA199）50.04U/ml，增高，考虑肿瘤代谢活跃。

主治医师：该患者因"直肠癌术后2年半，发现肝转移灶进展1天"入院，现无其他症状。根据患者影像学表现及肿瘤标志物检测结果提示病情进展，因患者肝脏病变累及膈肌，不宜行射频消融等治疗，可考虑给予局部放疗。具体治疗方案如下：①放射源：6MV-X线；②放疗方式：静态调强放疗（IGRT）；③放射野：肝转移及累及膈肌病灶；④单次量：5Gy；⑤总量：50Gy。

主任医师：患者临床诊断为：直肠癌术后、化疗后复发（rpT$_3$N$_{2a}$M$_{1a}$ ⅣA期）、肝转移累及膈肌。既往肝转移病灶行射频消融、无水乙醇注入、化疗等治疗。现病情进展，肝转移累及膈肌，可给予局部放疗。肝脏放疗的主要不良反应包括：消化道不良反应、急性肝功能损伤及骨髓抑制，治疗期间须密切关注患者病情变化。

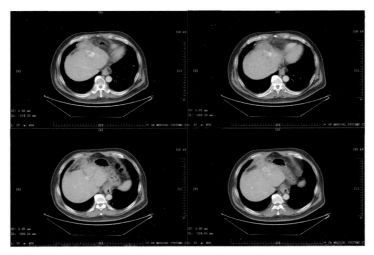

病例20图1 放疗前增强CT

三、治疗经过

2016 年 8 月 18 日开始行放疗，以肝转移及累及膈肌病灶为靶区，行精确放疗，5Gy/ 次，计划 10 次，以总量 50Gy 评价，95% 等剂量线为处方剂量包绕 PTV。肝 V30 为 18%，平均剂量 1265.2cGy；胃 V30 为 7%；脊髓最大受量 2110.7cGy（病例 20 图 2 至病例 20 图 5）。2016 年 8 月 30 日患者放疗结束。放疗期间诉出现Ⅱ度胃肠道反应，给予昂丹司琼静脉滴注后好转；出现Ⅱ度白细胞减低，给予重组人粒细胞集落刺激因子皮下注射后复查恢复正常。

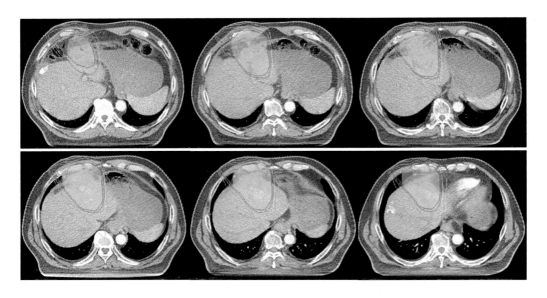

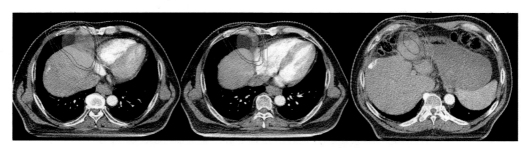

病例20图2　放疗靶区与计划（横断面）

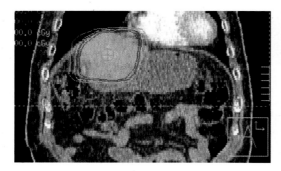

病例20图3　一阶段放疗计划（冠状位）

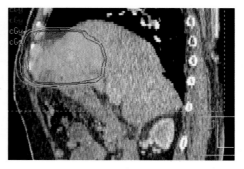

病例20图4　一阶段放疗计划（矢状位）

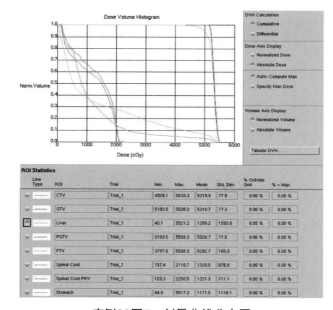

病例20图5　剂量曲线分布图

四、诊疗结局及随访

患者放疗后无明显不适，行血常规、肝功能检测未见异常。评价疗效：行肝脏增强CT检查提示：肝转移治疗后，较前未见著变；右侧膈下软组织密度影，较前未见著变。行肝脏造影提示肝转移病灶灭活（病例20图6）。肿瘤标志物检测：CEA 12.31ng/ml，CA199 38.9U/ml，均较前减低，其中CA199降至正常范围。

随访：2016年10月15日复查肝脏增强CT提示：肝转移治疗后，较前未见著变；右侧膈下软组织密度影，较前未见著变（病例20图7）。行肝脏造影提示肝转移病灶灭活。肿瘤标志物检测：CEA 12.38ng/ml，CA199 31.27U/ml。

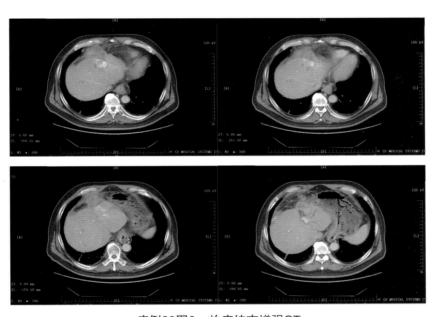

病例20图6　放疗结束增强CT

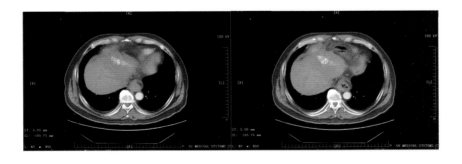

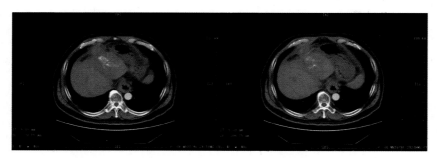

病例20图7　放疗1个半月后增强CT

五、主要治疗经验

1. 进行放疗的患者 KPS ≥ 70 分，放疗前血常规、肝功能达到 Child-push A 级或 B 级。

2. 射野数一般为 3～5 个，靶区复杂者射野数适当增加，射野达到靶区的距离尽量短，尽可能保护部分正常肝脏不受照射，包括低剂量照射。肝脏的剂量限制，平均肝剂量 ≤ 28Gy，非肿瘤正常肝体积 > 700ml，V30 < 30%～40%。

3. 治疗过程中密切监测患者放化疗不良反应，及时对症处理。全部治疗结束后，需定期随诊。

六、相关知识点

1. 放疗在结直肠癌肝转移治疗中的地位　肝脏为结直肠癌血行转移最主要的靶器官，15%～25% 的患者诊断直肠癌时已存在肝转移，根治性手术为结直肠癌肝转移主要的治疗方式。EROTC 40983 研究对结直肠癌肝转移患者长期随诊结果显示原发灶和转移灶均行根治性切除，其 5 年生存率达 50%。但绝大多数患者无法完全切除转移灶，并且 15%～25% 患者于术后发现肝转移。有研究显示，在过去的 10～20 年，不适合手术的结直肠癌肝转移患者全身化疗、介入治疗的有效率仅分别为 18%～31%，中位生存期 8～14 个月，而介入治疗有效率达 20%～35%，中位生存期为 10～17 个月。对于全身化疗、射频消融无效的可考虑给予局部放疗，而 2012 年 ASTRO 肝转移放疗共识委员会，发表了肝转移放疗的证据回顾，强调了 SBRT 良好的局部控制效果与射频治疗（RFA）相当，2 年局部控制率（LC）为 60%～90%，而且治疗耐受好，3 级不良反应少见。也有研究发现术中射频治疗优于 SBRT，而经皮射频治疗略逊于 SBRT。近年，通过各项前瞻研究及临床实践，越来越多的证据提示放射治疗对于结直肠癌肝转移应用的可行性，并且随着放疗设备的发展，诸如射波刀、图像引导等先进设备的出现，对于结直肠癌肝转移治疗提供了更安全有效的治疗选择。

2. 图像引导技术的应用 图像引导技术是指在治疗摆位时／治疗中采集图像，利用这些图像，引导此次／后续分次治疗的技术，对肿瘤及正常器官由于呼吸和蠕动运动、日常摆位误差及靶区收缩等造成放射治疗剂量分布的变化和对治疗计划的影响等进行实时的监测和修正。对于要求精确定位的肿瘤，如头颈部肿瘤、椎体肿瘤，摆位误差／不同分次间运动幅度大的肿瘤、大分割剂量治疗的肿瘤通常推荐采用图像引导技术。图像引导技术的应用，提高肝转移放疗的准确性、安全性。

3. 行放疗患者要求 KPS ≥ 70 分，放疗前血常规、肝功能达到 Child-push A 级或 B 级。射野数一般为 3 ~ 5 个，靶区复杂者射野数适当增加射野达到靶区的距离尽量短尽可能保护部分正常肝脏不受照射，包括低剂量照射。肝脏的剂量限制，平均肝剂量 ≤ 28Gy，非肿瘤正常肝体积＞ 700ml，V30 ＜ 30% ~ 40%。

病例21 直肠癌术后吻合口复发术后同步放化疗

一、病历摘要

患者男性，58岁，汉族，吉林省榆树市人，因"直肠恶性肿瘤复发术后16天"于2017年1月4日8时48分由门诊入院。

病史：患者缘于53天前无明显诱因便后发现新鲜血，附于粪便表面，量约5ml，无黏液及脓性分泌物混杂，便前后无腹痛、腹胀，无里急后重感。未曾诊治，始终无缓解。在当地医院就诊给予行纤维结肠镜检查，见5cm直肠肿物，病理确诊直肠恶性肿瘤。于2016年12月19日在我院结直肠肛门外科行经肛门直肠癌局部切除术，手术进程顺利，术后病理回报为（直肠）中分化腺癌，肌层见癌浸润。术后恢复良好。现为行进一步治疗入我科。病程中无咳嗽、咳痰，无发热，无头晕、头痛，无明显心前区不适，无恶心、呕吐，无尿频、尿急、尿痛。饮食、睡眠尚可，二便如常，近期体重无明显改变。2年前因直肠癌行手术治疗，术后行规律化疗5次，恢复顺利；高血压病史，常规口服降压药，血压控制不详。否认糖尿病、冠心病病史；否认肝结核等急慢性传染病病史。否认食物、药物过敏史。出生并生活在本地。未到过疟疾、肺吸虫、血吸虫病等流行区。无特殊毒物接触史。否认性病及冶游史。否认爱人有性病及冶游史。子女均体健，否认家族遗传病史。

入院查体：T：36.5℃，P：72次/分，R：19次/分，BP：140/90mmHg，H：163cm，W：64kg，BS：1.67m^2，KPS：90分，NRS：0分。中年男性，发育正常，营养中等，正常面容，正力型，神志清醒，精神好。自主体位，查体合作。全身皮肤正常，无黄染，无瘀斑，全身浅表淋巴结未触及肿大。头颅正常，无畸形，毛发分布均匀，双侧眼睑无水肿，巩膜无黄染，眼结膜无苍白，双侧瞳孔等大等圆，对光反射灵敏。双耳耳郭未见异常，外耳道未见异常分泌物，鼻外形未见异常，通气良好，无异常分泌物，鼻窦无压痛，口唇红润，牙龈无出血，伸舌居中，咽部无充血水肿，双侧扁桃体无肿大。颈软，无抵抗，气管居中，颈静脉怒张，未见颈动脉异常搏动。胸廓两侧对称无畸形，呼吸运动双侧对称，无胸膜摩擦感，双侧语颤正常，两肺叩诊清音，双侧呼吸音清，异常呼吸音，未闻及干湿啰音。心前区无隆起，心尖冲动有力，心界不大，心率72次/分，律齐，心音有力，未闻及病理性杂音。腹平坦，未见胃肠型，未见蠕动波，腹壁静脉无怒张。全腹无压痛及反跳痛，未扪及明显包块；Murphy 氏征阴性，肝肋下未及、脾未触及；移动性浊音阴性；肝及双肾区叩痛；肠鸣音 4 次 / 分，未闻及气过水声。肛门指诊及外生殖器未见异常。脊柱、四肢无畸形，活动自如。腹壁反射、角膜反射存在，Babinski 征阴性。

专科情况：腹部平坦，未见胃肠型及蠕动波，无腹壁静脉曲张，腹式呼吸无受限。下腹部见一约 18cm 肠手术切口。全腹柔软，无压痛、反跳痛及肌紧张，肝胆脾肋缘下未触及，未扪及明确肿物，Murphy 征阴性。全腹叩诊呈鼓音，肝、肾区叩痛阴性，移动性浊音阴性，肠鸣音约 4 次 / 分。肛门指诊（胸膝位）：肛周皮肤颜色正常，肛周未触及肿块，无压痛，未见脓性分泌物溢出。进指后距肛缘约 5cm 可触及一吻合口，吻合口通畅，愈合良好，退指指套无血染及脓染。

实验室与辅助检查：① CT（松原市 ×× 医院，2016 年 12 月 6 日）示：右肺上叶边缘肺大疱；右肺上叶、中叶小结节，建议定期复查；左肺舌叶、右肺中叶及双肺下叶炎症改变，左侧胸膜局限性增厚伴钙化；肝囊肿；直肠下端吻合口管壁不均匀增厚，建议进一步检查；②电子肠镜（扶余市 ×× 医院，2016 年 12 月 1 日）示：直肠术后复查，进镜至回盲肠，阑尾开口及回盲瓣未见异常，各段结肠黏膜光滑，肠腔通畅，未见明显异常改变。直肠距肛门约 5cm 附近可见吻合口，吻合口处下方可见大小约 1.5cm×1.5cm 隆起型肿物，中央凹陷，溃疡。被白苔，肿物浸及肠腔全周约 1/5，质脆，易出血，活检 4 块，送病理。病理回示：腺癌；③术后病理（2016 年 12 月 22 日，吉林 ×× 医院病理号 612513）（直肠）中分化腺癌，肌层见癌浸润。

入院诊断：①直肠恶性肿瘤复发术后；②高血压病。

二、查房记录

（一）第一次查房

住院医师：患者中老年男性，既往体健，2 年前因直肠癌行手术治疗，术后行规律化疗 5 次；高血压病史，常规口服降压药，血压控制不详。因"直肠恶性肿瘤复发术后16 天"入院。患者缘于 53 天前无明显诱因便后发现新鲜血，附于粪便表面，量约 5ml，无黏液及脓性分泌物混杂，便前后无腹痛、腹胀，无里急后重感。未曾诊治，始终无缓解。于当地医院就诊给予纤维结肠镜检查，见 5cm 直肠肿物，病理确诊直肠恶性肿瘤。于 2016 年 12 月 19 日于我院结直肠肛门外科行经肛门直肠癌局部切除术，手术进程顺利，术后病理回报为（直肠）中分化腺癌，肌层见癌浸润。术后恢复良好。血常规：白细胞计数 6.3×10^9/L，血红蛋白 144g/L，血小板计数 211.0×10^9/L。

主治医师：该患者因术后病理不良因素（肌层内见癌浸润），为行术后预防性治疗入院，无其他直肠癌症状，结合病史、查体及病理可明确诊断为直肠癌术后。该患已行手术，术后病理（本院 612513）：（直肠）中分化腺癌，肌层见癌浸润。术后恢复良好，需要行术后放疗及预防性化疗，做相关辅助检查，排除放、化疗禁忌，给予同步放、化疗，密切观察治疗不良反应，及时对症治疗。

主任医师：从患者目前的各项影像学及病理诊断结果来看，直肠癌术后诊断是成立的。需进一步完善相关检查后，如无放化疗禁忌证，建议行同步放化疗。

（二）第二次查房

住院医师：患者症状、体征同前无明显变化。复查血常规无明显异常，奥沙利铂＋替加氟注射剂（哈药）化学药物治疗中，同时给予舒肝宁注射剂保肝，泮托拉唑注射剂（卓迪）护胃，丹参麦注射剂（神威）保护心脏，艾迪注射液增强免疫力治疗，昂丹司琼注射剂（欧贝）止吐治疗，密切关注患者化疗不良反应，积极对症治疗。

主治医师：结合病史、查体及病理可明确诊断为直肠癌术后，该患已行手术，术后病理（本院 612513）：（直肠）中分化腺癌，肌层见癌浸润。做相关辅助检查，给予同步放、化疗，现奥沙利铂＋替加氟注射剂（哈药）化学药物治疗中，现患者已行 CT 引导下定位，择日开始放疗。

根据第一次查房布置情况，各项工作均已就绪，交代病情后，患者及家属表示知情。向患者及家属充分交代病情及放化疗可能的并发症，取得理解合作，并签署知情同意书。安排行同步放化疗，具体化疗方案为：奥沙利铂 200mg ＋替加氟注射剂 6000mg。靶区为瘤床和区域淋巴结引流区（真骨盆区），剂量为 DT 56Gy/（28F·6W）。

主任医师：患者直肠癌术后，诊断明确。患者一般情况可，可以耐受同步放化疗。放化疗期间密切观察放化疗不良反应，定期检测血常规、肝肾功能，及时对症处理。

三、治疗经过

2016 年 12 月 19 日行全麻下行经肛门直肠癌局部切除术，吻合口距肛缘约 6cm。

手术记录：①手术日期：2016 年 12 月 19 日；②手术开始时间：2016 年 12 月 19 日 17 时 50 分；③手术结束时间：2016 年 12 月 19 日 18 时 35 分；④拟行手术名称：结肠癌切除术；⑤实施手术名称：经肛门直肠癌局部切除术；⑥术前诊断：直肠恶性肿瘤（复发型）；⑦术中诊断：直肠恶性肿瘤；⑧麻醉方式：插管全麻。

全麻生效后，患者取截石位，常规消毒、铺巾。

扩肛器扩肛至满意，肛门内置入操作筒，距肛缘约 6cm 于 6～9 点方向可见一肿物，大小约 3cm×3cm×2cm，肿物表面粗糙，边界清晰，活动度良好，结合术前病史、症状、体征、病理结果及术中探查，术中诊断为直肠恶性肿瘤，因患者直肠癌病史，充分与患者家属沟通，经商议决定行经肛门直肠癌局部切除术。

使用超声刀距肿物边缘约 0.5cm 处切开直肠黏膜，充分游离肿物，切至黏膜下层，完整切除肿物，切除组织示家属后行快速病理检查（病例21图1）。用3-0可吸收线间断缝合创面，查无出血及渗血，胸腔闭式引流管探查肠腔通畅，并固定于肛门，置入油砂及纱布填塞，手术完毕。

手术经过顺利，术中患者血压平稳，麻醉效果满意，术后患者送ICU。

注意事项：手术经过、术中出现的情况及处理（体位、麻醉方式、术野准备、探查所见、引流物情况、术中病理、术中出现情况及处理等）。

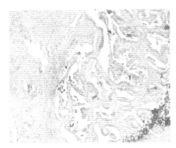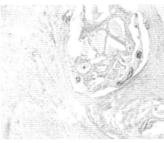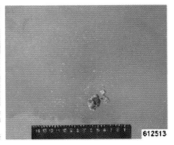

病例21图1　术后病理

病理诊断：直肠中分化腺癌，肌层有癌浸润。

2017年1月5日开始行同步放化疗，具体化疗方案为：奥沙利铂200mg＋替加氟注射剂6000mg。以瘤床（吻合口）、直肠系膜区、骶前软组织、髂内血管周围淋巴结引流区和（或）坐骨直肠窝为靶区，上界 L_5/S_1 椎体之间，下界为闭孔下缘（Dixon手术），外界真骨盆外1cm。三维调强精确放疗，PTV 2Gy/次，计划28次，95%等剂量线为处方剂量包绕PTV（病例21图2至病例21图4）。危及器官受量为：膀胱V30.6≤50%，股骨头V40≤0%。

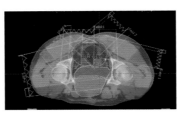

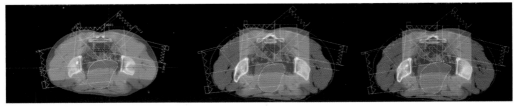

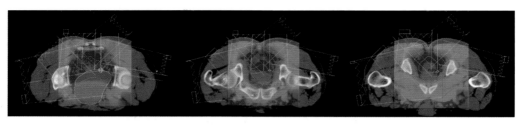

病例21图2　放疗靶区与计划（横断面）

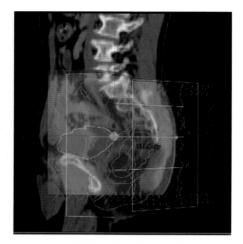

病例21图3　放疗计划

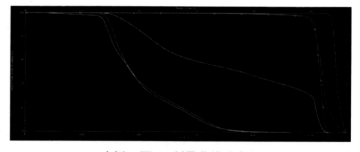

病例21图4　剂量曲线分布图

四、诊疗结局及随访

患者放化疗结束后，局部中度放射性皮炎，已给予比亚芬放射野局部外用；自述无腹泻、里急后重、恶心、呕吐等不良反应，也无肠梗阻、肠粘连，血常规提示存在白细胞减少症，已给予升白细胞对症处理。复查盆腔 MRI 瘤床消失，疗效评价：CR。嘱3 个月后定期复查。

五、主要治疗经验

1. 患者入院后完善各项检查，结合结肠镜、胸部 CT、腹盆 CT 等多种技术手段确定直肠癌高危复发区域及淋巴引流区。因直肠癌通常沿黏膜层向下浸润，并穿透肠壁，同时伴随淋巴间隙和淋巴结转移，盆腔 CT 对局部浸润深度的判断准确性较差，对阳性淋巴结的判断敏感性和特异性也较差，而 MRI 能够较好地显示盆腔内软组织和脏器的毗邻关系，明确肿瘤侵犯范围，对局部的浸润深度及阳性淋巴结的检测均具有较高的敏感性和特异性，有条件的医院应采用直肠增强 MRI，而非普通的盆腔 MRI。直肠腔内超声对肿瘤浸润深度判断优于 MRI，对直肠周围系膜内淋巴结的判断和 MRI 相似，但不能探测到直肠系膜以外的盆腔转移淋巴结，直肠内镜超声对 T 分期和 N 分期的作用和直肠腔内超声相似。所以，盆腔 MRI 和（或）直肠腔内超声及直肠内镜超声应该作为局部 T/N 分期的首选手段。

2. 当分期为 T_2N_0 或 T_1N_0 伴有不良病理预后因素，如肿物大于 $3 \sim 4cm$、侵犯肠周大于 40%、分化程度差、溃疡或浸润生长、切缘阳性和侵犯血管/淋巴管时，应该局部保守治疗（单纯放射治疗或单纯局部切除术）后给予全盆腔的外照射 ± 化疗，以降低局部/区域复发率。

3. 积极入组临床试验，奥沙利铂联合替加氟注射剂的化疗方案在直肠腺癌患者中可安全、有效地使用，长期结果有待随访。

4. 治疗过程中密切监测患者放化疗不良反应，及时对症处理。全部治疗结束后，需定期随诊。

六、相关知识点

1. 多模态影像确定直肠癌 GTV 除了常规查体之外，还需进行直肠指诊，有半数以上的患者通过直肠指诊能明确临床初步诊断，是早期发现直肠癌的关键检查手段之一。如果怀疑直肠癌，首先行结肠镜检查明确肿瘤的位置、大小、形状、侵犯范围，获取肿瘤组织送病理检查，包括局部分期检查和全身分期检查。局部检查主要评估肿瘤的侵犯范围和深度以及区域淋巴结转移状态。直肠癌一般采用盆腔 MRI 和盆腔以外的检查明确是否存在转移，主要有：①胸片或胸部平扫 CT 来替代胸片；②腹部增强 CT：明确肝脏及腹腔其他脏器和淋巴结等有无转移；③出现骨的疼痛：需要检查骨扫描以除外骨转移；④出现头痛、恶心及脑神经症状：需要行头 MRI 以排除脑转移。

2. 直肠癌术后同步放化疗 由于根治术后单纯放疗未提高生存率，在此之后开展了一系列术后同步放化疗的研究。全世界共有 4 项研究将 Ⅱ～Ⅲ期直肠癌术后同步放化疗分别与单纯手术、术后放疗、术后化疗进行了随机对照分析。4 项研究结果均显示，作为实验组的术后同步放化疗与对照组相比，进一步降低了局部区域复发率和提高了无病生存率和总生存率。4 个不同侧面的研究得到的结论一致，因此 Ⅱ / Ⅲ 期直肠癌根治术后同步放化疗可以提高局部控制率和长期生存率为 Ⅰ 类证据，根治术后的同步放化疗是 Ⅱ / Ⅲ 期直肠癌治疗的金标准。

早在 1985 年，GISG-7175 的研究结果证明，Ⅱ / Ⅲ 期直肠癌根治术后同步放化疗优于单纯手术，无病生存率分别为 70% 和 46%（$P = 0.005$）。此后，1991 年 NCCTG-794751 发表了一项随机对照研究结果，204 例直肠癌 $T_{3 \sim 4}$ 或 N+ 的患者在手术后随机分成放疗同步氟尿嘧啶化疗或单纯放疗两组，同步放化疗显著降低了局部区域复发率（13.5% VS 25%，$P = 0.036$），显著提高了无病生存率（59% VS 37%，$P = 0.002$）和总生存率（58% VS 48%，$P = 0.025$）。因此，从 1991 年开始，直肠癌术后同步放化疗已成为标准的辅助治疗原则。1997 年挪威发表了第三项随机对照研究，比较术后同步放化疗和单纯手术的疗效，两组的局部复发率分别为 12% 和 30%（$P = 0.01$），5 年无病生存率分别为 64% 和 46%（$P = 0.05$），5 年无病生存率分别为 64% 和 50%（$P = 0.01$）。2000 年 NSABP-R02 的研究比较 Duke B 期和 C 期直肠癌根治术后同步放化疗（$n = 326$）和单纯化疗（$n = 348$）的疗效，术后同步放化疗显著降低了局部复发率（8% VS 13%，$P = 0.02$），但未提高无病生存率和总生存率。但是，在这项研究中，放射治疗开始于术后 3 个月（先做化疗），延迟同步放化疗将显著降低放疗疗效，这是人们对这项研究普遍的批评意见。

综上所述，Ⅱ～Ⅲ 期直肠癌根治术后以氟尿嘧啶为基础的同步放化疗与单纯手术、单纯术后放射治疗或术后化疗相比，不仅可以显著提高局部控制率，还能显著提高长期生存率，是 Ⅰ 类的治疗根据，已成为标准治疗原则。据此，美国国立癌症研究所（NCI）已明确规定，针对 Ⅱ～Ⅲ 期直肠癌根治术后的临床研究，必须以氟尿嘧啶同步放化疗为对照组，以避免损伤患者的利益。

3. 直肠癌的放疗靶区　Roels 对 17 篇直肠癌术后复发部位的文章进行综合分析，认为直肠癌术后最常见的局部复发部位为骶前区（22%），其余为盆侧壁、坐骨直肠窝 / 会阴区和盆腔前部，而上述部位复发的比率在全部复发患者中分别为 49%、21%、12% 和 17%，吻合口复发者在全部复发患者中占 10%～21%。最常见的区域淋巴结复发部位为：直肠系膜区（46%）、直肠上动脉 / 肠系膜下动脉（28%）、髂内 / 闭孔区（27%）、髂外区（4%），而腹股沟区淋巴结转移最少见（小于 1%）。因此，无论是术前放射治疗还是术后放射治疗，治疗部位应包括直肠系膜区、骶前区、髂内血管区（盆侧壁区）。当肿瘤位于距肛门大于 6cm 时或进行了 Mile's 手术后，必须包括坐骨直肠窝 / 肛门括约肌；当肿瘤位于距肛门大于 10cm 处，下界可适当上提，不必包括全部的坐骨直肠窝。

但是，如果根治术后病理显示肠系膜淋巴结转移时，是否需要照射腹主动脉旁的区域？ EORTC 专门就这一问题进行了一项随机分组研究。$T_{3\sim4}N+/$ 年龄小于 70 岁的患者随机分为盆腔照射组（DT 50Gy/25F）和盆腔＋腹主动脉旁照射组，结果无论是 5 年、10 年无病生存率为 45%、40%，盆腔＋腹主动脉旁照射组为 48% 和 37%；5 年、10 年无病生存率盆腔组为 42%、31%，盆腔＋腹主动脉旁照射组为 47%、31%；10 年盆腔复发率两组均为 30%，说明加照腹主动脉旁并没有提高长期生存率和局部控制率。

病例22　直肠癌术前短程放疗

一、病历摘要

患者男性，39岁，汉族，吉林省长岭县人，乡镇卫生院工作人员。因"间断性大便带血半年"于2016年2月26日10时36分入院。

病史：患者半年前无明显诱因出现大便带血，色鲜红，伴便条变细及里急后重，偶有下腹部胀痛，排气、排便后腹痛可缓解；上述症状逐渐加重。2天前（2016年2月24日）于××医院行肠镜检查示"进镜10cm处见溃疡，周边隆起"，活检病理诊断为腺癌（具体不详）。门诊以"直肠癌"收入院，患者自发病以来，精神食欲佳，无发热，近期体重无明显变化。高血压病史3年，最高200/140mmHg，自行口服"苯磺酸左旋氨氯地平"降压治疗；否认冠心病病史；否认糖尿病病史；否认肝炎、结核病史；既往"磺胺类药物"过敏；否认腹部手术、外伤史；7年前腓骨骨折，已愈。否认肿瘤家族史。

入院查体：T：36.0℃，P：72次/分，R：16次/分，BP：160/120mmHg，H：169cm，W：80kg，BS：1.90m^2，KPS：90分，NRS：0分。青年男性，发育正常，营养中等，正常面容，正力型，神志清醒，精神好。自主体位，查体合作。全身皮肤正常，无黄染，无瘀斑，全身浅表淋巴结未触及肿大。头颅正常，无畸形，毛发分布均匀，双侧眼睑无水肿，巩膜无黄染，眼结膜无苍白，双侧瞳孔等大等圆，对光反射灵敏。双耳郭未见异常，外耳道未见异常分泌物，鼻外形未见异常，通气良好，无异常分泌物，鼻窦无压痛，口唇红润，牙龈无出血，伸舌居中，咽部无充血水肿，双侧扁桃体无肿大。颈软，无抵抗，气管居中，颈静脉怒张，未见颈动脉异常搏动。胸廓两侧对称无畸形，呼吸运动双侧对称，无胸膜摩擦感，双侧语颤正常，两肺叩诊清音，双侧呼吸音清，异常呼吸音，未闻及干湿啰音。心前区无隆起，心尖冲动有力，心界不大，心率72次/分，律齐，心音有力，未闻及病理性杂音。腹平坦，未见胃肠型，未见蠕动波，腹壁静脉无怒张。全腹无压痛及反跳痛，未扪及明显包块。Murphy氏征阴性，肝肋下未及，脾未触及；移动性浊音阴性；肝及双肾区叩痛；肠鸣音4次/分，未闻及气过水声。肛门指诊：胸膝位，距离肛门7cm左右触及环周型肿物，上极不清，质硬，表面不平，活动尚可，指套染血。外生殖器未见异常。脊柱、四肢无畸形，活动自如。腹壁反射、角膜反射存在，Babinski征阴性。

实验室与辅助检查：肠镜检查（2016年2月24日××医院）：进镜10cm处见溃疡，周边隆起。

入院诊断：①直肠癌；②高血压病3级（高度危险组）。

二、查房记录

（一）第一次查房

住院医师：患者青年男性，既往高血压病史3年，最高200/140mmHg，自行口服"苯磺酸左旋氨氯地平"降压治疗；7年前腓骨骨折，已愈。因"间断性大便带血半年"入院。患者半年前无明显诱因出现大便带血，色鲜红，伴便条变细及里急后重，偶有下腹部胀痛，排气、排便后腹痛可缓解；上述症状逐渐加重。2天前（2016年2月24日）于××医院行肠镜检查示"进镜10cm处见溃疡，周边隆起"，活检病理诊断为腺癌（具体不详）。入院查体：胸膝位，距离肛门7cm左右触及环周型肿物，上极不清，质硬，表面不平，活动尚可，指套染血。目前患者间断性大便带血、血液颜色鲜红，便条变细，伴里急后重，偶有下腹部胀痛，排气、排便后腹痛可缓解。血常规：白细胞计数9.0×10^9/L，中性粒细胞计数6.84×10^9/L，红细胞计数4.90×10^{12}/L，血红蛋白98.8g/L，血小板计数502×10^9/L。凝血常规：PT 11.8秒，PT-AT 85.0%，FIB 3.46g/L，APTT 30.7秒，TT 14.3秒，D-D 172ng/ml。CEA：4.02ng/ml。CA199：7.46U/ml。

主治医师：该患者主要症状为间断性大便带血、血液颜色鲜红，便条变细，伴里急后重，偶有下腹部胀痛，排气、排便后腹痛可缓解。病程半年。外院肠镜检查示进镜10cm处见溃疡，周边隆起。活检病理诊断为腺癌。为进一步明确病理、确定病变范围、淋巴结及直肠系膜筋膜情况，建议行肠镜取病理、盆腔磁共振等检查。

主任医师：从患者症状、肛诊及外院肠镜检查结果看，直肠癌的诊断成立。但仍需要进一步检查以明确T分期和N分期，入院再检肠镜取得病理。直肠腔内超声能鉴别直肠壁各层结构，特别是在中低位直肠癌的分期方面具有独特优势，是评估早期肿瘤的最佳检查手段，也能够在相关诊疗后的随访中发挥关键作用，而且操作方便、费用低，但由于声波的固有特性，它在评估进展期直肠癌的作用有限；尤其是对于位置较高、体积较大或者梗阻性肿瘤，同时也很难显示直肠系膜及周围盆壁结构，无法探及远处淋巴结和器官的转移。而MRI是评估直肠癌原发灶的最优手段，能很好分辨出直肠系膜筋膜，辅助确定术前分期，通过系膜筋膜与肿瘤边界的关系来判断环周切缘（CRM）。该患者为直肠中段癌，手术±放化疗为标准治疗方案。应进一步完善相关检查确定临床分期，根据临床分期决定首程治疗为术前新辅助放化疗或者直接手术。

（二）第二次查房

住院医师：患者症状、体征同前无明显变化。我院2016年2月28日（病例22图1）

盆腔磁共振：直肠中上段管壁不均匀增厚，见隆起型肿块影，肿块累及直肠环周，局部病变穿透肠壁累及外膜及周围脂肪组织，穿出肠壁组织距离直肠系膜筋膜最近距离约为 0.5cm。病变下缘距直肠肛门角约 2.5cm，病变长约 7.1cm。直肠旁及骶前见多枚肿大淋巴结，短径在 0.4 ～ 1.1cm，部分病灶边缘毛糙，信号欠均匀。膀胱壁较光整，腔内未见确切异常信号改变。前列腺、双侧精囊腺未见确切异常。盆壁骨质及软组织未见确切异常。诊断：直肠中上段癌伴直肠周围淋巴结转移（T_3N_{1b} 期可能性大，CRM+ 可能性大）。电子肠镜（病例 22 图 2）：距肛门 8 ～ 12cm 直肠见环周生长溃疡型肿物，黏膜粗糙，破溃，附污苔，管腔狭窄，钳取质脆，易出血。电镜勉强通过。所见结肠及余段直肠黏膜光滑，无充血糜烂，无溃疡及异常隆起，血管纹理清晰，肠腔内无血迹。诊断：直肠肿物（结合病理）。2016 年 3 月 1 日病理（病例 22 图 3）诊断：（距肛门 8 ～ 12cm 取材）腺癌（病理号 B0156325）。

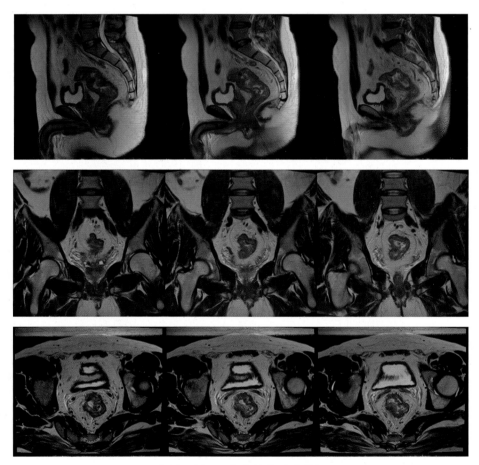

病例22图1　治疗前盆腔磁共振

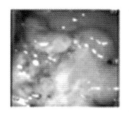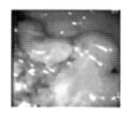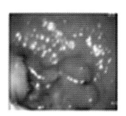

病例22图2　放疗前肠镜

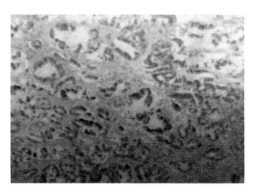

病例22图3　病理图文报告

主治医师：患者盆腔磁共振示：直肠中上段癌伴直肠周围淋巴结转移（T_3N_{1b} 期可能性大，CRM+ 可能性大）。肠镜活检病理诊断：腺癌。根据第一次查房布置情况，各项工作均已就绪。患者知情同意后加入局部晚期中低位直肠癌术前短程放疗联合新辅助化疗对比同步放化疗的随机 Ⅲ 期非劣性研究。试验中心阅磁共振片后确定分期为 $T_{3b}N_2$，MRF−，确立临床诊断为直肠癌（$cT_{3b}N_2M_0$ Ⅲ c 期）。患者随机入短程放疗联合新辅助化疗组，该组放疗 5 次，在 1 周内完成；盆腔单次剂量为 5Gy/ 次，无同步化疗。于短程放疗结束 1 周后行 "XELOX" 方案联合化疗，21 天为 1 个周期，共 4 个周期（奥沙利铂 130mg/m²，静脉滴注，第 1 天；卡培他滨（希罗达）（1000mg/m²，2 次 / 日，第 1–14 天）。新辅助化疗结束 4 周后手术，手术后继续化疗 2 个周期。

主任医师：患者直肠癌（$cT_{3b}N_2M_0$ Ⅲ c 期）的诊断明确。需要注意的是，术前卡培他滨同步放化疗目前是 Ⅱ / Ⅲ 期直肠癌推荐的标准治疗手段，在短程放疗基础上联合新辅助化疗的疗效和安全性是我们该项研究的目的。患者本身为医务工作者，入组后依从性应较好；且患者 39 岁，既往体健，目前一般情况佳，初步判定可以耐受目前 5×5Gy 放疗。放化疗期间应密切观察放疗不良反应，每次放疗须行图像引导；检测血常规、肝肾功能，及时对症处理。

三、治疗经过

2016 年 3 月 9 日开始行术前短程放疗，靶区包括直肠原发肿瘤及盆腔淋巴引流区（直肠系膜区、骶前间隙、骨盆侧壁的髂内淋巴结区和闭孔淋巴结区域），行精确放疗（VMAT），5.0Gy/ 次，计划 5 次（病例 22 图 4 至病例 22 图 6）。危及器官受量为：右股骨头 V25 = 1%，左股骨头 V25 = 0%；膀胱 V25 = 18%；结肠 V25 = 10%，Dmax 2457.8cGy；小肠 V25 = 2%，Dmax 2477.2cGy。2016 年 3 月 13 日患者放疗结束。放疗后出现Ⅰ度直肠炎，口服思密达（蒙脱石散）及小檗碱后好转。短程放疗结束时患者大便带血症状消失。磁共振有待放疗后 2 个周期新辅助化疗结束时复查。

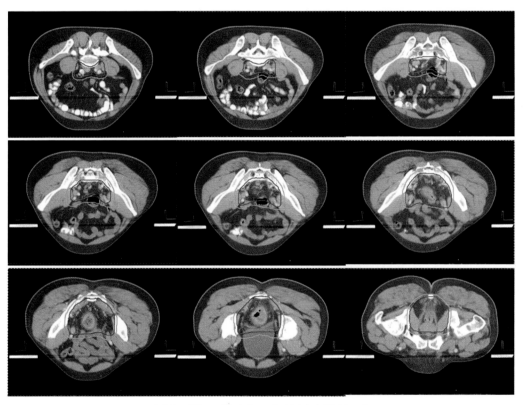

病例22图4　放疗靶区与计划（横断面）

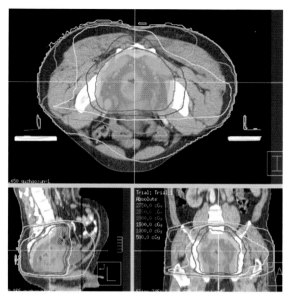

病例22图5　放疗计划

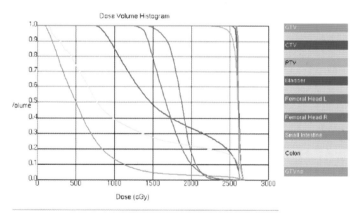

病例22图6　剂量曲线分布图

四、诊疗结局及随访

患者放疗中出现Ⅰ度直肠炎，对症治疗后好转；放疗后大便带血症状消失。根据患者所入组的直肠癌多中心Ⅲ期临床研究要求，于短程放疗结束1周后行"XELOX"方案联合化疗，21天为1个周期，共4个周期（2016年3月21日至2016年6月7日），奥沙利铂130mg/m²，静脉滴注，第1天；卡培他滨（希罗达）（1000mg/m²，2次/日，口服，第1–14天）。化疗2个周期后（2016年5月3日，病例22图7）复查磁共振：

直肠中上段管壁不均匀增厚，范围约 4.5cm，肿块累及直肠环周，病变处外膜不光滑，可见 T_2WI 索条影，病变整体 T_2WI 呈等略高信号，DWI 上未见明显高信号，病变上方与直肠壁弥散性增厚，T_2WI 呈高信号，直肠旁及骶前见多枚肿大淋巴结，最大者短径约 0.5cm，部分病灶边缘毛糙，信号欠均匀。诊断：较 2016 年 2 月 28 日片：符合直肠中上段癌伴直肠周围淋巴结转移，病变较前均缩小，余直肠壁水肿，符合放疗后改变。

新辅助化疗结束后、术前复查磁共振（2016 年 7 月 2 日，病例 22 图 8）：直肠中上段管壁不均匀增厚，范围约 2.5cm，肿块累及直肠环周，局部直肠管腔显示清晰，病变处外膜欠光滑，可见 T_2WI 索条影，病变整体 T_2WI 呈等略高信号，DWI 上未见明显高信号，病变上方与直肠壁弥漫性增厚，T_2WI 呈高信号，直肠旁及骶前见多枚肿大淋巴结，最大者短径约 0.3cm。诊断：较 2016 年 5 月 3 日片：符合直肠中上段癌伴直肠周围淋巴结转移，病变范围较前明显变小，余直肠壁水肿，考虑 yT_3N_0，MRF+，请结合临床。

肠镜（病例 22 图 9）：距肛门 9 ～ 12cm 直肠环周黏膜破溃，粗糙，接触易出血，管腔略狭窄，电镜勉强通过。诊断：直肠癌放疗后。患者于 2016 年 7 月 8 日在全麻下行机器人辅助直肠癌根治术、回肠末段双腔造口术。术后病理（病例 22 图 10）诊断：（直肠癌放化疗后）肠壁黏膜下层见少许残留腺癌巢，最大径 0.5cm，周边肠壁全层见纤维化、黏液糊，伴炎细胞浸润、钙化，双侧断端、环周切缘未见癌，肠周淋巴结 0/19 未见癌转移。术后分期为 $yPT_1N_0M_0$ Ⅰ期（Dukes A 期；AJCC/UICC 2010 年第七版）。术后继续行"XELOX"方案化疗 2 个周期（2016 年 8 月 10 日至 2016 年 9 月 5 日方案同前）。2016 年 10 月 12 日（病例 22 图 11）复查循腔进镜至回盲部，回盲瓣，阑尾开口无异常。退镜观察，距肛门 4cm 见吻合口，黏膜光滑、通畅；升结肠、横结肠、降结肠、乙状结肠及直肠黏膜光滑，血管纹理清晰，无息肉、糜烂、异常分泌物及新生物。诊断：直肠术后改变镜下未见明显新生物。于 2016 年 10 月 20 日在全麻下行回肠造口还纳术，过程顺利，术后患者恢复良好。

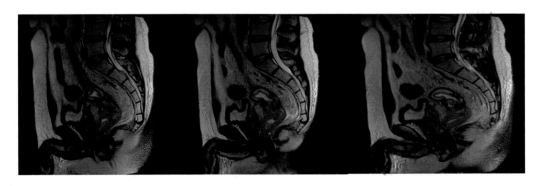

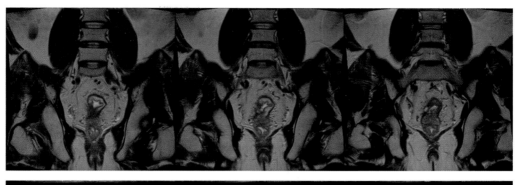

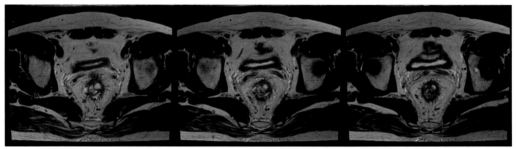

病例22图7　放疗后2个月盆腔磁共振

随访：2017年4月6日复查CT：双侧胸廓对称，纵隔居中。气管、双侧主支气管开口通畅，管腔未见狭窄。双肺纹理清晰，左肺上叶舌段及右肺中叶、下叶见少许索条影，边界略欠清，右肺下叶近胸膜下见小结节影，长径约0.4cm（se2、IM38）。余双肺实质未见异常密度影。纵隔内及双肺门未见肿大淋巴结影。双侧胸膜略增厚。肝脏体积略大，形态饱满，肝门、肝裂不宽，肝实质密度减低，CT值52HU，肝内胆管未见扩张，门静脉及下腔静脉显示清晰，脾脏不大，其内未见异常密度影。胆囊不大，壁不厚，腔内未见异常密度影。胰腺体部见小斑片状低密度影，边界清，未见异常强化，长径约0.6cm（se3、IM61），腹腔肠管走行自然。腹腔、腹膜后未见明确肿大淋巴结影。右侧盆壁见肠管造瘘后改变。直肠走行区见吻合口，吻合口壁未见异常增厚，管腔未见狭窄，邻近脂肪间隙模糊，直肠周围筋膜略增厚。膀胱充盈佳，壁未见异常增厚。前列腺未见异常密度影。盆腔未见明确肿大淋巴结影。诊断：①左肺上叶舌段及右肺中叶、下叶少许炎性索条，较2016年10月12日片未见著变；②右肺下叶小结节影，较前未见著变；③双侧胸膜略增厚；④脂肪肝；⑤胰腺体部低密度影，考虑小囊肿；⑥直肠癌术后，吻合口未见占位性病变；右侧盆壁造瘘术后改变。

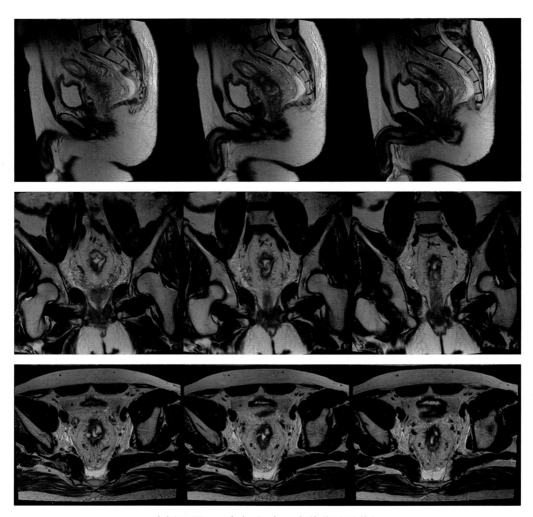

病例22图8　放疗后4个月术前盆腔磁共振

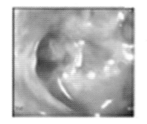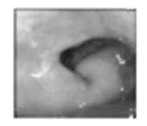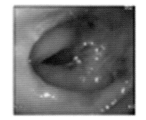

病例22图9　放疗后4个月术前肠镜

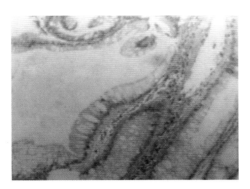

病例22图10　病理图文报告

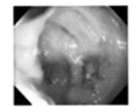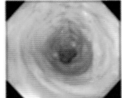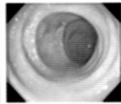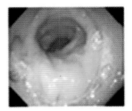

病例22图11　术后3个月肠镜

五、主要治疗经验

1. 患者入院后完善各项检查，结合盆腔磁共振、内镜等多种技术手段确定直肠癌病变位置、病变长度、淋巴结及直肠系膜筋膜受累情况。目前的TNM分期系统，特别是肿瘤浸润程度能很好预测患者的预后，所以对于中晚期直肠癌，MRI的评价更为重要，能准确分辨直肠系膜筋膜，且T_2加权相适合观察肠壁所有层面。

2. 对于Ⅱ/Ⅲ期直肠癌（$T_{3\sim4}N_0M_0$或任何$TN_{1\sim2}M_0$），以氟尿嘧啶为基础的同步放化疗已成为直肠癌辅助治疗的标准治疗方案。而术前同步放化疗的急性和长期不良反应显著低于术后同步放化疗，并且术前同步放化疗未增加吻合口瘘、术后出血和肠梗阻的发生率。NCCN和ESMO指南均推荐术前同步放化疗联合TME为局部晚期直肠癌的标准治疗。

3. 积极入组临床试验，针对局部晚期直肠癌患者，短程放疗明显提高治疗效率，采用短程放疗→新辅助化疗→延迟手术治疗模式，有望获得进一步pCR率提高和加大化疗强度，最终获得疗效的提高。

4. 该患者放疗靶区GTV包括直肠原发病灶、直肠系膜及骶前转移淋巴结；CTV包括原发肿瘤、直肠系膜区、骶前间隙和骨盆侧壁的髂内淋巴结区和闭孔淋巴结区域（盆侧壁区）、部分髂外淋巴引流区。

（1）直肠癌 CTV 勾画

1）局部高危区域：原发灶（吻合口），直肠系膜区（瘤床）、骶前区域、（坐骨直肠窝）。

2）区域淋巴结高危区域：直肠系膜、髂内、闭孔、（髂外）淋巴引流区。

（2）盆腔淋巴引流区勾画范围

1）髂总：髂血管外放 7mm，后界至椎前，侧界至腰大肌。

2）髂外：髂外血管外放 7mm，沿髂腰肌前侧方再外扩 10mm。

3）闭孔：髂内与髂外血管之间，骨盆侧壁内 18mm。

4）髂内：髂内血管外放 7mm，侧界至骨盆侧壁。

5. 治疗过程中密切监测患者放化疗不良反应，及时对症处理。全部治疗结束后，需定期随诊。

六、相关知识点

1. 如何选择术前短程放疗或长程同步放化疗　直肠癌根治术后局部复发率仍较高，10% ~ 40% 的患者需要行永久性腹壁造瘘。术前同步放化疗或短程放疗联合根治性手术治疗局部晚期直肠癌患者，均取得了较好的局部控制，5 年或 10 年的局部复发率在 10% 左右。术前短程放疗的基础是较短的总治疗时间，5Gy × 5 次的放疗剂量有很高的生物学效果，可避免长程同步放化疗后潜在的加速再增值风险。其他优势还包括治疗时间短、患者依从性高及费用低。

早在 1997 年和 2001 年，瑞典和荷兰相继发表了 Ⅲ 期临床研究，证实了术前短程放疗联合手术优于单纯手术。瑞典研究纳入了临床分期为 $T_{3 \sim 4}$ 或 N+ 的可手术切除直肠癌患者，短程放疗联合手术较单纯手术显著降低了 5 年局部复发率（11% VS 27%，$P < 0.001$），提高了 5 年总生存率（58% VS 48%，$P = 0.004$）。荷兰研究的入组条件与瑞典研究相似，但手术要求为 TME 术，其 12 年随访结果显示短程放疗联合 TME 术较单纯 TME 术显著降低了 10 年局部复发率（5% VS 11%，$P < 0.0001$），但两组的 10 年总生存率和远处转移率无明显差异。另有两项 Ⅲ 期临床研究比较了术前长程同步放化疗与短程放疗治疗局部晚期直肠癌的疗效，长程同步放化疗 4 ~ 6 周后手术，短程放疗后 7 天内手术，研究结果提示长程同步放化疗其优势在于有更高的降期率、提高 R0 切除率，但两种方式在局部控制、远处转移或总生存方面均无差异，晚期 Ⅲ / Ⅳ 度毒性反应也相似。因此对于可手术切除的局部晚期直肠癌患者，术前 5Gy × 5 次短程放疗与长程同步放化疗疗效相似，但前者明显提高治疗效率，从开始放疗至手术仅需要 10 天左右。

近期术前短程放疗的研究多在于尝试 5Gy × 5 次短程放疗后延期手术的治疗模式，

瑞典 Stockholm Ⅲ 研究将局部晚期直肠癌患者随机分到 3 个不同的治疗组：短程放疗＋1 周内手术，短程放疗＋4 ~ 8 周后手术，长程单纯放疗＋4 ~ 8 周后手术；该研究的中期分析结果，3 组治疗后的 pCR 率分别为 0.8%、12.5% 和 5%；短程放疗后延迟手术使 pCR 率从 0.8% 提高到 12.5%。Pettersson 教授等总结了 Stockholm 地区采用短程放疗 4 周后行原发肿瘤手术切除的 112 例直肠癌患者的结果，这部分患者通常因原发肿瘤不可切除、并发症、身体虚弱等原因选择上述术前治疗模式，结果显示经过短程放疗后的间歇，肿瘤明显降期，pCR 率达 8%。进一步也有一些研究尝试 5Gy×5 次短程放疗后在间歇期加入新辅助化疗的治疗模式。Bujko 教授报道了一项多中心Ⅲ期临床研究的中期分析结果，该研究将肿瘤固定的 T_3、T_4 或局部复发直肠癌患者随机分到两组：5Gy×5 次短程放疗＋3 个周期新辅助化疗（FOLFOX4）或长程同步放化疗（50.4Gy/28 次，同步氟尿嘧啶＋Ox），两组Ⅲ度以上毒副反应发生率相似（26% VS 25%），pCR 率分别为 21% 和 9%。另外，正在进行的 RAPIDO 研究将高危直肠癌患者随机分到标准治疗组和实验组，标准治疗组采用术前卡培他滨同步放化疗（45 ~ 50Gy/25 次），而实验组采用术前 5Gy×5 次短程放疗＋6 个周期新辅助化疗（CAPOX），这项Ⅲ期临床研究正在入组中（病例 22 表 1）。

2. 直肠癌的放疗靶区　直肠癌术前放疗的靶区勾画：GTV 勾画：原发肿瘤区域，包括直肠原发病灶、相应区域直肠系膜和转移的淋巴结；CTV 勾画：包括原发肿瘤、直肠系膜区、骶前间隙和骨盆侧壁的髂内淋巴结区和闭孔淋巴结区域（盆侧壁区），部分髂外淋巴引流区，中下直肠癌需包括坐骨直肠窝；PTV 勾画：在 CTV 基础上左右及腹背方向放 0.5cm，头脚方向外放 1.0cm。

3. 直肠癌的放疗剂量　以直肠癌标准长程放疗为例：①直肠癌术前、术后放疗的处方剂量 95% PTV DT 45 ~ 50.4Gy/1.8 ~ 2.0Gy/25 ~ 28F；②最高剂量＜110% ~ 115% 处方剂量，高剂量区不能落在小肠或残段直肠上；③最低剂量＞93% 处方剂量；④正常组织限量：股骨头：V50＜5%；膀胱：V50＜50%；结肠：V50＜10%，Dmax＜52y；小肠：V50＜10%，Dmax＜52y；睾丸：评价最高剂量和平均剂量；⑤有肿瘤和（或）残留者，全盆腔照射后局部缩野加量照射 DT 10 ~ 20Gy。术前短程放疗的剂量，相关研究均采用 5Gy×5 次方案，开始放疗至手术至少需要间隔 10 天左右。短程放疗正常组织限量：股骨头：V25＜5%；膀胱：V25＜50%；结肠：V25＜10%，Dmax＜26y；小肠：V25＜10%，Dmax＜26y。本患者入组的随机对照研究剂量水平随机分组为 CRT（同步放化疗）：IMRT 或 VMAT（盆腔 2.0Gy/ 次，50Gy）＋卡培他滨 1650mg/（m^2·d），5 天 / 周；SCRT（短程放疗）：IMRT 或 VMAT（盆腔 5.0Gy/ 次，25Gy）。

4. 早期结直肠癌根治术后建议服用低剂量阿司匹林作为"癌症二级预防"措施　2017 版 NCCN 结直肠癌指南在"结肠癌长期随访保健计划（PRINCIPLES OF

SURVIVORSHIP – Colorectal Long-term Follow-up Care）"章节的"生活方式和健康咨询"中更新了推荐—"考虑低剂量阿司匹林"。阿司匹林的防癌与抗癌效果既往的主要研究多集中在结直肠肿瘤领域，阿司匹林在结直肠癌化学预防领域的两大作用是减少健康人群中 CRC 的发生率（一级预防）和减少罹患 CRC 者根治术后的肿瘤复发（二级预防）。2012 年哈佛大学麻省总院陈志辉等发现阿司匹林对结肠癌术后复发的预防可能与 PIK3CA 基因突变有关。2015 年荷兰莱登大学医学院在欧洲癌症大会（ECC）上公开报道的最新研究结果显示（M.Frouws，2015 ECC Ab#2306），癌症确诊后常规服用阿司匹林能显著改善来源于整个消化道癌症，尤其是结直肠癌患者的生存情况。这项研究纳入 1998—2011 年在荷兰国家卫生系统注册的消化道癌症患者共 13715 例，分析在确诊后开始服用阿司匹林和从未服用阿司匹林的两个群体共 9538 例患者，主要为结直肠癌（占 67.7%），还包括胃-食管癌（占 10.2%）和肝胆系统癌、胰腺癌等；中位随访时间 48.6 个月，结果表明，癌症确诊后服用阿司匹林的患者对比未服用的患者来说，5 年 OS 分别为 75% 和 42%，生存提高了几乎一倍；在各瘤种分组分析发现，除了胰腺癌外，其他消化道癌瘤患者均从阿司匹林中获益，其中结直肠癌的获益最大。

基于这个研究的发现，荷兰于 2015 年 1 月启动了一个随机对照研究，对比阿司匹林在 II / III 期结肠癌辅助治疗中的价值。而由新加坡国立癌症中心牵头的 ASCOLT 研究（Clinicaltrial.gov：NCT00565708）是该领域中最受关注的 RCT 之一，该研究针对接受了至少 4 个月氟尿嘧啶为基础的辅助化疗（放疗不限）的 II / III 期结直肠癌，标准治疗结束以后，随机接受阿司匹林 200mg/d 或安慰剂治疗，一共 3 年。该研究拟入组超过 1000 例患者，目前已经入组超过 2/3，中国有多家中心参与 ASCOLT 研究，结果尚期待中。

病例22表1　直肠癌术前短程放疗（5Gy×5次）的临床研究

作者 / 年份	研究类型	No	研究设计	pCR[*]		LR[**]
瑞典研究 /1997	III	553	5Gy×5 次＋手术（7 天内）	–	5y	11%
		557	单纯手术	–		P < 0.001 27%
Kapiteijn/2001	III	924	5Gy×5 次＋ TME（7 天内）	–	10y	5%
		937	单纯 TME	–		P < 0.0001 11%
Bujko/2004	III	155	5Gy×5 次＋ TME（7 天内）	1%		–
		157	CRT（50.4Gy/28 次）＋ TME（4 ~ 6 周后）	15%		–

续表

作者/年份	研究类型	No	研究设计	pCR[*]		LR[**]
Ngan/2012	Ⅲ	163	5Gy×5次＋TME（7天内）	–	3y	7.5%
		163	CRT（50.4Gy/28次）＋TME（4～6周后）	–		P=0.24 4.4%
Stockholm Ⅲ/2010 （中期分析）	Ⅲ	120	5Gy×5次＋延迟TME（4～8周后）	13%		–
		118	5Gy×5次＋TME（7天内）	0.8%		–
		65	2Gy×25次＋TME（4～8周后）	5%		–
Pettersson/2012	回顾	112	5Gy×5次＋延迟手术（4周后）	8%		–
Bujko/2013（中期分析）	Ⅲ	49	5Gy×5次＋（氟尿嘧啶/Ox×3cyc）＋手术	21%		–
		48	CRT（50.4Gy/28次，氟尿嘧啶/Ox）＋手术	9%		–
Nilsson/2013 （入组中）	Ⅲ	–	5Gy×5次＋（Cap/OX×6cyc）＋手术	–		–
		–	CRT（50.4Gy/28次，Cap）＋手术	–		–

pCR[*]：病理完全缓解；LR[**]：局部复发

病例23 直肠癌术前同步放化疗

一、病历摘要

患者男性，49岁，汉族，吉林省长春市人，因"排便习惯改变伴间断便血1年余"于2016年2月15日入院。

病史：该患1年余前无明显诱因出现排便次数增加，每日4～6次，为稀水样便，腹泻与便秘交替出现，伴便中带血，呈鲜红色，无里急后重。2016年1月26日就诊于我院门诊，行肠镜检查提示：距肛门10cm可见直肠黏膜隆起。肠镜病理诊断：（距肛门10cm）中分化腺癌。盆腔MRI示直肠中下段肠壁不规则增厚，病变下缘距肛提肌与直肠交汇处约5.0cm，范围约7.0cm，轴位图像显示病变近环形分布，最厚处约1.5cm，肠壁各层结构分界不清，外膜面欠光滑，病变左旁可见异常信号结节影，与肠壁分界不清，长径约1.7cm，另骶前系膜根部可见多个小淋巴结，最大者短径约0.5cm。前列腺及两侧精囊大小、形态尚可，两侧前列腺外周带 T_2WI 信号减低。骨盆诸骨未见确切异常信号。提示：符合直肠下段癌，考虑 T_3N_{2a}。门诊以"直肠癌"收入院。患者自发病以来，精神食欲良好，无畏寒、发热。近期体重无明显变化。无高血压、冠心病、糖尿病病史，无高血脂病史，否认肝炎、结核、伤寒等传染病史，否认外伤史，无药物过敏史，否认肿瘤家族史。

入院查体：T：36.2℃，P：76次/分，R：18次/分，BP：130/80mmHg，H：178cm，W：71kg，BS：1.88m²，KPS：90分，NRS：0分。中年男性，发育正常，营养中等，正常面容，正力型，神志清醒，精神好。自主体位，查体合作。全身皮肤正常，无黄染，无瘀斑，全身浅表淋巴结未触及肿大。头颅正常，无畸形，毛发分布均匀，双侧眼睑无水肿，巩膜无黄染，眼结膜无苍白，双侧瞳孔等大等圆，对光反射灵敏。双耳郭未见异常，外耳道未见异常分泌物，鼻外形未见异常，通气良好，无异常分泌物，鼻窦无压痛，口唇红润，牙龈无出血，伸舌居中，咽部无充血水肿，双侧扁桃体无肿大。颈软，无抵抗，气管居中，颈静脉怒张，未见颈动脉异常搏动。胸廓两侧对称无畸形，呼吸运动双侧对称，无胸膜摩擦感，双侧语颤正常，两肺叩诊清音，双侧呼吸音清，异常呼吸音，未闻及干湿啰音。心前区无隆起，心尖冲动有力，心界不大，心率76次/分，律齐，心音有力，未闻及病理性杂音。腹平坦，未见胃肠型，未见蠕动波，腹壁静脉无怒张；全腹无压痛及反跳痛，未扪及明显包块；Murphy氏征阴性，肝肋下未及，脾未触及，移动性浊音阴性；肝及双肾区叩痛；肠鸣音 4 次 / 分，未闻及气过水声。直肠指检：肘膝位，距肛缘 7cm，2～12 点可触及一菜花样肿物，表面不光滑，活动度可，轻度压痛，上缘未触及，退指指套染血。脊柱、四肢无畸形，活动自如。腹壁反射、角膜反射存在，Babinski 征阴性。

实验室与辅助检查：2016 年 1 月 26 日肠镜检查示：循腔进镜至 10cm，直肠黏膜隆起，附着大量排泄物，无法进一步检查，黏膜粗糙，钳取质脆，易出血。病理示：中分化腺癌（病理号：15-XXXX）。2016 年 1 月 28 日盆腔 MRI 示：直肠中下段肠壁不规则增厚，病变下缘距肛提肌与直肠交汇处 5.0cm，范围约 7.0cm，轴位图像显示病变近环形分布，最厚处约 1.5cm，肠壁各层结构分界不清，外膜面欠光滑，病变左旁可见异常信号结节影，与肠壁分界不清，长径约 1.7cm，另骶前系膜根部可见多个小淋巴结，最大者短径约 0.5cm。提示：符合直肠下段癌，考虑 T_3N_{2a}。

入院诊断：直肠腺癌（$cT_3N_2M_0$，Ⅲ c 期，AJCC/UICC 2010 年第七版）。

二、查房记录

（一）第一次查房

住院医师：患者中年男性，因"排便习惯改变伴间断便血 1 年余"入院。患者 1 年余前出现排便次数增加，每日 4～6 次，为稀水样便，腹泻与便秘交替出现，伴便中带血，呈鲜红色。2016 年 1 月 26 日就诊于我院门诊，行肠镜检查示：距肛门 10cm 见直肠黏膜隆起。病理诊断：中分化腺癌。盆腔 MRI 示直肠中下段肠壁不规则增厚，病变下缘距肛提肌与直肠交汇处约 5.0cm，范围约 7.0cm，肠壁各层结构分界不清，外膜面欠光滑，病变左旁可见异常信号结节影，与肠壁分界不清，长径约 1.7cm，另骶前系膜根部可见多个小淋巴结。提示：符合直肠下段癌，考虑 T_3N_{2a}。胸部＋全腹部 CT 均未见异常。目前患者仍有间断血便。血常规：白细胞计数 6.61×10^9/L，血红蛋白 162g/L，血小板计数 178×10^9/L。肿瘤标志物：Cyfra21-1 7.61ng/ml，癌胚抗原 2.88ng/ml。

主治医师：该患因排便习惯改变伴血便入院，肠镜检查示距肛门 10cm 见隆起性病变，病理提示为直肠腺癌。盆腔 MRI 显示为中下段的直肠病变，横断面上显示病变呈环形分布，外膜面欠光滑，轴位显示病变位于腹膜返折以下，病变左旁异常信号结节影，考虑为转移淋巴结。根据 MRI 分期为 T_3N_{2a}（AJCC/UICC 2010 年第七版）。根据 NCCN 治疗指南对于局部晚期中下段直肠癌推荐行术前同步放化疗。

主任医师：根据患者目前的各项影像学及病理诊断结果，直肠腺癌（$T_3N_{2a}M_0$ Ⅲ c 期）的临床诊断明确。美国 NCCN 指南及欧洲 ESMO 指南均推荐术前同步放化疗后再行 TME 手术，作为局部进展期直肠癌（T_3、T_4，N+）的标准治疗方式。该患者术前影像学分期为 T_3N_{2a}，术前同步放化疗为首选方案。进一步完善相关检查后，如无放化疗禁忌证，建议行术前同步放化疗。

（二）第二次查房

住院医师：患者仍有鲜血便，为细软条状便，无排便困难。根据入院后已完成的检查结果，临床诊断明确为直肠腺癌（$cT_3N_2M_0$，Ⅲc期），直肠肿瘤位于腹膜返折以下，为中下段直肠癌。患者体能状态及一般情况良好，预计放疗耐受性尚可。

主治医师：该患肠镜检查示：距肛门10cm见直肠黏膜隆起。病理诊断：中分化腺癌（病例23图1）。盆腔MRI示直肠中下段肠壁不规则增厚，肠壁各层结构分界不清，外膜面欠光滑，病变左旁可见异常信号结节影，与肠壁分界不清，长径约1.7cm，另骶前系膜根部可见多个小淋巴结（病例23图2）。提示：直肠下段癌。目前患者临床诊断为中下段直肠腺癌（$cT_3N_2M_0$，Ⅲc期）。根据NCCN指南推荐，治疗方案为术前同步放化疗，具体化疗方案为患者：卡培他滨1.5g 2次/日同步放疗。以原发肿瘤及盆腔预防区为靶区，行精确放疗，盆腔DT 45Gy/25次，1.8Gy/次，原发肿瘤DT 50.4Gy/28次，1.8Gy/次。

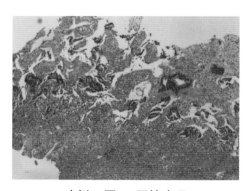

病例23图1　肠镜病理

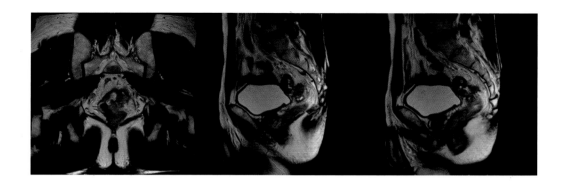

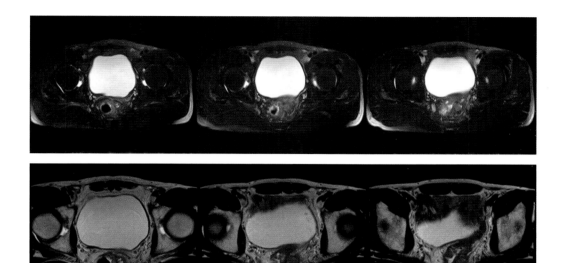

病例23图2　放疗前盆腔磁共振

主任医师：患者中下段直肠腺癌（$cT_3N_2M_0$，Ⅲc期）的诊断明确。值得注意的是肿瘤病变位于腹膜折返以下，CTV 需要包括坐骨直肠窝。患者一般情况可，可以耐受同步放化疗。放化疗期间密切观察放化疗不良反应，定期检测血常规、肝肾功能，及时对症处理。

三、治疗经过

患者于定位前 1 小时排空膀胱，口服 20% 泛影葡胺 10ml ＋水 800～1000ml，憋尿，俯卧于腹部定位板，行增强 CT 扫描，层厚 0.5cm。靶区的定义和勾画：GTV：原发肿瘤区域，CTV：原发肿瘤、直肠系膜区、骶前间隙和骨盆侧壁的髂内淋巴结区和闭孔淋巴结区域（盆侧壁区），PTV：CTV ＋ 0.5cm（左右）、CTV ＋ 1.0cm（头脚）。2016年 2 月 24 日开始行同步放化疗，具体化疗方案为：卡培他滨 1500mg 2 次 / 日同步放疗。放疗方式采用静态调强放疗，一阶段放疗范围为原发肿瘤及盆腔高危区域，放疗剂量：45Gy/（25 次·5 周），1.8Gy/ 次。危及器官受量为：膀胱平均剂量：3501.4cGy，小肠最大剂量 5419.4cGy，V50 ＜ 5%，结肠最大剂量 5421.9cGy，左侧肱骨头最大剂量：4328.9cGy，右侧肱骨头最大剂量：4493.2cGy，膀胱平均剂量：3501.4cGy，V50 ＜ 28%。2016 年 3 月 30 日以原发肿瘤为靶区行二阶段精确放疗，1.8Gy/ 次，计划 3 次，95% 等剂量线为处方剂量包绕 PTV（病例 23 图 3 至病例 23 图 5）。2016 年 4 月 1 日患者放化疗结束。同步放化疗期间诉出现Ⅱ度放射性皮肤黏膜反应，Ⅰ度胃肠道反应，2016 年

1月19日、2016年2月13日出现Ⅰ度白细胞减低，对症治疗后均示好转。同步放化疗后复查盆腔MRI示原直肠病变处仅黏膜略厚，原瘤体显示不清。疗效评价：PR。

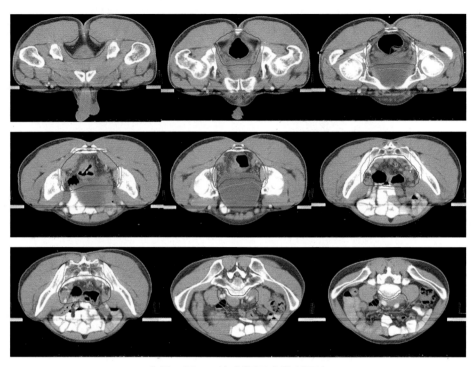

病例23图3　放疗靶区（横断面）

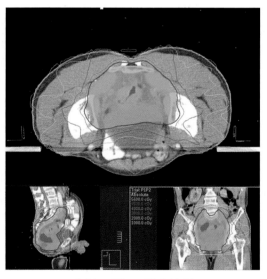

病例23图4　放疗计划

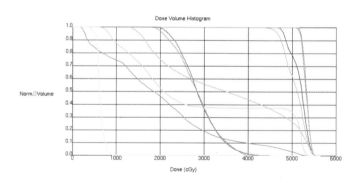

病例23图5　剂量曲线分布图

四、诊疗结局及随访

患者放化疗结束后诉大便次数增多，为软便，无黏液血便，肛周皮肤疼痛逐渐减轻。2016 年 6 月 13 日复查盆腔 MRI 示：原直肠病变处肠壁略厚，考虑为 T_2N_0；病变左旁条片状 T_2WI 低信号，考虑为纤维组织增生，较前范围略缩小（病例23图6）。2016 年 6 月 22 日行 "腹腔镜辅助直肠癌根治、回肠末段造口术"。术后病理：示肌层内见甚少腺癌成分，并见坏死、钙化，大量炎细胞浸润，符合腺癌新辅助治疗后改变，肿物大小约为 2cm×1.2cm×0.51cm，侵及固有肌层，未见明确神经、脉管侵犯，两切缘未见癌，环周切缘未见癌，肠系膜淋巴结 0/8，未见癌转移（病例23图7）。送检淋巴结：2 组、5 组、3 组 0/6，未见癌转移。术后分期为 T_2N_0。术后序贯给予 "XELOX" 方案化疗：奥沙利铂 200mg，第 1 天；卡培他滨 1.5g 2 次 / 日，第 1-14 天，每 3 周为 1 个周期，共 4 个周期化疗。序贯化疗期间患者胃肠道反应为 I 度，骨髓抑制 II 度。

随访：2016 年 11 月 17 日查肠镜：距肛门 3 ~ 10cm 肠腔狭窄，肠壁黏膜接触易出血，所见大肠余段、直肠余段黏膜光滑，无息肉、糜烂、异常分泌物及新生物。2016 年 11 月 14 日复查胸部、腹部 CT 示：双肺多发炎性索条；肝脏及双肾低密度影，考虑囊肿；右腹壁造瘘术后改变。

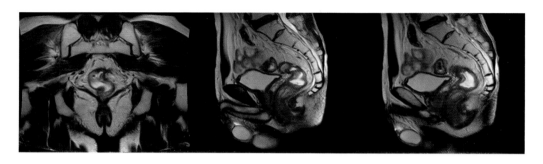

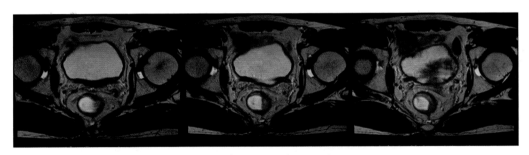

病例23图6　术前盆腔磁共振

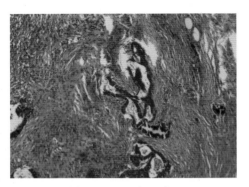

病例23图7　术后病理

五、主要治疗经验

1. 准确的诊断与分期是直肠癌治疗的基础。患者入院后完善各项检查，结合肠镜、超声内镜、盆腔 MRI 等多种技术手段确定直肠癌病变位置、长度、肠壁浸润程度及有无盆腔淋巴结转移。直肠 MRI 与内镜超声结合能够提高直肠癌诊断的准确率。

2. 直肠癌术前放化疗较术后放化疗更具有优势，术前放化疗可显著改善局部控制率，不良反应较低，更多的患者能保留肛门括约肌。对于 T_3/T_4 和（或）N+ 的直肠癌，术前放化疗联合全系膜切除术是标准治疗模式。

3. 定位方式上采用腹部定位板及充盈膀胱的方法，可以有效地降低小肠的受照射体积。CTV 勾画注意事项：病变位于腹膜折返以下需要包括坐骨直肠窝；T_4 的病变如侵犯膀胱、前列腺、子宫建议包括髂外；侵犯肛管、阴道中下段可考虑包括腹股沟 LN 引流区。

4. 治疗过程中密切监测患者放化疗不良反应，及时对症处理。全部治疗结束后，需定期随诊。

六、相关知识点

1. **直肠癌术前放疗的靶区勾画** 根据 RTOG 共识：GTV 为临床检查或影像学检查所能确定的肿瘤范围，包括肿瘤原发灶和转移淋巴结。单纯依据 CT 影像勾画 GTV 可能导致体积不准确。以 CT-MRI、CT-PET 为代表的多模态影像及其他图像融合技术的临床应用，使直肠癌 GTV 靶区勾画范围更为精确。临床靶区（CTV）的界定为：必须照射的区域包括 GTV、直肠周围系膜区、骶前区、骶$_3$上缘以上（梨状肌起始部）髂外淋巴引流区、全部髂内淋巴引流区及闭孔淋巴引流区。此外，根据病变的位置、侵犯范围等进行选择性区域照射。例如，病变位于腹膜返折以下需要包括坐骨直肠窝；T_4的病变如侵犯膀胱、前列腺、子宫建议包括髂外淋巴引流区；若病变侵犯肛管、阴道中下段可考虑包括腹股沟淋巴引流区。值得注意的是 CTV 上下界至少包括直肠肿瘤/直肠周围肿大淋巴结上、下 2cm；骨和未受侵的盆壁肌可不包括在 CTV 范围内，除了肛提肌；骶前区前界勾画范围为骶骨前至少 1.5～2cm；CTV 应包括直肠前至少 1cm 范围的膀胱，推荐 1～1.5cm。计划靶区（PTV）根据各单位摆位误差等情况而定，一般为在 CTV 基础上左右方向外放 0.5cm，腹背及头脚方向外放 1.0cm。

2. **直肠癌术前放化疗的适应证** 美国 NCCN 指南推荐，对距肛缘 12cm 以下的局部进展期直肠癌（$T_{3、4}$和或 N+）患者的标准治疗为术前放疗或放化疗联合全系膜切除术（TME）。对于 T_4 期患者，术前放化疗对提高 R0 切除率是肯定的。但 T_3 期直肠癌是一组异质性较大的肿瘤，尤其是 T_3N_0 的患者，是否都需要进行新辅助放化疗，目前尚有争议。既往研究表明，随着肿瘤浸润深度增加，患者预后明显变差。T_3 期肿瘤侵犯超过直肠固有肌层，但侵犯的距离差异很大。Merkel 等的研究表明，无论淋巴结转移情况如何，肿瘤浸润深度小于 5mm 的 T_{3a} 期患者 5 年肿瘤相关生存率为 85%，显著高于 ≥5mm 的患者（$P < 0.01$）。Shin 等对 200 例 ypT_3 的患者进行亚组分析发现肿瘤浸润深度是独立预后因素，浸润深度＜5mm 者，其预后明显优于浸润≥5mm 者。2013 年欧洲 ESMO 指南推荐，直肠癌应根据复发风险进行分层治疗。分层指标主要依据 MRI 评价结果，包括肿瘤浸润深度（T 分期）、淋巴结转移数目（N 分期）、肿瘤距肛门的距离、直肠系膜筋膜（mesorectal fascia，MRF）和肠壁外脉管（extramural vascular invasion，EMVI）侵犯情况等，最终可分为极低危组、低危组、中危组和高危组。中危组：包括低位的 T_2 期、肿瘤浸润深度超过 5mm 并且 MRF 未受侵犯的 T_3 期、存在淋巴结转移或是部分 T_{4a} 期（如仅侵犯部分腹膜）。高危组：指 MRF 受侵犯的 T_3 期直肠癌，以及 T_{4a} 和 T_{4b} 或髂血管旁淋巴结转移。术前同步放化疗能为中高危组的患者带来生存获益。

3. **直肠癌术前放疗方式** 国际上最常用的术前放疗方式有两种：常规分割放疗和短程大分割放疗。常规分割方案为盆腔 DT 50～50.4Gy/25～28f，休息 4～6 周后进行手术。此时肿瘤组织坏死和纤维化明显，可以达到缩小肿瘤与降期目的。同时周围组织急性放疗反应已基本消退，降低了手术难度与并发症。缺点是从发现肿瘤到手术治疗间隔时间长，增加了远处转移的概率，并且增加了患者的经济负担。瑞典学者提出了术前短程盆腔大分割放疗方案，具体为盆腔 DT 25Gy/（5f·5d）放疗，1 周内进行手术。短程放疗与常规分割放疗相比降低了远处转移的可能，缩短了住院时间，减少了患者经济费用，更容易被患者和外科医生接受。但存在如下缺点：术中出血、切口愈合不良、吻合口瘘等风险加大；放疗与手术间隔太短，未向放疗提供充分发挥效果的时间，从而降期和保肛率减低。术前放疗方式的选择目前仍有争议。波兰的实验比较了常规放疗和短程放疗的疗效：两种放疗的保肛率相仿，常规放疗为 58%，短程放疗为 61%，但常规放疗能带来更高的病理完全缓解率（16% VS 1%）。

另一项研究表明，术前常规放疗能提高局部控制率，并有 15% ～ 27% 的患者获得 pCR。因此，常规分割放疗是目前多数放疗中心的首选。但对于高龄或不能耐受长程放化疗的患者，可考虑 5Gy×5 次的盆腔短疗程放疗。

病例24 直肠癌术前新辅助放化疗

一、病历摘要

患者男性，75岁，汉族，因"便血2年，确诊直肠癌1个月"于2016年4月25日10时30分由门诊入院。

病史：该患者2年前无明显诱因出现便中带血，无恶心、呕吐，无腹泻、腹痛，未予以重视。1年前出现便血加重，不成形，伴排便次数增多，里急后重。1个月前因上述症状加重，就诊于××医院，行肠镜检查：距肛门7~13cm可见一红紫色肿块，表面凹凸不平，顶端糜烂，组织质硬，触之易出血，占肠管全周2/3，伴管腔狭窄，取病理。检查结论：直肠癌。肠镜病理结果：直肠中分化腺癌。遂就诊于××医院，会诊病理提示：直肠腺癌。行盆腔磁共振提示：①直肠中上段占位，符合直肠癌表现（cT_3N_{2a}可能）；②直肠肠周及直肠上动脉走行多发淋巴结，考虑转移可能性大；③膀胱增大，壁不均匀增厚，可见多发假性憩室形成；④前列腺术后改变？请结合临床。腹部CT：①肝 $S_{5/6}$ 模糊低密度小结节，建议与旧片比较或结合其他检查确诊；②双肾囊肿；③下腹部部分囊性肿块，建议进一步下腹部扫描检查确诊。肺CT：左肺多发絮影，符合炎症影像表现，请结合临床。左肺上叶舌段结节灶，转移待排，建议追查。现患者为进一步治疗入院。发病以来，无发热、寒战，无咳嗽、咳痰，无胸闷、气短，精神食欲尚可，小便正常，体重下降6kg。

入院查体：T：36.5℃，P：78次/分，R：19次/分，BP：115/60mmHg，H：172cm，W：70kg，BS：2.01m²，KPS：90分，NRS：0分。一般状态良好，发育正常，营养良好，表情自如，自主体位，神清语明，查体合作。皮肤黏膜无黄染，未见皮疹、瘀点、紫癜及瘀斑。毛发正常，皮肤温度、湿度及弹性正常，无肝掌及蜘蛛痣。未触及浅表淋巴结肿大。头颅大小形态发育正常，眼睑无水肿，巩膜无黄染，双侧瞳孔等大同圆，直接及间接对光反射灵敏。耳鼻未见异常分泌物，口唇无发绀，口腔黏膜无溃疡及出血点，咽无充血，扁桃体无红肿。颈对称，无项强，无颈静脉怒张及颈动脉异常搏动。气管居中，甲状腺无肿大，未触及包块。胸廓对称，无胸壁静脉曲张，胸骨无压痛及叩击痛，各肋骨无压痛。肋间隙无增宽及变窄。纵隔不宽，双肺叩诊呈清音，听诊双肺呼吸音清，未闻及干湿啰音及胸膜摩擦音。心浊音界正常，心率78次/分，律齐，心音正常，各瓣膜听诊区未闻及杂音及额外心音。腹外形正常，未见肠型及蠕动波，腹式呼吸存在，脐正常，未见异常分泌物，无腹壁静脉曲张。腹柔软，无明显压痛、反跳痛及肌紧张，肝脾肋下未触及，移动性浊音阴性，肠鸣音 5 次 / 分，无增强或减弱。直肠指诊：直肠距肛门 7cm 前壁可触及一菜花样肿物，表面不光滑，活动度可，退指指套染血。脊柱呈生理性弯曲，活动无受限，各棘突无压痛及叩击痛。四肢、关节活动良好，双下肢无水肿，无杵状指 / 趾。膝腱及跟腱反射正常，Babinski 征阴性，Kernig 征阴性，Brudzinski 征阴性。

实验室与辅助检查：肠镜（2016 年 3 月 25 日，×× 医院）检查：距离肛门 7 ～ 13cm 可见一红紫色肿块，表面凹凸不平，顶端糜烂，组织质硬，触之易出血，占肠管全周 2/3，伴管腔狭窄，取病理。检查结论：直肠癌。肠镜病理结果：直肠中分化腺癌（病例 24 图 1）。盆腔（2016 年 4 月 15 日，×× 医院）磁共振提示：直肠中上段占位，符合直肠癌表现（cT_3N_{2a} 可能）；直肠肠周及直肠上动脉走行多发淋巴结，考虑转移可能性大；膀胱增大，壁不均匀增厚，可见多发假性憩室形成；前列腺术后改变？请结合临床。腹部 CT：肝 $S_{5/6}$ 模糊低密度小结节，建议与旧片比较或结合其他检查定诊；双肾囊肿；下腹部部分囊性肿块包括，建议进一步下腹部扫描检查确诊。肺 CT：左肺多发絮影，符合炎症影像表现，请结合临床。左肺上叶舌段结节灶，转移待排，建议追查。

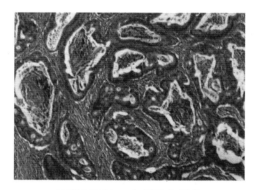

病例24图1　病理图文报告

入院诊断：①中上段直肠中分化腺癌（7th NCCN/AJCC 分期：$cT_3N_{2a}M_0$ Ⅲ b 期）；②直肠周及直肠上动脉淋巴结转移；③左肺上叶舌段结节；④双肾囊肿；⑤膀胱多发假性憩室。

二、查房记录

（一）第一次查房

住院医师：患者老年男性，因"便血 2 年，确诊直肠癌 1 个月"入院。外院肠镜病理结果：直肠中分化腺癌。盆腔（2016年4月15日，××医院）磁共振提示：①直肠中上段占位，符合直肠癌表现（cT_3N_{2a}可能）；②直肠肠周及直肠上动脉走行多发淋巴结，考虑转移可能性大；③膀胱增大，壁不均匀增厚，可见多发假性憩室形成；④前列腺术后改变？请结合临床。明确诊断为直肠癌，全面检查，评估病情。

主治医师：结合病史及辅助检查，该患者诊断明确为中上段直肠中分化腺癌。提示检查腹部彩超、头部磁共振、骨扫描及肺部CT检查，明确有无脏器转移。

主任医师：该患者诊断明确为中上段直肠中分化腺癌。待检查结果回报，明确临床分期。

（二）第二次查房

住院医师：患者症状、体征同前无明显变化。心电图窦性心律，正常心电图。全身骨显像诊断意见：①全身骨显像未见明显异常，请结合临床；②定期复查。彩超：肝脏切面大小形态正常，表面光滑，实质回声均，肝内管道系统结构清楚，未见确切占位性病变。胆、脾、胰、双肾、甲状腺双叶超声显像无异常。双侧输尿管未见明显扩张。腹腔内、双颈部、双锁骨上、双腋下未见明显肿大淋巴结。头部磁共振：头颅形态如常，双侧放射冠见少许点状异常信号，T_1WI呈等信号，T_2WI呈稍高信号，压水像呈稍高信号，增强后右顶叶可见强化小血管影，左侧脑室下壁可见小环形高信号，余脑组织未见确切异常强化。诸脑室、脑池位置、大小未见异常，脑中线结构无移位。诊断意见：①考虑脑内少许点状缺血灶；②右顶叶小静脉畸形；③左侧脑室下壁小环形高信号，待除外病变，隔期复查。结合病史及辅助检查，临床诊断：中上段直肠中分化腺癌（$cT_3N_{2a}M_0$ Ⅲ b期）、直肠肠周及直肠上动脉淋巴结转移、左肺上叶舌段结节、双肾囊肿、膀胱多发假性憩室。拟行直肠癌术前新辅助放化疗。

主治医师：根据第一次查房布置情况，各项工作均已就绪，向患者及家属充分交代病情及放化疗可能并发症，取得理解合作，并签署知情同意书。放疗方案：直肠病灶＋转移淋巴结＋淋巴结引流区6MV-X线动态调强放疗，直肠病灶及转移淋巴结放疗组织剂量：50Gy/（25次·5周），淋巴结引流区45Gy/25次。同期化疗方案：卡培他滨1.5g每日2次，放疗日口服。

主任医师：患者临床诊断明确为中上段直肠中分化腺癌（$cT_3N_{2a}M_0$ Ⅲ b期）、直肠肠周及直肠上动脉淋巴结转移、左肺上叶舌段结节、双肾囊肿、膀胱多发假性憩室。患者一般状况可，放疗期间密切观察放化疗不良反应，定期检测血常规、肝肾功能，及时对症处理。

三、治疗经过

于2016年4月26日开始行直肠癌术前动态调强放疗，同期口服卡培他滨化疗，直肠病灶、转移淋巴结放疗组织剂量：50Gy/（25次·36天），淋巴结引流区放疗组织剂量：45Gy/（25次·36天），靶区详见病例24图2，靶区计划详见病例24图3。同期口服卡培他滨（总量75g）化疗。正常组织剂量：膀胱平均受量27.6Gy，小肠最大受量44.5Gy，结肠最大受量45.3Gy，睾丸最大受量11.3Gy，阴茎最大受量24Gy，左侧股骨头最大受量45.7Gy，右侧股骨头最大受量47.1Gy（病例24图4）。放疗过程中患者出现白细胞Ⅱ级减低，考虑放、化疗所致骨髓抑制，予对症治疗。出现Ⅱ度腹泻等消化道反应，出现Ⅱ度放射性皮肤反应，予对症治疗。

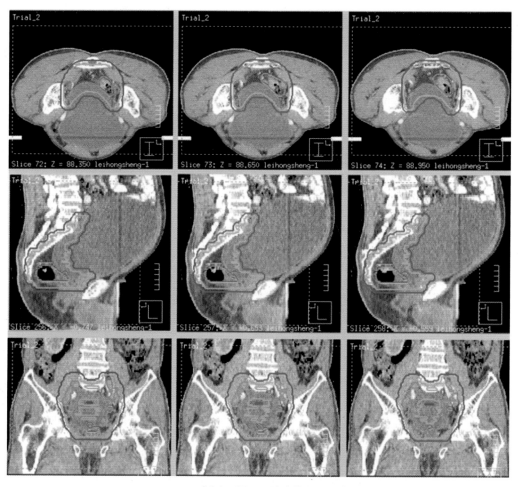

病例24图2　放疗靶区

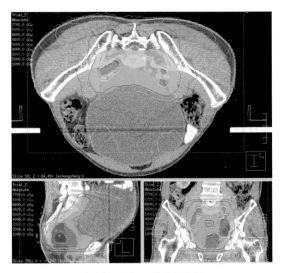

病例24图3　靶区计划

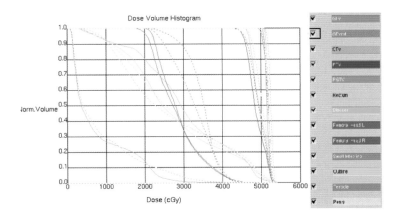

病例24图4　剂量曲线分布图

四、诊疗结局及随访

诊疗结局：放疗结束后复查磁共振盆腔平扫检查所见：直肠癌放疗后复查：直肠中上段肠壁不规则增厚，病变下缘距离肛提肌与直肠交汇处约4.5cm，范围约3.2cm，轴位图像显示病变以后壁为著，最厚处约0.8cm，肠壁各层结构分界不清，外膜面欠光滑，DWI上见少许略高信号，周围系膜脂肪清晰，局部未见明显肿大淋巴结。前列腺及两侧精囊大小、形态尚可，两侧前列腺外周带T_2WI信号减低。膀胱增大，形态不规整，壁略厚，腔内未见异常信号影。两侧腹股沟区可见多个小淋巴结，最大者短径约

0.8cm。盆腔内软组织肿胀，T_2WI压脂像可见条片状高信号影。骨盆诸骨未见确切异常信号。诊断意见：①直肠中上段后壁异常信号，符合治疗后改变，考虑 yT_2N_0，MRF 未受侵，请结合临床；②两侧腹股沟区小淋巴结，隔期复查；③膀胱增大，形态不整，请结合临床；④盆腔内软组织水肿。

彩超检查所见：肝脏大小形态正常，肝缘锐利，表面光滑，肝内管道走行清晰，彩色多普勒未见异常，肝实质回声密集中等，分布均匀，未见明确占位性病变。胆囊、胰腺、脾脏未见异常。双肾大小形态尚正常，右肾盂扩张，内径 1.9cm，双肾皮髓界限清晰，CDFI：血流信号正常。右输尿管上段扩张，内径 1.4cm，中下段显示不清，左输尿管未见扩张。盆腔可见一个 18.1cm×10.8cm 的囊性回声，囊壁光滑，囊内透声尚可，前列腺、盆腔淋巴结显示不清。诊断意见：右肾盂积水伴右输尿管扩张、盆腔异常回声（建议进一步检查）。盆腔彩超检查所见：膀胱高度充盈，形态不规则，大小约 19.0cm×11.2cm，壁尚光滑，暗区内可见点状回声。前列腺大小约 4.7cm×4.3cm，轮廓欠光滑，内部回声欠均，可见块状强回声。右肾集合系统分离，最大径 1.9cm。诊断意见：膀胱病变、前列腺钙化、右肾积水。复查直肠病灶较前缩小，疗效评价 PR。右肾积水考虑膀胱尿潴留，建议泌尿科就诊。

随访：患者于 2016 年 7 月 25 日行直肠癌根治术（Dixon 术式）、盲肠造口术。术后病理：中分化腺癌，伴微乳头状分化，侵及固有肌层，肿物大小约为 3.3cm×3cm×0.8cm，可见脉管侵犯，未见明确神经侵犯，两切缘未见癌，环周切缘未见癌，间质淋巴细胞浸润程度约 20%，分送淋巴结肠旁 0/17，直肠上动脉旁 0/7，直肠上动脉根部 0，癌转移。病理分期：$ypT_2N_0M_0$ 期。术后行 "Xelox" 方案化疗 6 个周期。于 2016 年 12 月 11 日全麻下行造瘘口还纳术。现病情稳定。

五、主要治疗经验

1. 患者入院后完善各项检查，结合直肠腔内超声、胸腹部 CT、盆腔 CT 及盆腔 MRI 等多种技术手段，判断 T、N 分期，CT 可评估患者淋巴结受累及转移病灶情况。PET-CT 可明确局部及转移情况。

2. 术前放化疗可使肿瘤缩小，有利于保留肛门括约肌，对直肠远端肿瘤有明显优势。术前放化疗与术后放疗相比，可改善局部控制，减轻不良反应，并可增加保肛率，提高生活质量。

3. 一般术前放疗盆腔剂量 45Gy，原发肿瘤、转移淋巴结与相邻盆腔及骶前区推量 5.4Gy。术前短程放疗 25Gy/（5 次·5 天）与单纯手术相比，可提高患者局部控制率及生存率。术后放疗剂量为 50.4 ~ 54Gy，盆腔 45Gy，瘤床推量 5.4Gy。

4. 直肠癌放疗靶区为直肠癌肿瘤及淋巴结引流区。GTV 为 CT、MRI 或肠镜所见肿瘤，GTVnd 为转移淋巴结。淋巴结引流区包括直肠系膜、骶前和髂内区域；T_4 病变侵及前壁组织需要包括髂外淋巴引流区。超低位直肠癌应该考虑包括腹股沟区。

5. 治疗过程中密切监测患者放化疗不良反应，及时对症处理。全部治疗结束后，需定期随诊。

六、相关知识点

1. 直肠癌新辅助治疗模式　放射治疗是局部进展期直肠癌［T_3 或 T_4 和（或）N+］综合治疗的重要组成部分。2004 年新英格兰杂志报道的德国 CAO/ARO/AIO94 研究奠定了新辅助放化疗在局部进展期直肠癌治疗中的重要地位。美国国立综合癌症网络（NCCN）指南针对新辅助治疗阶段给出了 3 种治疗选择，包括同步放化疗、短程放疗以及新辅助化疗后同步放化疗。

同步放化疗是目前新辅助治疗的标准治疗方案。需要注意的是，同步放化疗后的病理完全缓解率（pCR）为 10% ~ 25%，远处转移仍是治疗失败的主要原因。此外，约有 50% 的患者因为毒性反应和依从性不能按计划完成术后 6 个月的辅助治疗。

2. 同步放化疗　对于局部进展期直肠癌，长程新辅助放化疗是目前的标准治疗方案，放射推荐剂量为 45.0 ~ 50.4Gy，每次 1.8 ~ 2.0Gy，共 25 ~ 28 次，放疗同期给予单药氟尿嘧啶或卡培他滨。在这种标准的新辅助治疗模式下，目前有不同研究专门针对分别加强放疗或化疗强度是否可以提高治疗疗效，是否能够在治疗后避免手术或有机会行保肛局部切除术，以提高患者生活质量，降低远处转移，改善患者生存进行探讨。

2015 年，Appelt 等报道了一项远端直肠癌高剂量放化疗后等待观察的前瞻性观察研究。该研究入组了 55 例 $T_{2~3}N_{0~1}$ 期且距肛距离 < 6cm 的直肠腺癌患者。具体放疗方法为：原发病灶照射 60Gy/30 次，淋巴引流区照射 50Gy/30 次，直肠腔内近距离照射加量 5Gy，放疗期间同期口服优福啶（UFT）300mg/m²；在治疗前、治疗开始后第 2、第 4、第 6 周和治疗结束后 6 周均行肠镜检查并多点活检；治疗结束后 6 周时肿瘤完全退缩、活检阴性、CT 和 MRI 显示无淋巴结及远处转移的患者采用观察等待方法，予以密切随访，一旦复发行补救性手术；未达到临床完全缓解的患者进行传统的手术治疗。在该研究中，最终符合条件的 51 例患者中有 40 例达到临床完全缓解并进入观察阶段，1 年的局部复发率为 15.5%。这种治疗方式对于有传统手术禁忌的患者也可作为一种治疗选择，但远期的生存结果还有待进一步随访。在复旦大学附属肿瘤医院开展的直肠癌新辅助放化疗临床 Ⅱ 期研究中，患者接受盆腔放疗 50Gy/25 次，原发灶同期加量 5Gy，并予奥沙利铂和卡培他滨同期化疗。入组的 78 例患者中 pCR 率为 23.7%，3 级血液学不良反应、腹泻和放射性皮炎的发生率分别为 3.8%、10.3% 和 1.7%，这种同期

加量的放疗模式也显示出较好的安全性。在不增加毒性的情况下增加放疗同期的化疗强度，对于提高肿瘤降期率及远处控制率可能也有帮助。目前 NCCN 指南并不推荐放疗期间应用联合化疗方案，但若能筛选出从联合化疗中获益的患者，对于指导直肠癌的个体化治疗意义重大。中山大学附属第六医院团队在 2015 年 ASCO 会议中口头报告了 FOWARC 研究的初步结果，探讨术前 mFOLFOX6（奥沙利铂＋亚叶酸钙＋氟尿嘧啶）联合放疗能否改善局部晚期直肠癌患者的无病生存期。该研究将 495 例患者随机分为 3 组，分别是氟尿嘧啶联合放疗（对照组）、mFOLFOX6 联合放疗组和单独 mFOLFOX6 化疗组（单纯接受 4～6 个周期的 mFOLFOX6 化疗，并根据需要接受术后放疗）。3 组的 pCR 率分别为 14.3%、28% 和 6.1%（$P = 0.01$），各组分别有 37.6%、57.4% 和 35.8% 的患者实现了肿瘤显著降期，主要终点 DFS 结果预计于 2 年后公布。

3. 磁共振成像　MRI 具有软组织分辨力高、无辐射等优势，由于新辅助治疗后肿瘤发生坏死、纤维化、瘤体缩小以及瘤周水肿，使 MRI 对直肠癌新辅助放化疗后再分期的准确性下降。DWMRI 是对组织结构微观水平的反映，能提供关于肿瘤病理变化、血管通透性、细胞完整性及水分子弥散运动等方面的信息。ADC 值是 DWMRI 的定量参数，文献报道在直肠癌新辅助治疗前肿瘤治疗有效组的 ADC 值明显低于无效组。Kremser 等研究显示新辅助治疗前有效组的 ADC 值高于无效组；Birlik 等研究显示新辅助治疗后 ADC 值上升，以新辅助治疗后第 1 周较为明显。

4. 静态调强放疗技术（IMRT）和动态容积调强放疗技术（VMAT）　静态调强放疗技术（IMRT）较三维适形放疗（3DCRT）可降低小肠和其他正常组织放疗剂量和毒性。当患者有大量小肠靠近靶区时，选择调强技术尤为重要。IMRT 能够提供剂量和选择性淋巴结推量（如腹股沟淋巴结或髂内淋巴结）。

动态容积调强放疗技术（VMAT）是一种在机架连续旋转中通过动态多叶准直器连续运动不断改变射野大小和形状的锥形束调强实施方式，通过机架多弧或单弧旋转，实现在不同射野方向上射束强度的调整。通过在多叶准直器的不断运动，达到在旋转的过程中不断出束。应用 VMAT 对提高肿瘤局部控制率和降低正常组织并发症起到了明显的作用。与 IMRT 比较，显著缩短放疗时间，通过减少放疗过程中组织的动度，从而提高了放疗质量。VMAT 具有分别调节肿瘤靶区和邻近敏感器官照射剂量强度的独特优势。

5. 靶区勾画　RTOG 发表直肠癌指南共识和选择性临床靶区勾画示意图。淋巴结引流区包括直肠系膜、骶前和髂内区域。T_4 病变侵及前壁组织，例如膀胱、前列腺、宫颈或阴道，需要包括髂外淋巴结引流区。超低位直肠癌应该考虑包括腹股沟区，推量区域应包括原发肿瘤、转移淋巴结和相连盆腔及骶前区。

病例25 老年直肠癌根治性放疗

一、病历摘要

患者男性，85岁，汉族，吉林省长春市人，因"间断性大便带血1个月，诊断直肠癌1周"于2015年9月21日11时16分由门诊入院。

病史：患者1个月前无明显诱因出现大便带血，色暗红，伴灰黄色脓液及黏液，便条变细，无腹痛、腹泻，无里急后重。2周前（2015年9月9日）于××医院行电子肠镜检查示：直肠距肛门约3cm可见一菜花样肿物，约占据1/3管腔，质脆，易出血。诊断意见：直肠癌？结肠息肉。CT示：双肺间质性肺改变伴多发点状钙化，胆囊结石，直肠后壁见管壁略厚。1周前（2015年9月14日）肠镜活检病理诊断回报：（直肠，距肛门3.0cm）中分化腺癌（病理号：261360）。今日转诊我院，门诊以"直肠癌"收入院。患者自发病以来，精神食欲可，小便正常。近期体重无明显变化。既往患者冠状动脉粥样硬化性心脏病病史26年，曾间断口服"丹参滴丸"等药物治疗，近期无心悸等不适症状发作。高血压病史30年，血压最高达180/100mmHg，一直口服"施慧达（苯磺酸左旋氨氯地平片）"降压治疗，血压维持在130/90mmHg左右。否认糖尿病病史，否认肝炎、结核等传染病病史，无食物及药物过敏史。无外伤史。21年前因前列腺增生行手术治疗，27年前因小肠疝气行修补术（右侧）。父亲因上颌窦癌去世，妹妹因"脑瘤"去世（具体不详），弟弟因胃癌去世。

入院查体：T：36.0℃，P：80次/分，R：18次/分，BP：130/80mmHg，H：160cm，W：50kg，BS：1.50m²，KPS：90分，NRS：0分。老年男性，发育正常，营养中等，正常面容，正力型，神志清醒，精神好。自主体位，查体合作。全身皮肤正常，无黄染，无瘀斑，全身浅表淋巴结未触及肿大。头颅正常，无畸形，毛发分布均匀，双侧眼睑无水肿，巩膜无黄染，眼结膜无苍白，双侧瞳孔等大等圆，对光反射灵敏。双耳郭未见异常，外耳道未见异常分泌物，鼻外形未见异常，通气良好，无异常分泌物，鼻窦无压痛，口唇红润，牙龈无出血，伸舌居中，咽部无充血水肿，双侧扁桃体无肿大。颈软，无抵抗，气管居中，颈静脉怒张，未见颈动脉异常搏动。胸廓两侧对称无畸形，呼吸运动双侧对称，无胸膜摩擦感，双侧语颤正常，两肺叩诊清音，双侧呼吸音清，异常呼吸音，未闻及干湿啰音。心前区无隆起，心尖冲动有力，心界不大，心率80次/分，律齐，心音有力，未闻及病理性杂音。腹平坦，未见胃肠型，未见蠕动波，腹壁静脉无怒张；全腹无压痛及反跳痛，未扪及明显包块；Murphy 氏征阴性，肝肋下未及，脾未触及；移动性浊音阴性；肝及双肾区叩痛；肠鸣音 4 次 / 分，未闻及气过水声。指诊：胸膝位，距肛门 5cm 左右直肠后壁可触及多个隆起肿物，部分融合，质硬，表面不平，活动度差，上极不清，轻度压痛，指套无染血。外生殖器未见异常。脊柱、四肢无畸形，活动自如。腹壁反射、角膜反射存在，Babinski 征阴性。

实验室与辅助检查：×× 医院 2015 年 9 月 9 日肠镜检查：直肠距肛门约 3cm 可见一菜花样肿物，约占据 1/3 管腔，质脆，易出血。升结肠可见一枚约 0.3cm×0.3cm 的广基息肉，颜色同肠黏膜。诊断意见：直肠癌？结肠息肉。CT 检查：双肺间质性肺改变伴多发点状钙化，胆囊结石，直肠后壁见管壁略厚。2015 年 9 月 14 日病理诊断：（直肠，距肛门 3.0cm）中分化腺癌（病理号：261360）。

入院诊断：①直肠癌；②冠状动脉粥样硬化性心脏病，稳定型心绞痛，心功能 Ⅱ 级；③高血压病 3 级（高度危险组）；④胆囊结石；⑤结肠息肉。

二、查房记录

（一）第一次查房

住院医师：患者老年男性，因"间断性大便带血 1 个月，诊断直肠癌 1 周"入院。患者 1 个月前无明显诱因出现大便带血，色暗红，伴灰黄色脓液及黏液，便条变细，无腹痛、腹泻，无里急后重。2 周前（2015 年 9 月 9 日）于 ×× 医院行电子肠镜检查示：直肠距肛门约 3cm 可见一菜花样肿物，约占据 1/3 管腔，质脆，易出血。诊断意见：直肠癌？结肠息肉。CT 示：双肺间质性肺改变伴多发点状钙化，胆囊结石，直肠后壁见管壁略厚。1 周前（2015 年 9 月 14 日）肠镜活检病理诊断回报：（直肠，距肛门 3.0cm）中分化腺癌（病理号：261360）。既往冠状动脉粥样硬化性心脏病病史 26 年，曾间断口服"丹参滴丸"等药物治疗，近期无心悸等不适症状发作。高血压病史 30 年，血压最高达 180/100mmHg，一直口服"施慧达"降压治疗，血压维持在 130/90mmHg 左右。21 年前因前列腺增生行手术治疗，27 年前因小肠疝气行修补术（右侧）。入院查体：胸膝位，距肛门 5cm 左右直肠后壁可触及多个隆起肿物，部分融合，质硬，表面不平，活动度差，上极不清，轻度压痛，指套无染血。目前患者间断性大便带血，量少。血常规：白细胞计数 3.7×10^9/L，中性粒细胞计数 2.44×10^9/L，红细胞计数 4.63×10^{12}/L，血红蛋白 131.1g/L，血小板计数 177×10^9/L。凝血常规：PT 10.3 秒，PT-AT 106.0%，FIB 2.23g/L，APTT 27.4 秒，TT 14.9 秒，D-D 135ng/ml。CEA：4.88ng/ml，CA199：＜ 2.00U/ml。

主治医师：该患者主要症状为间断性大便带血 1 个月，大便性状改变为主，无腹痛。外院肠镜检查示病变位于距肛门约 3cm 处，病理提示中分化腺癌。CT 显示直肠后壁管壁略增厚，盆腔未见肿大淋巴结。为进一步明确病变范围、淋巴结及直肠系膜筋膜情况，建议行超声内镜、盆腔磁共振等检查。

主任医师：从患者目前的各项影像学及病理诊断结果来看，直肠癌的诊断成立。但仍需要进一步检查以明确 T 分期和 N 分期。ERUS 一直被认为是直肠癌术前 T 分期最为可靠的方法，其准确性达 80% ~ 95%，特别在鉴别 T_1/T_2 期上，准确性接近 100%，明显优于 CT 和 MRI。ERUS 最大的优势在于正常直肠壁在肠腔内液体无回声的衬托下可显示为强回声带和回声带相交替的 5 层结构，可以很好的区分肠壁各层。与 T 分期相比，ERUS 评价 N 分期的准确性相对较低，敏感度和特异度分别为 67% 和 78%。该患者为直肠下段癌，患者及家属拒绝手术，故同步放化疗为首选。进一步完善相关检查后，如无放化疗禁忌证，建议行同步放化疗。

（二）第二次查房

住院医师：患者症状、体征同前无明显变化。我院 2015 年 9 月 23 日盆腔磁共振（病例 25 图 1）：直肠下段肠壁不规则增厚，病变下缘距肛提肌与直肠交汇处约 1.0cm，范围约 2.5cm，轴位图像显示病变以直肠后壁为著，最厚处约 1.5cm，肠壁各层结构分界不清，外膜面欠光滑，周围系膜脂肪清晰，直肠周围间隙内可见短径小于 0.5cm 小淋巴结。前列腺及两侧精囊大小、形态尚可，右侧前列腺外周带 T_2WI 信号减低。膀胱充盈欠佳，壁略厚，腔内未见异常信号影。左侧坐骨可见条片状 T_1WI 低信号，T_2WI 压脂像呈等信号，余骨盆诸骨未见确切异常信号。诊断：①符合直肠下段癌，考虑 T_3N_0（伴肠周增生性小淋巴结），请结合临床；②左侧坐骨条片状 T_1WI 低信号，隔期复查，性质待定。会诊病理诊断：（直肠）中分化腺癌。

主治医师：根据患者的症状、肛诊检查体征、影像学检查结果及病理诊断，临床诊断明确为直肠癌，（$cT_3N_0M_0$ II a 期，AJCC/UICC 2010 年第七版），根据第一次查房布置情况，各项工作均已就绪，向患者及家属充分交代病情及放化疗可能并发症，取得理解合作，并签署放疗及化知情同意书。拟行同步放化疗，具体化疗方案为：卡培他滨 1650mg/（$m^2 \cdot d$），每日分 2 次口服，第 1-14 天、第 22-35 天。以直肠原发肿瘤及盆腔淋巴引流区为靶区，行精确放疗，60Gy/（30 次·6 周）。

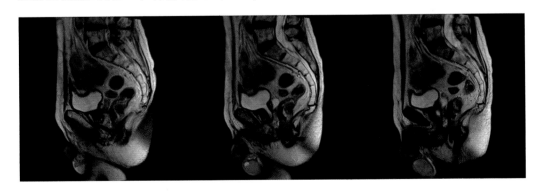

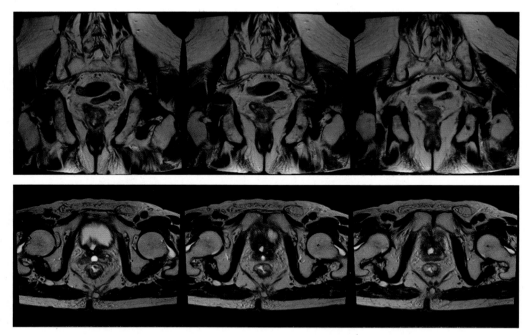

病例25图1　治疗前盆腔磁共振

　　主任医师：患者直肠癌（$cT_3N_0M_0$ ⅡA 期）的诊断明确。需要注意的是，患者 85 岁高龄，既往有高血压及冠心病病史，根据目前患者一般状态及理化检查结果，初步判定可以耐受同步放化疗。放化疗期间应密切观察患者症状变化，及时处理；观察放化疗不良反应，定期检测血常规、肝肾功能。

三、治疗经过

　　2015 年 9 月 25 日开始行同步放化疗，具体化疗方案为：卡培他滨 1000mg，2 次 / 日口服，第 1–14 天、第 22–35 天。以直肠原发肿瘤、周围系膜区及盆腔淋巴引流区为靶区，行静态调强放疗，常规分割 2.0Gy/ 次，第一计划：全盆腔 50Gy/（25 次·5 周）。危及器官受量为：小肠 V50 = 2%，Dmax = 5098cGy；结肠 V50 = 2%，Dmax = 5122cGy；膀胱 V50 = 3%，右侧股骨头 V50 = 1%，左侧股骨头结肠 V50 = 0（病例 25 图 2 至病例 25 图 4）。2015 年 10 月 31 日患者第 2 次 CT 模拟定位扫描，见直肠病灶缩小，行第二计划靶区勾画，直肠病灶区沿肠管方向两端分别外扩 2cm，再包括周围系膜区，10Gy/（5 次·1 周）。按 60Gy 评估计划，危及器官受量：膀胱 V50 = 0，右侧股骨头 V50 = 0，左侧股骨头结肠 V50 = 0（病例 25 图 5 至病例 25 图 7）。2015 年 11 月 10 日患者全程放化疗结束。同步放化疗期间，患者出现 Ⅰ度放射性肠炎、Ⅰ度放射性皮炎及 Ⅱ度骨髓抑制，对症治疗后均好转。同步放化疗后复查磁共振示直肠病灶缩小，疗效评价：PR。

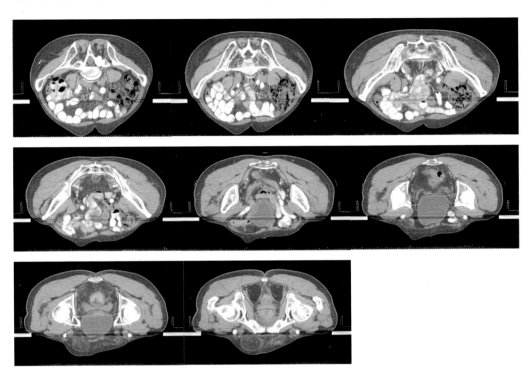

病例25图2　一阶段放疗靶区与计划（横断面）

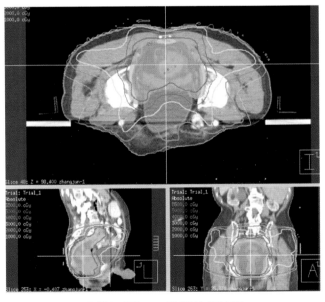

病例25图3　一阶段放疗计划

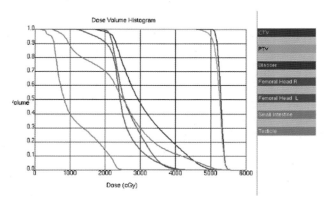

病例25图4　一阶段剂量曲线分布图

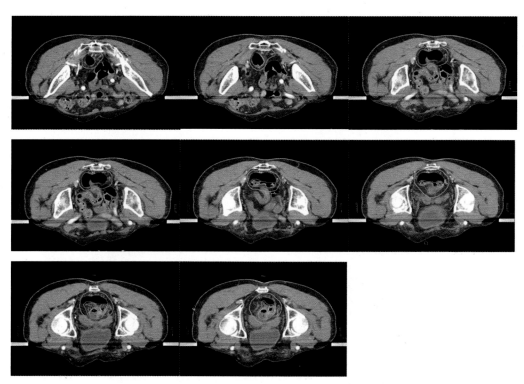

病例25图5　二阶段放疗靶区与计划（横断面）

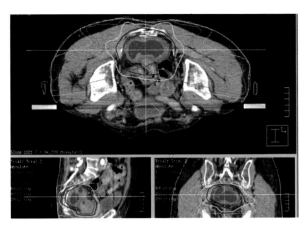

病例25图6　二阶段放疗计划

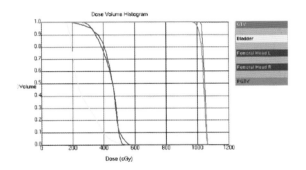

病例25图7　二阶段剂量曲线分布图

四、诊疗结局及随访

患者放化疗后大便带血症状消失，2015年11月11日复查盆腔磁共振（病例25图8）：直肠下段肠壁不规则增厚，病变下缘距肛提肌与直肠交汇处约1.0cm，范围约1.6cm，轴位图像显示病变以直肠后壁为著，最厚处约1.0cm，肠壁各层结构分界不清，外膜面欠光滑，周围系膜脂肪清晰，直肠周围间隙内可见短径小于0.5cm的小淋巴结。前列腺不大，尿道部增宽，中央带形态欠规整，两侧精囊T_2WI信号减低，联合处可见一小囊性结节，边缘光滑。膀胱充盈欠佳，壁略厚，腔内未见异常信号影。左侧坐骨可见条片状T_1WI低信号，T_2WI压脂像呈等信号，余骨盆诸骨未见确切异常信号。复查磁共振示直肠病灶缩小，根据RECIST1.1标准疗效评价：PR。建议序贯化疗，但患者及家属拒绝，此后定期复查。

随访：2016年1月23日复查盆腔磁共振（病例25图9）：直肠下段肠壁不规则增厚，病变下缘距肛提肌与直肠交汇处约1.0cm，范围约1.4cm，轴位图像显示病变以直肠后壁为著，最厚处约 0.7cm，肠壁各层结构分界不清，外膜面欠光滑，周围系膜脂肪清晰，直肠周围间隙内可见短径小于 0.5cm 的小淋巴结。诊断：符合直肠癌，病变较前范围略缩小。2016 年 9 月 23 日复查磁共振：直肠下段肠壁不规则增厚，病变下缘距肛提肌与直肠交汇处约 2.0cm，范围约 1.8cm，轴位图像显示病变以直肠左侧壁为著，最厚处约 1.0cm，病变周围系膜脂肪清晰，直肠周围间隙内可见短径小于 0.5cm 的小淋巴结。诊断：直肠后壁异常信号，较前略增厚，请结合临床，必要时组织细胞学检查。肠镜（病例 25 图 10）：距肛门 4cm 见溃疡型病变，附着污秽苔，并有新鲜血渗出，黏膜粗糙，钳取质韧，易出血。诊断：直肠病变（请结合病理）。病理诊断：距肛门 4cm：腺癌。定期复查中，未治疗。

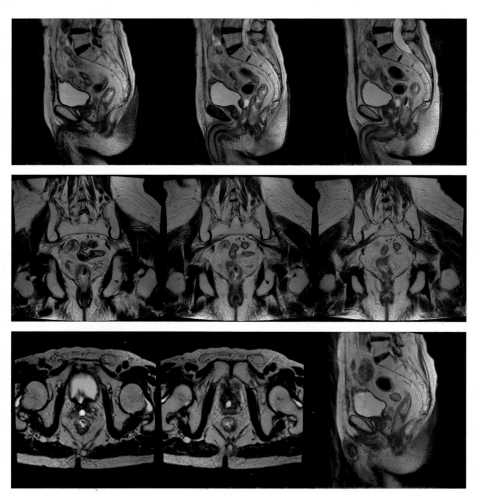

病例25图8　放疗结束时盆腔磁共振

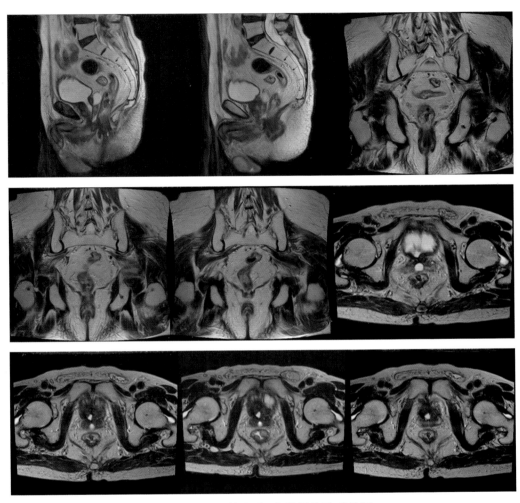

病例25图9　放疗后5个半月盆腔磁共振

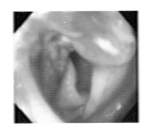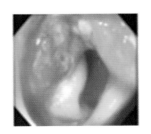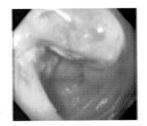

病例25图10　放疗后10个半月肠镜（直肠4cm）

五、主要治疗经验

1. 临床分期用于指导治疗选择，包括手术倾向及手术方法，是否推荐围术期放化疗，临床过分期或分期不足的影响都很大。PET 扫描不需常规采用，内镜超声和 MRI 评估肿瘤穿透入肌层深度的敏感性相似，内镜超声评估局部肿瘤侵犯的特异性较 MRI 强，目前 CT 用于术前 T 分期并非优选。

2. 对于高龄不能耐受或不愿接受手术的直肠癌患者，选择放疗还是同步放化疗？研究证实：联合放化疗与单纯放疗相比，病理缓解率明显提高。

3. 同步化疗药物的选择是单药还是联合化疗？双药术前同步放化疗与单药相比局部复发率、总生存率均无显著差别。故推荐同步化疗方案为卡培他滨或氟尿嘧啶单药。

4. 该患者放疗计划分为二程，首程全盆腔放疗 50Gy/25 次＋二程直肠病灶区（肠管外扩 2cm ＋周围系膜区）推量 10Gy/5 次，也可以选择同步推量技术，直肠病灶区放疗剂量至少 60y，但此技术对放疗过程中器官移动控制和摆位的精确性应有更严格的质控措施。

（1）模拟定位（本院）：患者定位前 1 小时排空膀胱后，口服 20% 泛影葡胺 10ml ＋ 800 ～ 1000ml 水，嘱患者服造影剂后至 CT 扫描前憋尿，以显影小肠并充分充盈膀胱。定位时俯卧位在腹部定位板，在体表大致确定中心，以层厚 0.5cm 进行扫描，采集 50 ～ 80 张 CT 图像。一般行 CT 增强扫描。

（2）直肠癌术前 / 根治性放疗 CTV 勾画（本院）：GTV 及直肠系膜区、骶前、骶$_3$ 上缘以上（梨状肌起始部）髂外血管淋巴引流区、全部髂内及闭孔淋巴引流区。病变位于中上段时，不必包括坐骨直肠窝，病变位于腹膜反折以下则需包括坐骨直肠窝。T$_4$ 病变如侵犯前列腺或阴道中下段可考虑包括髂外淋巴引流区。

5. 治疗过程中密切监测患者放化疗不良反应，及时对症处理。全部治疗结束后，需定期随诊。

六、相关知识点

1. 直肠癌临床评估 / 分期　对直肠癌患者的初始评估为疾病临床分期提供了重要的围术期信息。临床分期用于指导治疗选择，包括手术倾向及手术方法，是否推荐围术期放化疗；临床过分期或分期不足的影响都很大。对起始表现适合手术切除的患者更需要彻底分期，包括全结肠镜评估同时发生的病灶或其他病理学情况，硬管直肠镜判断癌灶位置（如测量肿瘤距肛缘距离）；影像评估（直肠内超声 / 磁共振）可以术前评估肿瘤穿透深度和是否存在淋巴结转移。内镜超声、盆腔 MRI、胸、腹和盆腔 CT 均推荐用于直肠癌的术前分期。专家委员会共识是 PET 扫描不需常规采用，如果进行了

PET-CT 也不能用其代替增强 CT。PET-CT 应当仅用于评估增强 CT 结论模糊的结果或是患者静脉使用造影剂有禁忌证。有研究证实内镜超声和 MRI 评估肿瘤穿透入肌层深度的敏感性相似，内镜超声评估局部肿瘤侵犯的特异性较 MRI 强，目前 CT 用于术前 T 分期并非优选。精确评估淋巴结受累的敏感性和特异性时只有 CT 和 MRI 能评估髂骨、肠系膜和后腹膜淋巴结。临床分期也依赖活检或局部切除标本的组织学检查，内镜活检标本应仔细的病理评估寻找侵犯黏膜肌层的证据。2016 年 12 月，UICC（国际抗癌联盟）发布了第八版的恶性肿瘤的 TNM 分期。其中结直肠癌新版本分期的改变不大，主要是肿瘤种植的定义及 M（远处转移）分期有所改变（病例 25 表 1）。

UICC 第八版恶性肿瘤的 TNM 分期：

原发肿瘤（T）

T_x：原发肿瘤无法评价。

T_0：无原发肿瘤证据。

T_{is}：原位癌：局限于上皮内或侵犯黏膜固有层。

T_1：肿瘤侵犯黏膜下层。

T_2：肿瘤侵犯固有肌层。

T_3：肿瘤穿透固有肌层到达浆膜下层，或侵犯无腹膜覆盖的结直肠旁组织。

T_{4a}：肿瘤穿透腹膜脏层。

T_{4b}：肿瘤直接侵犯或粘连于其他器官或结构。

区域淋巴结（N）

N_x：区域淋巴结无法评价。

N_0：无区域淋巴结转移。

N_1：有 1~3 枚区域淋巴结转移。

N_{1a}：有 1 枚区域淋巴结转移。

N_{1b}：有 2~3 枚区域淋巴结转移。

N_{1c}：浆膜下、肠系膜、无腹膜覆盖结肠 / 直肠周围组织内有肿瘤种植（TD，tumor deposit），无区域淋巴结转移。

N_2：有 4 枚以上区域淋巴结转移。

N_{2a}：4~6 枚区域淋巴结转移。

N_{2b}：7 枚及更多区域淋巴结转移。

远处转移（M）

M_0：无远处转移。

M_1：有远处转移。

M_{1a}：远处转移局限于单个器官（如肝、肺、卵巢、非区域淋巴结），但没有腹膜转移。

M_{1b}：远处转移分布于一个以上的器官。

M_{1c}：腹膜转移有或没有其他器官转移。

病例25表1　直肠癌TNM分期（UJCC第八版）

期别	T	N	M	Dukes	MAC
0	T_{is}	N_0	M_0	—	—
I	T_1	N_0	M_0	A	A
	T_2	N_0	M_0	A	B_1
II A	T_3	N_0	M_0	B	B_2
II B	T_{4a}	N_0	M_0	B	B_2
II C	T_{4b}	N_0	M_0	B	B_3
III A	$T_{1\sim2}$	N_1/N_{1C}	M_0	C	C_1
	T_1	N_{2a}	M_0	C	C_1
III B	$T_{3\sim4a}$	N_1/N_{1C}	M_0	C	C_2
	$T_{2\sim3}$	N_{2a}	M_0	C	C_1/C_2
	$T_{1\sim2}$	N_{2b}	M_0	C	C_1
III C	T_{4a}	N_{2a}	M_0	C	C_2
	$T_{3\sim4a}$	N_{2b}	M_0	C	C_2
	T_{4b}	$N_{1\sim2}$	M_0	C	C_3
IV A	任何T	任何N	M_{1a}	—	—
IV B	任何T	任何N	M_{1b}	—	—
IV C	任何T	任何N	M_{1c}	—	—

2. 直肠癌术前／根治性同步放化疗　奠定局部晚期直肠癌术前放化疗／放疗治疗策略的是两个关键的临床试验：德国 CAO/ARO/AIO-94 和英国 MRC CR07。德国 CAO/ARO/AIO-94 临床试验直接头对头比较术前和术后放化疗的疗效，共有 421 位患者进入术前放化疗组，402 位患者进入术后放化疗组，术前组放疗剂量是 5040cGy/28Fx，术后组除了 5040cGy/28Fx 外还给予瘤床加量 540cGy；两组同期化疗都是在放疗第 1 周和第 2 周给予 1000mg/（d·m²）的氟尿嘧啶持续 120 小时静脉滴注，辅助化疗都是给予 4 个周期 4 周方案的氟尿嘧啶［500mg/（d·m²），第 1-5 天］静脉推注。结果显示术前放化疗较术后放化疗提高了保肛率（19% VS 39%，$P = 0.004$），降低了局部复发（6% VS 13%，$P = 0.006$），远处转移无改善（36% VS 38%，$P = 0.84$）。英国 MRC-CR07 临

床试验入组 1350 位距肛缘 15cm 以下无远处转移可手术切除的直肠癌患者，分为术前 5Gy×5 次短程放疗组和直接手术组，直接手术组患者如术后病理为环切缘阳性，应行术后辅助放化疗，放疗剂量的 45Gy/25Fx，放疗同期给予氟尿嘧啶化疗。研究结果显示术前放疗组较术后放化疗组降低了 3 年局部复发（4.4% VS 10.6%，$P < 0.0001$），提高了 3 年无疾病生存（77.5% VS 71.5%，$P = 0.013$）。

3. 直肠癌同步放化疗的化疗方案的选择　卡培他滨是一种口服的氟尿嘧啶的前体药物，本身没有或只有很小的细胞毒性。它进入人体后通过 3 种酶、3 个步骤被激活，成为氟尿嘧啶，并且在肿瘤组织中有较高的氟尿嘧啶浓度，同时口服给药，便于患者在家服用，是更易于患者接受的化疗药物。在晚期结直肠癌以及结肠癌根治术后辅助化疗的多项Ⅲ期临床研究中，证实卡培他滨单药化疗的疗效不劣于氟尿嘧啶 /CF 的常规方案。在同步放化疗领域，多项Ⅰ期临床研究显示了卡培他滨在 1600mg/（m²·d）和 1650mg/（m²·d）用量时联合术前放疗的安全性，而Ⅱ期的研究则证实了卡培他滨术前同步放化疗与氟尿嘧啶相比，降期率以及病理完全缓解率相当（9.2% ~ 31%）。2009 年 NCCN 亦推荐卡培他滨为放疗增敏剂，用于直肠癌术前同步放化疗。2011 年 ASOA（美国临床肿瘤学会）会上，NASBP R-04 首次随机对比了卡培他滨同步放化疗和氟尿嘧啶同步放化疗，研究结果表明，卡培他滨与氟尿嘧啶同步放化疗的病理完全缓解率无显著差别，两者 3、4 度不良反应率也相似，再一次证实卡培他滨可用于直肠癌术前同步放化疗。德国一项Ⅲ期随机临床试验显示，5 年总生存率、3 年无疾病生存率、局部复发和远处转移在氟尿嘧啶组分别为 67%、67%、7% 和 28%，在卡培他滨组分别为 76%（$P = 0.0004$）、75%（$P = 0.07$）、6%（$P = 0.67$）和 19%（$P = 0.04$），故提示直肠癌放疗中卡培他滨可能优于氟尿嘧啶。

奥沙利铂是三代铂类，通过产生水化衍生物作用于 DNA，形成链内和链间交联，从而抑制 DNA 的合成，产生细胞毒作用和抗肿瘤活性。研究表明奥沙利铂联合持续氟尿嘧啶加四氢叶酸的方案（FOLFOX）无论在晚期结直肠癌一线治疗中还是在结肠癌术后辅助治疗中，疗效均优于传统氟尿嘧啶和四氢叶酸，成为结直肠癌化疗的标准方案。一系列的Ⅰ/Ⅱ期研究表明，奥沙利铂与氟尿嘧啶联合或与卡培他滨联合的同步放化疗，可获得 9% ~ 24% 的病理完全缓解率，R0 切除率为 81% ~ 100%。那么奥沙利铂＋卡培他滨或氟尿嘧啶双药同步放化疗是否优于卡培他滨或氟尿嘧啶单药同步放化疗？STAR-01、ACCORD 12/0405、NSABP R-04、PETACC 6 等研究对此进行了探讨，研究结果显示，奥沙利铂＋卡培他滨或氟尿嘧啶双药术前同步放化疗与卡培他滨或氟尿嘧啶单药同步放化疗相比，均未显著提高 PCR，也没有达到显著降期目的，双药同步放化疗显著增加了 3、4 度不良反应。其中，ACCORD 12/0405 的 3 年随访结果显示，双药术前同步放化疗与单药相比，3 年局部复发率（4%：6%）、无瘤生存率

（74%：69%）、总生存率（均为88%）无显著差别。因此，目前直肠癌术前同步放化疗的标准化疗方案仍为卡培他滨或氟尿嘧啶单药。

近年来，靶向治疗与化疗联合治疗晚期结直肠癌取得一定的疗效，包括西妥昔单抗、贝伐单抗等。多项Ⅰ/Ⅱ期临床研究（Velenik V等的研究）显示在直肠癌放化疗中加入西妥昔单抗患者耐受良好，但pCR率无提高，远期生存无明显优势。对于直肠癌放化疗中加入贝伐单抗的研究，ASTRO 2016年有一个Ⅱ期临床试验的口头汇报，研究发现pCR率为17%，但术后并发症发生率较高。一项32例局部晚期直肠癌放化疗的研究中，探讨在单药氟尿嘧啶基础上加入贝伐单抗和厄洛替尼，100mg为厄洛替尼的最大耐受剂量，常见的不良反应为18.8%的Ⅲ～Ⅳ度腹泻，pCR率为33%，3年无疾病生存为75.5%。故目前直肠癌放化疗中加入靶向治疗尚无高级别循证医学证据，不推荐常规加入放化疗中。

4. 直肠癌的放疗靶区　目前就直肠癌的靶区勾画，临床广为采用的是欧洲和美国发布的指南。在由Roels及其同事发布的欧洲指南中，依据直肠癌常见解剖部位复发率高低定义了5个不同的盆腔亚解剖区：直肠系膜区（MS）、盆腔后区（PPS）、盆腔下区（IPS）、盆腔侧区（LPS）、盆腔前区（APS）。PET-CT可以帮助直肠癌靶区勾画，然而其高摄取区域并不能代表体检和影像发现的异常病灶。CTV的上、下界至少要包括直肠肿瘤/直肠周围肿大淋巴结上、下2cm，包括完整的直肠系膜至盆底区，除了肛提肌，骨和未受侵的盆壁肌不应包括在CTV内。CTV上界位于髂总血管分出髂内外血管的水平（大约在骶岬水平），对于cT_3N_0、MRF（-）的直肠癌患者，CTV上界可降低至直肠系膜头侧位置（2016年国际指南）。如果肿瘤累及周围临近器官（T_4），CTV边界应包括肿瘤外正常临近器官的1～2cm。淋巴结的勾画：一般包括髂血管外7～8mm。髂外淋巴结区：直肠癌侵犯泌尿、生殖器官或直肠癌累及肛管时需包括该区域。腹股沟淋巴结：直肠癌累及肛缘、肛周皮肤、阴道下1/3时考虑包括腹股沟淋巴结区；腹股沟淋巴结区，其前方为血管前最少2cm，内侧为血管内1～2cm。

5. 老年直肠癌的放疗　伴随人口老龄化，直肠癌老年患者的数量增长更为显著。而直肠癌的术后疗效与年龄间的关系比较复杂，针对直肠癌高龄患者，除了要考虑治疗后患者的生存时间外，还要考虑生活质量和日常生活能力等。针对直肠癌老年患者的放化疗需要面对不良反应的事实以及伴发疾病和一般情况的顾虑，实际治疗期间一般会减少放疗剂量，不做或减少同期化疗，然而辅助化疗的疗程数以及剂量也往往主观地参照年龄而减少。但是不管是减弱治疗强度，还是采用现行的标准剂量来实施辅助治疗，在老年患者中均缺少证据来证实。老年患者中除了将放疗作为辅助治疗外，还可以作为局部治疗来帮助非手术治疗。放疗期间患者有肛周皮肤溃烂或轻、中度骨髓抑制以及腹泻等不良反应的，给予及时对症治疗，均能得到缓解，虽然最近尝试联合放疗和化疗对患者预后进行改善，且收获了良好的治疗效果，但是联合放疗却加重了毒副反应，以致老年患者无法耐受，如果治疗中断，预期疗效则无法达成。放疗后，一些患者采用口服卡培他滨的化疗方式，但是由于受基础疾病的限制，以及手足麻木、腹泻、食欲缺乏等不良反应的影响，造成了不规范的疗程和药物剂量，很难对口服化疗药的治疗效果以及其对患者的生存率构成的影响进行评价。故从生存质量和疗效的角度，治疗直肠癌高龄患者的较佳治疗方式是单纯的放射治疗，在基础条件好的情况下可考虑行根治性放疗同步卡培他滨化疗。老年直肠癌患者年龄、肿瘤的组织分化程度、TNM 分期与预后有着明显的联系，即患者年龄越大，分化程度越差，TNM 分期越高，所对应的 5 年生存率越低。

病例26 肛管鳞癌同步放化疗

一、病历摘要

患者女性，53岁，汉族，吉林省长春市人，因"大便带血2个月余，诊断肛管癌3天"于2016年5月27日入院。

病史：缘于2个月余前患者无明显诱因出现大便带血，伴排便次数增多、里急后重，无腹痛、腹胀，无恶心、呕吐，未治疗。1个月前上述症状逐渐加重，并出现排便困难、肛门坠胀感。3天前就诊于当地医院，行结肠镜示：升结肠、横结肠、降结肠、乙状结肠黏膜光滑，片状充血，呈斑片样改变，距肛门15cm、10cm直肠分别见1大小为0.5cm×0.5cm亚蒂息肉，镜下切除，距肛门2cm以下直肠延至肛门见一大小为2.0cm×3.0cm不规则隆起型肿物，表面不平，质较硬韧，易出血。病理回报：（距肛门15cm）管状腺瘤，间质水肿，腺上皮伴中度异型增生；（距肛门2cm）恶性肿瘤，倾向低分化鳞癌，建议做免疫组化进一步明确。门诊以"肛管癌"收治入院。病程中患者一般状态良好，饮食、睡眠如常，小便如常，体重下降约2kg。无高血压、冠心病、糖尿病史，否认肝炎、结核、伤寒等传染病史，否认外伤史，无药物过敏史，否认肿瘤家族史。

入院查体：T：36.5℃，P：78次/分，R：18次/分，BP：120/80mmHg，H：173cm，W：70kg，BS：1.83m^2，KPS：90分，NRS：0分。中年女性，发育正常，营养中等，正常面容，正力型，神志清醒，精神好。自主体位，查体合作。全身皮肤正常，无黄染，无瘀斑，全身浅表淋巴结未触及肿大。头颅正常，无畸形，毛发分布均匀，双侧眼睑无水肿，巩膜无黄染，眼结膜无苍白，双侧瞳孔等大等圆，对光反射灵敏。双耳郭未见异常，外耳道未见异常分泌物，鼻外形未见异常，通气良好，无异常分泌物，鼻窦无压痛，口唇红润，牙龈无出血，伸舌居中，咽部无充血水肿，双侧扁桃体无肿大。颈软，无抵抗，气管居中，颈静脉怒张，未见颈动脉异常搏动。胸廓两侧对称无畸形，呼吸运动双侧对称，无胸膜摩擦感，双侧语颤正常，两肺叩诊清音，双侧呼吸音清，异常呼吸音，未闻及干湿啰音。心前区无隆起，心尖冲动有力，心界不大，心率78次/分，律齐，心音有力，未闻及病理性杂音。腹平坦，未见胃肠型，未见蠕动波，腹壁静脉无怒张。全腹无压痛及反跳痛，未扪及明显包块。Murphy氏征阴性，肝肋下未及，脾未触及。移动性浊音阴性。肝及双肾区叩痛。肠鸣音4次/分，未闻及气过水声。直肠指诊：肘膝位，距肛门 2cm 肛管左侧壁及前壁可触及环 1/2 周不规则隆起型肿物，质偏硬，活动度欠佳，指套少许染血。脊柱、四肢无畸形，活动自如。腹壁反射、角膜反射存在，Babinski 征阴性。

实验室与辅助检查：结肠镜（外院 2016 年 5 月 23 日）示：升结肠、横结肠、降结肠、乙状结肠黏膜光滑，片状充血，呈斑片样改变，距肛门 15cm、10cm 直肠分别见一大小为 0.5cm×0.5cm 亚蒂息肉，镜下切除，距肛门 2cm 以下直肠延至肛门见一大小为 2.0cm×3.0cm 不规则隆起型肿物，表面不平，质较硬韧，易出血。病理（外院 2016 年 5 月 24 日）回报：距肛门 15cm 管状腺瘤，间质水肿，腺上皮伴中度异型增生；距肛门 2cm 恶性肿瘤，倾向低分化鳞癌，建议做免疫组化进一步明确。

入院诊断：①肛管鳞癌；②直肠管状腺瘤术后。

二、查房记录

（一）第一次查房

住院医师：患者中年女性，既往体健，缘于 2 个月余前患者无明显诱因出现大便带血，伴排便次数增多、里急后重，无腹痛、腹胀，无恶心、呕吐，未治疗。1 个月前上述症状逐渐加重，并出现排便困难、肛门坠胀感。3 天前就诊于我院，行结肠镜示：升结肠、横结肠、降结肠、乙状结肠黏膜光滑，片状充血，呈斑片样改变，距肛门 15cm、10cm 直肠分别见一大小为 0.5cm×0.5cm 亚蒂息肉，镜下切除，距肛门 2cm 以下直肠延至肛门见一大小为 2.0cm×3.0cm 不规则隆起型肿物，表面不平，质较硬韧，易出血。病理回报：距肛门 15cm 管状腺瘤，间质水肿，腺上皮伴中度异型增生；距肛门 2cm 恶性肿瘤，倾向低分化鳞癌，建议做免疫组化进一步明确。直肠指诊：肘膝位，距肛门 2cm 肛管左侧壁及前壁可触及环 1/2 周不规则隆起型肿物，质偏硬，活动度欠佳，指套少许染血。入院检测血、尿常规，肝、肾功能、离子、血糖、凝血常规均未见异常；肿瘤标志物 CEA、CA199 未见异常，SCC 3.00ng/ml，高于正常。

主治医师：患者 2 个月余前开始出现排便习惯改变，外院肠镜提示：距肛门 3cm 见一大小为 2.0cm×3.0cm 不规则隆起型肿物，病理提示：倾向低分化鳞癌。可进一步行免疫组化检查。直肠指诊：肘膝位，距肛门 2cm 肛管左侧壁及前壁可触及环 1/2 周不规则隆起型肿物，质偏硬，活动度欠佳，指套少许染血。肿瘤标志物 SCC 3.00ng/ml，高于正常，提示肿瘤负荷高或代谢活跃。为进一步明确病变范围、淋巴结情况及有无放化疗禁忌证，建议进一步行盆腔 MRI 检查，并行胸腹部 CT、骨扫描、颈部、锁骨上区、腹股沟淋巴结彩超等检查，明确有无远地转移。

主任医师：结合患者症状、体征及相关辅助检查，可诊断为肛管鳞癌、直肠管状腺瘤术后。但是仍需要进一步检查明确患者 T 分期和 N 分期。患者已行直肠指诊及肠镜检查，但这些诊断措施都只能显示腔内病变，无法观察病变腔外情况，包括肿瘤真实大小、与周围解剖结构的关系及淋巴结转移情况等，因而需做盆腔 MRI 检查。

目前原发肛管癌的标准治疗是同步放化疗，患者可获得与腹会阴联合切除术（abdomen perineal resection，APR）相当的生存率并得到更多肛门保留机会，手术仅作为主要挽救治疗手段。因而进一步完善相关检查后，如无放化疗禁忌证，建议行同步放化疗。

（二）第二次查房

住院医师：患者症状、体征同前无明显变化。盆腔 MRI（2016 年 5 月 27 日）示：直肠上段肠腔内见伪影，直肠下段 / 肛管壁不规则增厚，病变范围约 2.6cm，轴位图像显示病变以左前壁为著，最厚处约 1.2cm，病变侵犯肛门内括约肌，外膜面欠光滑，周围系膜脂肪内及左侧盆壁可见多发 T_2WI 略高信号结节，最大者短径约 1.5cm。子宫及宫颈大小、形态尚可，未见确切异常信号。膀胱充盈尚可，壁略厚，腔内未见异常信号影（病例 26 图 1）。骨盆诸骨未见确切异常信号。提示：肛管癌，请结合临床。胸腹部 CT、骨扫描、彩超均未见异常。会诊外院病理及免疫组化回报：（肛管）鳞癌（病例 26 图 2）。免疫组化：CK：+；Vimentin：-；Ki67：50%；HMB45：-；MellanA：-；CD34：-；SAM：-；CK5/6：+；P63：+。

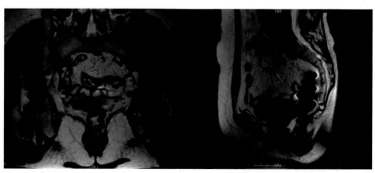
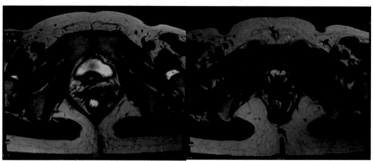

病例26图1　治疗前盆腔磁共振

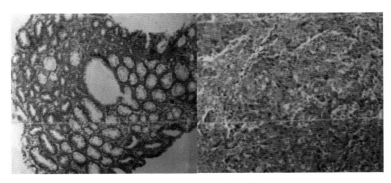

病例26图2　病理图文报告

主治医师：根据各项相关辅助检查，可诊断为肛管鳞癌（$cT_2N_2M_0$ Ⅲ b 期 AJCC 第七版）、直肠管状腺瘤术后。已完成医患沟通，患者及家属表示知情、理解，同意行同步放化疗，签署知情同意书。具体放化疗方案如下：

放疗方案如下：①放疗方式：IMRT；②放射野：肛管病灶及盆腔淋巴引流区；③单次量：原发病灶及转移淋巴结、直肠系膜区、坐骨直肠窝：1.8Gy、髂内外淋巴引流区：1.68Gy、髂总及腹股沟淋巴引流区：1.5Gy；④总量：原发病灶及转移淋巴结、直肠系膜区、坐骨直肠窝：54Gy、髂内外淋巴引流区：50.4Gy、髂总及腹股沟淋巴引流区：45Gy。

化疗方案如下：①氟尿嘧啶：1.5g，第 1–5 天、第 29–33 天，静脉滴注 8 小时；②丝裂霉素：16mg，第 1 天、第 29 天，静脉滴注。

主任医师：患者肛管鳞癌（$cT_2N_2M_0$ Ⅲ b 期 AJCC 第七版）、直肠管状腺瘤术后诊断明确。同步放化疗已成为肛门区癌的标准治疗方案。多项研究结果已经证实了放化疗的安全性和有效性，而放疗技术的进步，进一步降低了同步放化疗的毒副反应。患者选择了动态调强放疗模式，预计放疗反应可耐受。定期检测血常规、肝肾功能，及时对症处理。

三、治疗经过

2016 年 6 月 2 日开始行同步放化疗，具体化疗方案为：氟尿嘧啶（1.5g，第 1–5 天）＋丝裂霉素（16mg，第 1 天）。以肛管癌病灶及淋巴引流区为靶区，行动态调强放疗（病例 26 图 3 至病例 26 图 6）。

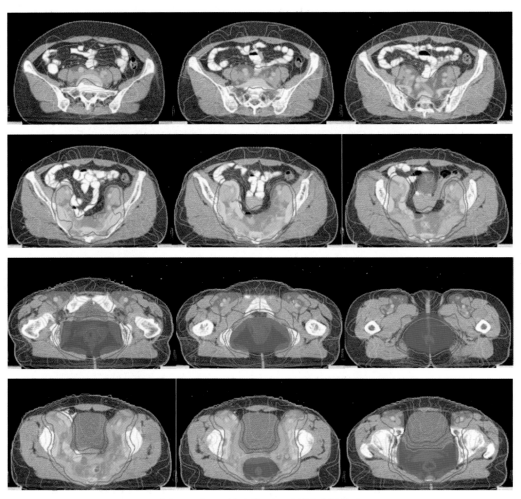

病例26图3　放疗靶区与计划（轴位）

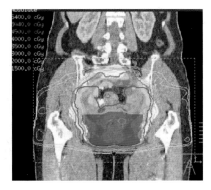

病例26图4　放疗计划（冠状位）

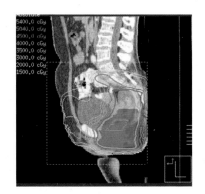

病例26图5　放疗计划（矢状位）

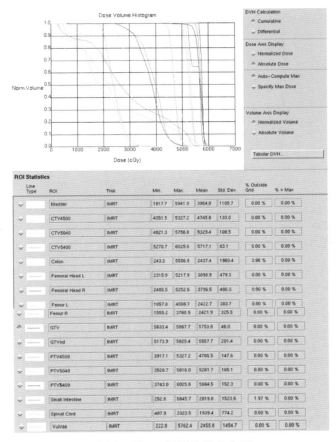

病例26图6　剂量曲线分布图

2016 年 7 月 15 日患者放化疗结束。同步放化疗期间出现 I 度骨髓抑制、III 度腹泻，给予对症治疗后均好转。同步放化疗近结束复查肿瘤标志物 SCC：0.9ng/ml，降至正常；复查盆腔 MRI 提示病灶、直肠周围系膜脂肪内及左侧盆壁淋巴结较前明显缩小，疗效评价：PR（病例 26 图 7）。

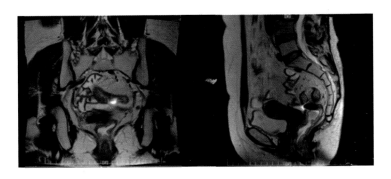

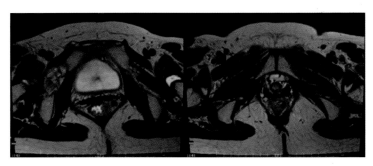

病例26图7　治疗结束盆腔磁共振

四、诊疗结局及随访

患者放化疗期间出现排便次数增多、便血、里急后重等直肠刺激症状，给予对症治疗后有所缓解。治疗结束 1 个月后，上述症状逐渐好转。

随访：盆腔 MRI（2016 年 8 月 15 日）示：临床提示直肠肛管腺瘤术后，肛管鳞癌同步放化疗后：直肠上段肠腔内见伪影，直肠下段 / 肛管壁黏膜增厚，T_2WI 呈环形略高信号，肠壁水肿，DWI 上未见明显高信号，病变处肠壁外膜面欠光滑，周围系膜脂肪内及左侧盆壁可见多发 T_2WI 等 – 略高信号结节，最大者短径约 0.3cm。子宫及宫颈大小、形态尚可，未见确切异常信号。膀胱充盈尚可，壁略厚，腔内未见异常信号影。骨盆诸骨 T_1WI 整体信号略高，T_2WI 压脂像呈等信号。提示：较 2016 年 7 月 15 日片：①现直肠下段 / 肛管癌黏膜略厚，肠壁肿胀，符合放疗后改变，较前变薄；②直肠周围系膜脂肪内及左侧盆壁淋巴结较前明显缩小；③骨盆诸骨脂肪沉积（病例 26 图 8）。

盆腔 MRI（2016 年 10 月 24 日）示：临床提示直肠肛管腺瘤术后，肛管鳞癌同步放化疗后 3 个月余：直肠下段 / 肛管壁黏膜增厚，T_2WI 呈环形略高信号，肠壁水肿，DWI 上未见明显高信号，病变处肠壁外膜面欠光滑，周围系膜脂肪内及左侧盆壁可见多发 T_2WI 等 – 略高信号结节，最大者短径约 0.26cm。子宫及宫颈大小、形态尚可，未见确切异常信号。膀胱充盈尚可，壁略厚，腔内未见异常信号影。左侧髋臼见点状 T_1WI 低

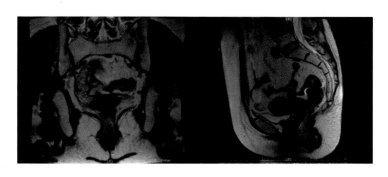

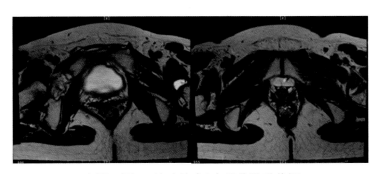

病例26图8 治疗结束1个月盆腔磁共振

信号，T$_2$WI压脂像呈稍高信号。提示：较2016年8月15日片：①直肠下段/肛管黏膜略厚，肠壁肿胀，符合放疗后改变，较前相仿；②直肠周围系膜脂肪内及左侧盆壁小淋巴结，较前略缩小；③左侧髋臼点状异常信号，考虑退行性改变，较前相仿（病例26图9）。行肠镜2016年10月24日示：循腔进镜至回盲部，回盲瓣、阑尾开口无异常。升结肠、横结肠、降结肠、乙状结肠及直肠、肛管黏膜光滑，血管纹理清晰，无息肉、糜烂、异常分泌物及新生物。提示直肠、乙状结肠炎（病例26图10）。

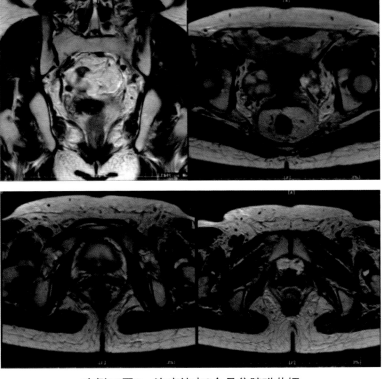

病例26图9 治疗结束3个月盆腔磁共振

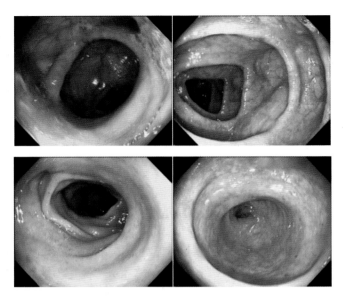

病例26图10　治疗结束3个月肠镜

五、主要治疗经验

1. 明确肛管癌的标准治疗是同步放化疗，能取得与手术相当的生存率并得到更多肛门保留机会，提高患者的生活质量，而手术仅作为主要挽救治疗手段。

2. 患者入院后完善各项检查，结合肠镜、盆腔 MRI 等多种技术手段确定肛管癌病变位置及病变长度，同时也要重视直肠指诊对于肛管癌诊断及疗效评价的重要意义。

3. 氟尿嘧啶联合丝裂霉素为肛管癌同步放化疗首选化疗方案。

4. 放疗靶区应包括　原发病灶、转移淋巴结、直肠系膜、骶前、髂内、髂外、闭孔、坐骨直肠窝、腹股沟淋巴引流区，只有低危 T_1N_0 或有严重并发症可以考虑省略骶髂关节上、腹股沟淋巴引流区。

5. 治疗过程中密切监测患者放化疗不良反应，及时对症处理。全部治疗结束后，需定期随诊。

六、相关知识点

1. 肛管癌治疗模式的转变　肛管癌在我国发病率较低，病理类型以鳞癌居多。其发病多与 HIV 感染、HPV 感染、器官移植及吸烟等因素相关。20 世纪 70 年代以前，肛管癌以手术治疗为主。自 1974 年，Nigro 等人的研究发现，肛管癌患者放化疗可取得病理上的完全缓解。随后，越来越多的研究结果证实了放化疗的安全性和有效性，而随着放疗技术的不断进展及外科对于肛管癌治疗规范性认识的提高，同步放化疗已成为肛管癌治疗的标准模式，患者的生活质量也得到了保障。而手术适用于：①同步放化疗后局部复发的挽救治疗；②早期病变（须严格把握适应证，如分化程度高、肿瘤直径＜2cm、仅侵犯黏膜下层的肿瘤）的局部切除；③放化疗禁忌患者。

2. 肛管癌的同步放化疗 UKCCCR 和 EORTC 两个经典研究均选择了氟尿嘧啶联合丝裂霉素的同步化疗方案，明确了同步放化疗对比单纯放疗的优势。而随后针对肛管癌的一系列临床研究也一直在探索更有效、更简化的同步化疗方案。RTOG8704/ECOG1289 随机对照研究，比较了氟尿嘧啶联合丝裂霉素与氟尿嘧啶两种不同的化疗方案同步放疗的疗效和毒性反应。氟尿嘧啶联合丝裂霉素组和氟尿嘧啶组 4 年局部复发率、总生存率分别为 16% 和 34%（$P = 0.0008$）、76% 和 67%。两组总生存无明显差异，但氟尿嘧啶联合丝裂霉素组 4 年无病生存率达到 73%，远高于单药组 51%（$P = 0.0003$），证实了丝裂霉素在肛管癌的治疗中的明确作用。RTOG9811、ACCORD03 研究则发现新辅助化疗、局部增高剂量并无优势。

而对于放疗方式的优劣，Jose 等人比较了 46 名患者的 IMRT 和常规放射的治疗结果，研究发现，IMRT 组治疗中断发生率、中断时间（34.5%、1.5 天）均显著低于常规放射组（88%、12 天）。而且常规组＞2 度血液学毒性发生率高于 IMRT 组，IMRT 组生存优于常规组。RTOG0529 前瞻性Ⅱ期研究发现 IMRT 技术显著降低了 2 度及以上的血液学毒性，3 度及以上皮肤和胃肠道反应发生率，并且 IMRT 的应用缩短了治疗中断时间。

3. 肛管癌的放疗靶区及剂量 我中心参考的是 AGITG 根据 RTOG 0529 制定的靶区勾画共识。GTV 要根据查体及相关影像资料共同确认。CTV 应包含：① GTV；②自肛管直肠交界处至肛门外缘的全部肛管；③肛内提肌及肛外提肌。上述 3 部分外放 20mm 形成 CTV。GTVnd 为影像所示转移淋巴结，其外放 10 ~ 20mm 形成 CTV。淋巴引流区应包括：直肠系膜、骶前、髂内、髂外、闭孔、坐骨直肠窝、腹股沟淋巴引流区。需要勾画的危及器官包括：股骨头、股骨颈，剂量限制：V30 ＜ 50%，V40 ＜ 35%，V44 ＜ 5%；膀胱剂量限制：V35 ＜ 50%，V40 ＜ 35%，V50 ＜ 5%；小肠、结肠：勾画至 PTV 上 15mm，剂量限制：V30 ＜ 50%，V35 ＜ 35%，V45 ＜ 5%；骨髓：骨盆内的骨髓，下界至髋臼下缘；外生殖器：①男性：阴茎、阴囊、耻骨联合前的皮肤及脂肪；②女性：阴蒂、大小阴唇、耻骨联合前的皮肤及脂肪，剂量限制：V20 ＜ 50%，V30 ＜ 35%，V40 ＜ 5%。

病例27 乳腺癌保乳术后大分割放疗

一、病历摘要

患者女性，45岁，汉族，吉林省集安县人，因"右乳腺癌保乳术后1个月为行放疗"于2016年2月18日8时46分由门诊入院。

病史：患者1年1个月前无意中发现右乳内上象限大小约1.5cm×1.0cm肿物，质韧、边界清、活动度良好，无疼痛，无乳头溢液，皮肤无橘皮样改变。1年前就诊于我院乳腺外二科，行彩超示：于右乳腺12点方位腺体组织内可见一1.4cm×1.1cm弱回声，于左乳腺12点方位腺体组织深层内可见一1.2cm×0.5cm的弱回声，边界清，似有包膜，余腺体组织回声不均，提示双乳腺占位性病变（BI-RADS分级Ⅲ级）。于2015年12月28日在全麻下行双乳腺区段切除术，送检快速病理：（左乳肿物）：纤维腺瘤，伴乳腺腺病。（右乳钙化）：乳腺腺病，伴钙化，伴导管内乳头状病变，倾向乳头状瘤，细胞增生活跃，待石蜡。（右乳）：纤维腺瘤，伴腺病，细胞增生活跃，待石蜡。术后病理回报：（左乳、右乳）：乳腺纤维腺瘤，伴腺病，细胞增生活跃，注意随访患者。（右乳钙化）：乳腺腺病，部分导管上皮乳头状不典型增生，癌变，最大径约5mm，未见明确浸润证据。经××医院会诊我院术后病理：（右乳）乳腺低乳头型导管内癌Ⅰ级，最大径约5mm。ER强阳，细胞数90%，PR强阳，细胞数90%，CerbB-2（0）。于2016年1月15日在全麻下再次行右乳腺区段切除术。术后病理：（右乳切缘）：上、下缘、内、外侧缘、基底缘未见癌，局部见组织细胞增生，多核巨细胞反应。术后恢复良好。现为行术后放疗入我科。病程中患者饮食、睡眠良好，体重无明显变化。无高血压、冠心病、糖尿病病史，无高血脂病史，否认肝炎、结核、伤寒等传染病史，否认外伤史，无药物过敏史，否认肿瘤家族史。25岁结婚，未育。月经史：16岁初潮，行经天数3～5天，月经周期28～30天，末次月经2016年2月5日。

入院查体：T：36.5℃，P：80次/分，R：18次/分，BP：120/80mmHg，H：158cm，W：55kg，BS：1.54m^2，KPS：90分，NRS：0分。中年女性，发育正常，营养中等，正常面容，正力型，神志清醒，精神好。自主体位，查体合作。全身皮肤正常，无黄染，无出血点，全身浅表淋巴结未触及肿大。头颅正常，无畸形，毛发分布均匀，双侧眼睑无水肿，巩膜无黄染，眼结膜无苍白，双侧瞳孔等大等圆，对光反射灵敏。双耳郭未见异常，外耳道未见异常分泌物，鼻外形未见异常，通气良好，无异常分泌物，鼻窦无压痛、口唇红润、牙龈无出血、伸舌居中、咽部无充血水肿、双侧扁桃体无肿大。颈软、无抵抗、气管居中、颈静脉无怒张、未见颈动脉异常搏动。胸廓两侧对称无畸形、呼吸运动双侧对称、无胸膜摩擦感、双侧语颤正常、两肺叩诊清音、双侧呼吸音清、异常呼吸音、未闻及干湿啰音。双侧乳腺上象限均可见长约3cm手术瘢痕、愈合良好、双乳腺未触及肿物。心前区无隆起、心尖冲动有力、心界不大、心率80次/分、律齐、心音有力、各瓣膜听诊区未闻及杂音。腹平坦、未见胃肠型及蠕动波、无腹壁静脉曲张。全腹无压痛及反跳痛、未扪及明显包块、Murphy氏征阴性、肝肋下未及、脾未触及。移动性浊音阴性、肝及双肾区无叩痛、肠鸣音4次/分、未闻及气过水声。肛门指诊及外生殖器未查。脊柱、四肢无畸形、活动自如。腹壁反射、角膜反射存在、Babinski征阴性。

实验室与辅助检查：第1次术后病理（2015年12月28日本院）：（左乳、右乳）：乳腺纤维腺瘤、伴腺病、细胞增生活跃、注意随访患者。（右乳钙化）：乳腺腺病、部分导管上皮乳头状不典型增生、癌变、最大径约5mm、未见明确浸润证据。附免疫组化结果：-5、CK5/6-、CK14少+、P63少+、CD10+、34βE12+、Ki67 8%+、P53+、ER强阳、细胞数80%、PR强阳、细胞数80%、CerbB-2（1+、阴性）。经天津××医院会诊：（右乳）乳腺低乳头型导管内癌Ⅰ级、最大径约5mm。ER强阳、细胞数90%、PR强阳、细胞数90%、CerbB-2（0）、Ki67 5%+、P53 3%+、CK小于1%、P63-。第2次术后病理（2016年1月15日本院）：（右乳切缘）：上、下缘、内、外侧缘、基底缘未见癌、局部见组织细胞增生、多核巨细胞反应。附免疫组化结果：-5、CK-、CD68+。此次入院后彩超（2016年2月18日）：双乳腺体略增厚、于右乳乳晕旁切口下方可见范围约为0.8cm×0.6cm的无回声暗区；于左乳内上象限腺体组织内可见一约0.6cm×0.4cm的低回声、边界清、余腺体回声不均。提示：双侧乳腺增生伴左乳结节（乳腺BI-RADS分级Ⅲ级）、右乳切口下积液。

入院诊断：①右乳腺癌保乳术后［pTis（DcIS）N_0M_0、0期、AJCC/UICC 2010年第七版］；②左乳腺纤维腺瘤术后；③双侧乳腺增生。

二、查房记录

（一）第一次查房

住院医师：患者中年女性、既往体健、因"右乳腺癌保乳术后1个月为行放疗"入院。患者于2015年12月28日在全麻下行双乳腺区段切除术、术后病理：（左乳、右乳）：乳腺纤维腺瘤、伴腺病、细胞增生活跃。（右乳钙化）：乳腺腺病、部分导管上皮乳头状不典型增生、癌变。经天津××医院会诊我院术后病理：（右乳）乳腺低乳头型导管内癌Ⅰ级、最大径约5mm。于2016年1月15日在全麻下再次行右乳腺区段切除术，术后病理：（右乳切缘）：上、下缘、内、外侧缘、基底缘未见癌。入院后行胸正位片及心电图未见异常。彩超示：双乳腺体略增厚，于右乳乳晕旁切口下方可见范围约为 0.8cm×0.6cm 的无回声暗区；于左乳内上象限腺体组织内可见一约 0.6cm×0.4cm 的低回声，边界清，余腺体回声不均。提示：双侧乳腺增生伴左乳结节（乳腺 BI-RADS 分级Ⅲ级），右乳切口下积液。血常规：白细胞计数 $4.8×10^9$/L，血红蛋白 129.1g/L，血小板计数 $306×10^9$/L。肿瘤标志物：CA153 7.8ng/ml，CEA < 0.50ng/ml。

主治医师：复阅手术记录，第 1 次手术中探及右乳腺上象限大小约 1.5cm×1.1cm 肿物及钙化灶，切除肿物及钙化灶，快速病理回报（右乳）：纤维腺瘤，伴腺病，细胞增生活跃，待石蜡。（右乳钙化）：乳腺腺病，伴钙化，伴导管内乳头状病变，倾向乳头状瘤，细胞增生活跃，待石蜡。而术后病理经 ×× 医院会诊证实为右乳腺钙化灶内低乳头型导管内癌Ⅰ级，因手术切缘安全界不够，故再次行右乳腺区段切除术，术后病理回报切缘均阴性。此次住院行彩超示双侧乳腺增生，左侧乳腺内上象限见约 0.6cm×0.4cm 的低回声，边界清，超声提示 BI-RADS 分级为Ⅲ级。BI-RADS Ⅲ级定义为"可能良性病灶"，恶性危险性小于 2%，嘱患者短期内复查。

主任医师：乳腺导管内癌（DCSI）占全部乳腺癌的 10%，是最常见的乳腺原位癌，80% ~ 90% 自然病程。DCSI 可归为癌前病变，可进展为浸润性癌，钼靶可早期发现 DCSI，提高 DCSI 的检出率，钼靶多表现为不伴肿块的簇状微小钙化灶，该患术前未行乳腺钼靶检查，术中探及钙化灶。该患者首次切除时切缘安全距离不足，前瞻性研究提示即使高度选择性病例，DCSI 的单纯扩大切除边缘即使在 1cm 以上，局部复发率仍很高。在 NSABP B-17 研究中如果手术切缘阳性，即使术后加放射治疗，其复发率也较切缘阴性组增加 2 倍，其中部分复发的危险性与切缘、核分级和明显的粉刺坏死有关。研究显示，对于乳腺导管原位癌，全乳切除、保乳手术＋放疗、保乳手术后不进行放疗，3 种治疗方式患者生存时间没有差别，但对纳入 4 个随机对照研究共 3729 例患者的荟萃分析结果显示，术后放疗对比未行术后放疗，可降低 10 年的同侧的乳腺复发时间 15.2%，且放疗无额外的致死并发症。NCCN 指南中保乳手术＋辅助放疗作为Ⅰ类高级别证据被推荐，保乳手术后免除放疗 NCCN 指南中为 2B 类证据，根据患者年龄、临床及病理高危因素、患者意愿等综合考虑，个体化治疗。许多因素决定局部复发风险：肿块可触及、体积大、分级高、切缘距离肿瘤近或切缘阳性、年龄 < 50 岁（NCCN 指南 2B 类推荐）。该患者肿块可触及，年龄 45 岁，包含 2 个危险因素，局部复发风险高，需给予术后放疗。

（二）第二次查房

住院医师：患者年轻，肿物可触及，局部复发风险高，应行术后放疗。患者无放疗禁忌，拟行术后放疗。与患者沟通，告知相关费用及治疗时间，患者本人要求缩短治疗时间。请示上级医师，该患是否适合"大分割"方案放疗。

主治医师：该患者诊断为右乳腺癌保乳术后［pTis（DcIS）N_0M_0，0期］，分期较早，患者原发肿瘤＜2.5cm，无腋窝淋巴结转移，再程手术后切缘≥3mm，属低危患者。根据 NCCN 指南，可考虑"大分割"方案全乳腺照射，总剂量42.56Gy，单次2.66Gy。对局部复发风险高的患者（50岁以下、腋窝淋巴结阳性、淋巴管血管浸润，或手术切缘接近肿瘤），推荐对肿瘤床进行推量照射，可采用近距离治疗、电子束或光子束等。标准剂量为10～16Gy。该患术后瘤床留置金属标记，可行 IMRT 瘤床同步推量照射。

主任医师：关于照射靶区，对于某些早期乳腺癌保乳术后患者，部分乳腺短程照射（accelerated partial breast irradiation，APBI）可能获得与标准的全乳放疗相当的局部控制率，但也有报道提示 APBI 后局部纤维化的影像，美观效果可能略差。目前尚不推荐将APBI 作为常规治疗。该患可行"大分割"方案放疗，全乳腺总剂量40.5Gy，单次剂量2.7Gy，共15次，瘤床同步推量照射，单次剂量3.2Gy，共15次，总剂量48Gy。

三、治疗经过

2016年2月19日开始行放疗：放疗方式 IMRT，放射源 6MV-X 线，CTV 为右侧乳腺（限皮下0.5cm），GTVtb 为瘤床区，CTV、GTVtb 分别外放：前后左右0.5cm，头脚方向1cm形成 PTV、PGTVtb（限皮下0.5cm）。危及器官受量：右肺 V20 为15.96%，平均受量821.7cGy；左肺 V20 为0%，平均受量22.3cGy；双肺 V20 为8.47%，平均受量446.5cGy；脊髓最大剂量：33.6cGy，心脏 V30 为0%，平均受量113.1cGy，左乳腺平均剂量：86.8cGy，最大剂量：2366.2cGy。2016年3月10日放疗结束。放疗期间出现轻度恶心、厌食，自行缓解。右乳腺Ⅰ度放射性皮炎，无明显乳腺胀痛，无骨髓抑制（病例27图1至病例27图3）。

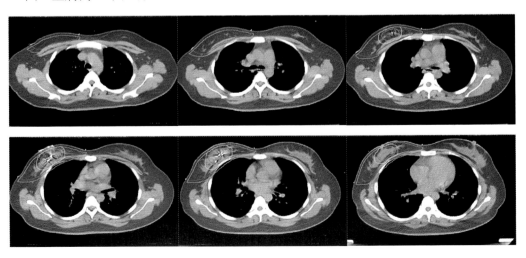

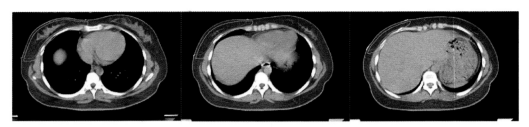

病例27图1　放疗靶区

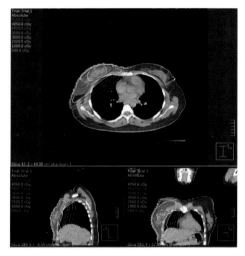

病例27图2　放疗计划

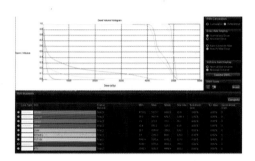

病例27图3　剂量曲线分布图

四、诊疗结局及随访

患者治疗结束时查体：右侧乳腺皮肤呈Ⅰ度放射性皮肤炎，轻度色素沉着，无破溃及脱皮，无乳腺肿胀。复查彩超：右乳上象限切口下可见范围约0.6cm×0.3cm的无回声区，边界尚清，左乳内上象限腺体组织内可见一约0.4cm×0.3cm的低回声结节，边界清，余腺体组织回声不均。提示右乳切口下方少许积液，左乳腺增生结节（乳腺BI-RADS分级Ⅱ级）。嘱患者出院后口服他莫昔芬内分泌治疗，3个月后返院复查。

随访：2016年6月7日复查彩超：双乳不规则增厚，内部回声致密、不均，以外上象限为著。右乳术区结构紊乱，未见明显占位性病变。提示双乳增生性改变。查体：右侧乳腺皮肤色素沉着较前变淡。乳房美容效果依据Harris标准评价为："优"。

五、主要治疗经验

1. 导管原位癌保乳手术后行全乳放疗可以降低50%的同侧复发风险。复发中约一半是浸润性乳腺癌，一半是导管原位癌。许多因素影响局部复发的风险：肿块可触及、体积大、分级高、切缘距离肿瘤近或切缘阳性、年龄小于50岁者风险高。对部分患者，如患者和医生认为复发风险"低"，可仅接受手术切除治疗。目前的研究数据提示全乳切除、保乳手术＋放疗、保乳手术后不进行放疗，3种治疗方案的患者生存时间没有差别。

2. 无辅助化疗指征的保乳术后患者放疗建议在术后8周内进行。由于术后早期术腔体积存在动态变化，尤其是含有术腔血清肿的患者，所以不推荐术后4周内开始放疗。接受辅助化疗的患者应在末次化疗后2～4周开始。

3. 内分泌治疗与放疗的时序配合目前没有一致意见，可以同期或放疗后开展。

六、相关知识点

1. "大分割"放疗模式及疗效　加拿大Ontario试验采用42.5Gy/（16次·22天），单次剂量2.66Gy的分割方式，与50Gy/（25次·5周）的常规放疗相比较，经过长达69个月的中位随访，大分割放疗组与常规放疗组的5年无复发生存率相似，分别为97.2%和96.8%，总生存率也无差别。英国的标准化乳腺放疗试验B（Standardisation of Breast Radiotherapy Trial B，START B）采用40Gy/（15次·3周）的分割方式，大分割放疗组1110例患者中仅有65例患者局部区域复发，两组的局部控制率相似。5年肿瘤控制率来看，大分割组的远处转移率甚至比常规放疗组还低1%～2%。作者在讨论中分析，大分割放疗大大缩短了治疗总时间，因此肿瘤控制率并不比常规分割放疗组差。Scorsetti等使用动态容积调强（VMAT）采取全乳40.5Gy/（15次·3周），单次剂量2.7Gy，同步瘤床推量48Gy/（15次·3周），单次剂量3.2Gy。至随访结束，无1例复发及转移。

2. 大分割放疗的美容效果　Ontario试验和START B试验均达到较好的美容效果。在Ontario试验中，42.5Gy/（16次·22天）的大分割放疗组与50Gy/（25次·5周）的常规放疗组相比，3年达到优或良的美容效果分别为76.8%和77.0%；5年达到优或良的美容效果分别为76.8%和77.4%（95% CI：-6.5%～5.5%）。START B试验研究结果显示大分割放疗组乳腺外形美容效果上的影响相对更小（HR＝0.83；95% CI：0.66～1.04；$P = 0.06$）。上述Scorsetti等研究中，急性放射性皮肤反应的发生情况为：0级20例（37.7%）、Ⅰ级32例（60.4%）、Ⅱ级0例、Ⅲ级1例（1.9%）、Ⅳ级0例。所有的患者美容效果均为优或良。而Eldeeb等对比45Gy/17次或40Gy/15次的大分割放疗组与常规分割组对比，大分割放疗组的Ⅱ～Ⅲ度急性皮肤红斑的发生率较高（$P = 0.001$）。

3. 大分割放疗的其他毒性　Appelt等用LQ模型换算得出，心脏、肺在40Gy/15次、

39Gy/13 次和 42.5Gy/16 次这 3 种大分割切线野适形放疗中的等效生物学剂量，均较常规分割 50Gy/25 次的放疗中更小。在 START B 试验中，乳腺大分割放疗组同时照射腋窝和（或）锁骨上区的有 82 例患者，中位随访 6 年，没有见到关于臂丛神经损伤方面的报道。

病例28 乳腺癌保乳术后放疗

一、病历摘要

患者，女性，38岁，汉族，吉林省东辽县人，因"左乳腺癌保乳术后4个月余"于2016年8月31日8时45分由门诊入院。

病史：该患者4个月余前因"发现左乳腺肿物5个月"就诊于我院，入院后完善相关检查，于2016年4月22日在全麻下行左乳腺肿物扩大切除术＋前哨淋巴结活检术。术后病理：（左乳腺）浸润性导管癌Ⅱ级，可见中级别导管内癌成分，所占比例20%，肿瘤大小约为：$1.2cm \times 1.1cm \times 0.8cm$，肿瘤边界为浸润性，未见明确神经、脉管侵犯，间质淋巴结浸润程度约20%，上、下、内、外、基底安全缘未见癌。淋巴结：前哨1 0/1，前哨2 0，癌转移。同术前诊断。术后病理分期：$pT_1N_0M_0$ Ⅰa期。附免疫组化结果：ER阳性，细胞数约占90%，主要着色强度为强，PR阳性，细胞数约占90%，主要着色强度为强，CerbB-2（1+/阴性），ki67阳性细胞数约占30%，p53阳性细胞数约占90%。术后行"TC"方案化疗6个周期，治疗过程顺利。现为求进一步治疗入院。患者自发病以来，精神食欲正常，二便正常，近期体重无明显变化。患者2009年行"剖宫产手术"，术后恢复良好。无高血压、冠心病、糖尿病病史，否认肝炎、结核、伤寒等传染病史，否认外伤史，无药物过敏史，否认肿瘤家族史及遗传病家族史。

入院查体：T：36.5℃，P：75次/分，R：18次/分，BP：120/70mmHg，H：160cm，W：50kg，BS：$1.50m^2$，PS：0分，NRS：0分。一般状态良好，发育正常，营养中等，神清语明，自动体位，查体合作。全身皮肤黏膜无黄染，未见皮疹、瘀点、紫癜及瘀斑，未见肝掌及蜘蛛痣，全身浅表淋巴结未触及肿大，头颅大小形态发育正常，眼睑无水肿，巩膜无黄染，双侧瞳孔等大同圆，对光反射灵敏。耳鼻无异常分泌物，口腔黏膜无溃疡，咽部无充血，两侧扁桃体无肿大。颈部对称，未见颈静脉怒张及颈动脉异常搏动。气管居中，甲状腺无肿大。胸廓对称无畸形，胸骨无压痛及叩击痛，纵隔不宽，两肺叩诊呈清音，听诊呼吸音清晰，未闻及干湿性啰音。心浊音界正常，心率75次/分，节律规整，各瓣膜听诊区未闻及病理性杂音。腹部平软，未见胃肠型及蠕动波，未见腹壁静脉曲张。腹软，全腹无压痛、反跳痛及肌紧张，肝脾肋下未触及，未触及包块，移动性浊音阴性，肠鸣音可闻及4次/分。肛门及外生殖器未见异常。脊柱呈生理性弯曲，活动不受限，四肢活动自如，双下肢无水肿，各椎体棘突无压痛及叩击痛。无杵状指／趾，膝腱及跟腱反射正常，Babinski 征阴性，Kernig 征阴性，Brudzinski 征阴性。专科检查：双乳腺对称，左乳外上象限可见一长约 4cm 术痕，愈合良好，其周皮下未触及肿物。左腋下术痕愈合良好，未触及肿物。右乳腺发育正常，未触及肿物。双腋下、双锁骨上未触及明显肿大淋巴结。

实验室与辅助检查：术后病理：（左乳腺）浸润性导管癌 II 级，可见中级别导管内癌成分，所占比例 20%，肿瘤大小约为：1.2cm×1.1cm×0.8cm，肿瘤边界为浸润性，未见明确神经、脉管侵犯，间质淋巴结浸润程度约 20%，上、下、内、外、基底安全缘未见癌。淋巴结：前哨 1 0/1，前哨 2 0，癌转移。免疫组化：ER 阳性，细胞数约占 90%，主要着色强度为强，PR 阳性，细胞数约占 90%，主要着色强度为强，CerbB-2（1+/ 阴性），ki67 阳性细胞数约占 30%，p53 阳性细胞数约占 90%。

入院诊断：左乳腺癌保乳术后、化疗后（$pT_1N_0M_0$ I a 期，AJCC 癌症分期第七版）。

二、查房记录

（一）第一次查房

住院医师：患者青年女性，既往 2009 年行"剖宫产手术"。因"左乳腺癌保乳术后 4 个月余"入院。该患者 4 个月余前因"发现左乳腺肿物 5 个月"就诊于我院，入院完善相关检查后行左乳腺肿物扩大切除术＋前哨淋巴结活检术，术后病理回报：（左乳腺）浸润性导管癌 II 级。淋巴结未见癌转移。免疫组化：ER 阳性，PR 阳性，CerbB-2（1+/阴性）。术后病理分期：$pT_1N_0M_0$ I a 期（病例 28 图 1）。术后行"TC"方案化疗 6 个周期。现为行术后放疗入院。查体：左乳外上象限可见一长约 4cm 术痕，愈合良好。左腋下术痕愈合良好，未触及肿物。双腋下、双锁骨上未触及明显肿大淋巴结。目前患者无任何明显不适，精神状态良好。

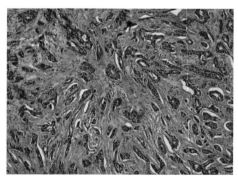

病例28图1　术后病理

主治医师：该患因"左乳腺癌术后"入院，无明显不适。患者临床诊断明确，根据乳腺癌术后放疗适应证，保乳术后应给予全乳腺及局部瘤床放射治疗，以降低肿瘤局部复发概率，延长无病生存期。为进一步明确有无其他相关疾病及术后、化疗后有无放疗禁忌证，建议行血常规、生化、淋巴细胞亚群分析、肿瘤标志物（CEA、CA-125、CA-153）、肺 CT、肝胆胰脾肾、双乳腺、颈部、双腋下淋巴结彩超、心电图等检查。

主任医师：所有保乳手术患者，包括浸润性癌、原位癌早期浸润和原位癌患者，均应行术后全乳腺放疗，以降低肿瘤局部复发概率。但对于年龄 ≥ 70 岁，$T_1N_0M_0$，且 ER、PR 阳性的患者可考虑术后单纯内分泌治疗，可不做术后放疗。该患病理诊断明确，符合术后放疗指征，现完善相关检查，待全部检查结果回报后确定治疗方案。

（二）第二次查房

住院医师：入院后经全面检查提示病情稳定，血常规及生化指标无明显异常，临床诊断明确为：左乳腺癌保乳术后、化疗后（$pT_1N_0M_0$ Ⅰ a 期），双乳腺增生，甲状腺双叶结节，高脂血症。患者无放疗禁忌证。

主治医师：患者无放疗禁忌证，向患者交代放疗方式及放疗期间的注意事项，签署《放疗知情同意书》，可于 CT 模拟机下定位，勾画靶区，做放疗前准备工作，放疗期间注意患者血常规及生化改变。

主任医师：该患术中已放置金属钛夹，标记出瘤床，故全乳腺放疗过程中可给予瘤床同步推量照射，既可以缩短治疗时间，同时可减低患者部分治疗费用。

三、治疗经过

靶区设计：CTV：上界位于锁骨头下缘（胸锁关节），下界位于乳房褶皱下约 2cm，内侧界位于体中线或略偏向于患侧（内乳淋巴结转移或肿瘤位于内象限除外），外界位于腋中线（应包括胸大肌及胸小肌外侧缘），前界位于皮下 0.5cm（皮肤剂量建成区内），后界应包括胸大肌筋膜（或包括前 1/3 胸大肌），并依据术中留置的金属标志物勾画出 GTVtb，靶区设计不应包括患侧腋窝（病例 28 图 2，病例 28 图 3）。靶区完成后提放疗计划单：左乳腺癌保乳术后预防照射，放疗方式：动态调强放疗，靶区范围：左乳腺，单次剂量：左乳腺：2.0Gy，左乳腺术后瘤床：2.4Gy，拟给予总量：左乳腺：50.0Gy/25 次，术后瘤床：60.0Gy/25 次。危及器官受量要求为：患侧肺：V20 < 28%、心脏：V30 < 40%、V40 < 30%、健侧乳腺：D_{max} < 5Gy，D_{mean} < 1Gy，脊髓 < 40Gy。

计划经物理师制作及优化，上级医师审核通过满意后开始放疗。2016 年 9 月 2 日至 2016 年 10 月 9 日行放疗。95% 等剂量线为处方剂量包绕 PTV，以总量 60.0Gy 评价。右肺平均受量 63.3cGy；左肺 V20 < 23%，平均受量为 1249.5cGy；双肺 V20 为 20%，平均受量 615.8cGy；脊髓最大受量 79.9cGy；心脏 V30 为 5%，V40 为 3%，平均受量

664.1cGy（病例 28 图 4）。放疗期间患者未出现骨髓抑制，出现Ⅰ度皮肤反应，治疗耐受性良好。

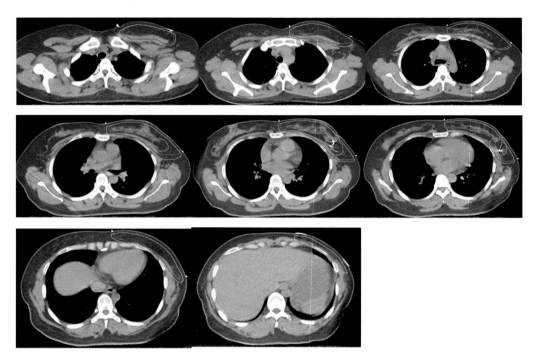

病例28图2　放疗靶区

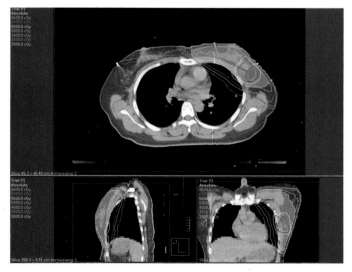

病例28图3　放疗计划

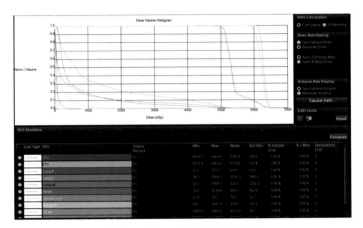

病例28图4　剂量曲线分布图

四、诊疗结局及随访

诊疗结局：患者按放疗计划完成全部放疗，治疗结束后无明显不适。放疗结束后复查彩超：肝、胆、脾、胰、双肾超声显像无明显异常回声。双侧输尿管未见扩张。双腋下、双颈部无明显肿大淋巴结。双乳腺组织增厚，其内回声不均，强回声中散在小的低回声区，未探及明显占位性病变。向患者交代出院注意事项：①注意保护射野区皮肤；②坚持内分泌治疗5年（枸橼酸他莫昔芬片：10mg，2次/日，口服，5年）；③3个月后返院复查。

随访：患者于2017年1月12日及2017年4月12日返院复查，行相关检查未见肿瘤复发及转移征象。嘱患者继续定期随访及口服枸橼酸他莫昔芬片行内分泌治疗。

五、主要治疗经验

1. 腋窝不作为乳腺癌根治术后常规照射靶区，但由于靶区制作的原因，患侧腋窝仍受到照射，且腋窝汗腺分布多及衣物、皮肤摩擦等原因，腋窝皮肤往往放射皮肤反应最重，甚至导致放疗中断、终止。故放疗过程中嘱咐患者保持腋窝皮肤干燥、通风，可采取掐腰或抱头等方式，使用皮肤防护剂及或爽身粉，如放疗皮肤反应严重，可考虑使用烫伤膏治疗。

2. 严格控制CLD（CLD为切线野后缘到前胸壁后缘的垂直距离）在2.5cm以内，如患侧肺受照射剂量超出要求范围，应注意发生放射性肺炎的可能，嘱患者预防感冒，必要时给予预防及治疗放射性肺炎的药物治疗。

3. 如术中放置金属标志物，勾画乳腺靶区时可同时勾画出瘤床区，并给予同步放疗推量照射。如未放置标志物，或无法勾画瘤床区，则全乳放疗结束后（50.0Gy）给予术后瘢痕区（瘤床区）局部电子线推量照射 10.0Gy（依据瘤床深度选择合适能量的电子线）。

4. 治疗过程中，每次治疗摆位很关键，应严格按体表标记线对位，否则会造成照射靶区不准确及放射性肺炎发生概率加大。

5. 治疗过程中密切监测患者放疗不良反应及血常规、生化改变，及时给予对症处理。全部治疗结束后，依据患者免疫组化情况，给予内分泌治疗 5 年以上，并需定期随诊。

六、相关知识点

1. 乳腺癌是女性最常见的恶性肿瘤之一，其死亡率占女性肿瘤死亡率的第二位。乳腺癌的发病率随着年龄的增长而增高，且发病率呈上升趋势及年轻化。在我国，乳腺癌发病率以每年 2% ~ 3% 的速度递增。所有保乳术后患者，包括浸润性癌、原位癌早期浸润和原位癌的患者，均应予术后放疗。但年龄 ≥ 70 岁，ER、PR+，接受内分泌治疗者可不做术后放疗。

2. 乳腺癌保乳术后放疗的相关事项

（1）全乳放疗后瘤床补量的问题：对于年龄 < 60 岁，应补量 10 ~ 16Gy（使复发风险由 36% 降至 24%）；而年龄 > 60 岁，补量与不补量的复发风险仅差 1%，故年龄 > 60 岁者瘤床无须补量（补量反而加重了乳腺的纤维化）。

（2）手术瘢痕外放 1 ~ 1.5cm，但并不能完全覆盖瘤床，术中银夹应放置 5 枚以上才能更好地确定瘤床，PTV 外扩 5mm 能更好地包含 CTV。

（3）如果患者乳腺比较大，可采取俯卧位，可减少正常组织的照射剂量。

（4）心脏的照射剂量：每增加 1.0Gy，毒性增加 0.4%，应尽量减少照射。

（5）保乳术后有积液的瘤床放疗，应在积液外扩 1.0cm 形成 CTV，CTV + 0.5cm 形成 PTV。如果积液较大，应全乳腺照射后重新扫描定位。

3. 保乳术后放疗方式的选择 有研究表明，对于乳腺癌保乳术后患者，靶区适形指数（conformity index，CI）IMRT 及 VMAT 要均优于 3D-CRT；均匀指数（homogeneity index，HI）IMRT、VMAT 好于 3D-CRT。皮肤受照剂量比较中 V30、V40、V45、V50、Dmean 各项指标 IMRT 及 VMAT 均好于 3C-CRT，急性放射性皮肤反应及美容效果差异均具有统计学意义（$P < 0.05$）。对 IMRT 及 VMAT 作进一步 LSD 比较：V30、V50、Dmean 差异无统计学意义，而 V40 及 V45 VMAT 比 IMRT 分别降低了 5.6% 和 3.47%。故 VMAT 及 IMRT 在乳腺保乳术后，尤其是年轻的女性患者可更好的保持乳腺的美容效果，使乳腺内靶区剂量分布更均匀。但 3 年局部复发率和远处转移率两组差异无统计学意义（$P > 0.05$）。

4. 放疗剂量及分割方式的选择　英国从1986年起相继开展了3个Ⅲ期临床研究，共包括5000余例全乳放疗患者，结果显示41.6Gy，分13次，35天完成（3.2Gy/次）和40Gy，分15次，21天完成（2.67Gy/次）分割方式切实可行，疗效和不良反应均与常规方案相当，但放疗次数显著减少。这一系列研究从临床放射生物学证明乳腺癌 α/β 比值实际较低（仅为3～4Gy），大分割放疗（>2Gy/次）对乳腺癌治疗可能更为有效，且不会明显增加放疗晚期并发症，这是迄今支持乳腺大分割放疗最有力的证据。保乳术后大分割放疗以英国的START研究报道的大分割放疗为代表，2013年Haviland等报道了10年随访结果，在START试验A中2236例患者随机接受39.0Gy/（13次·5周）、41.6Gy/（13次·5周）及50.0Gy/（25次·5周），10年局部复发率无统计学意义（$P > 0.05$）；在START试验B中2215例患者随机接受40.0Gy/（15次·3周）和50.0Gy/（25次·5周）常规分割放疗，10年局部复发率分别为4.3%和5.5%（$P > 0.05$）；两组的正常组织损伤无差异，亦说明大分割放疗在早期乳腺癌保乳术后是安全、可靠的。

Scorsetti等开始探索使用动态容积调强（VMAT）行全乳大分割放疗，全乳腺照射40.5Gy/（15次·3周），同步瘤床推量至48.0Gy/（15次·3周），至随访结束，同样无1例复发及转移，且所有的患者美容效果均达优良。

Krauss等报告了美国威廉博蒙特医院的1448例Ⅰ期、Ⅱ期乳腺癌患者保乳治疗后乳腺内复发部位的分布情况。结果显示，复发部位与原发病灶在同一象限者占75%，复发部位在其他象限者占25%。因此，近年来有学者提出，保乳手术后不需要做全乳腺照射，而改做原发病灶所在的象限照射，即部分乳腺加速照射（APBI）。APBI有以下优点：①可减少乳腺及邻近正常组织的照射，缩短疗程（由常规照射的6～7周缩短为1周左右），进一步提高患者的生存质量；②解决了放化疗的衔接难题；③方便了患者；④提高了设备的利用率。

我国部分学者对早期乳腺癌保乳术后加速部分乳腺照射（APBI）也做了一些相关研究，采用瘤床外放1.5cm形成CTV，外扩形成PTV，完成剂量：3.4Gy/×10次，每天2次，总剂量DT 34Gy，5天完成治疗，各项危及器官照射剂量、平均剂量、靶区剂量指数均低于全乳腺照射（WBI）（$P < 0.05$），而不良反应方面，两组患者的发生率无统计学意义（$P > 0.05$）。相比全乳照射，加速部分乳腺照射减少了危及器官高剂量受照体积，改善靶区剂量的分布，并在美容效果方面具有一定优势。

病例29　乳腺癌改良根治术后放疗

一、病历摘要

患者女性，70岁，汉族，吉林省长春市人，因"右乳房切除、左乳癌改良根治术后5个半月，8个周期EC-T方案化疗后"于2016年12月5日8时7分入院。

病史：该患发现左乳肿物3年余，5个半月前体检发现双乳肿物，无其他伴随症状，为进一步诊治就诊于我院乳腺外科。行常规检查排除禁忌后于2016年6月14日全麻下行右乳房切除、左乳癌改良根治术，术中见左乳一枚肿物，大小约4cm×2cm，质硬、边界不清。术后病理提示左乳浸润性小叶癌，术后患者恢复良好，间断给予8个周期EC-T方案化疗。末次化疗后半个月，为行术后放疗进一步提高控制率入我院放疗科。病程中无咳嗽、咳痰，无发热，无头晕、头痛，无明显心前区不适，无恶心、呕吐，无尿频、尿急、尿痛。饮食、睡眠尚可，二便如常，近期体重无明显改变。青霉素、甲硝唑、头孢类药物过敏史。胆囊切除术后6年；糖尿病史6年，规律使用胰岛素，血糖控制尚可，平均6.0mmol/L。否认高血压、心脏病病史，否认肝炎、结核病史及接触史，否认食物过敏史，否认外伤史。生于原籍，无疫区接触史。否认吸烟、酗酒等不良生活嗜好。月经史：15岁初潮，行经天数5~6天，月经周期30天，55岁绝经。否认肿瘤家族史。

入院查体：T：36.5℃，P：75次/分，R：18次/分，BP：120/80mmHg，H：167cm，W：70kg，BS：1.79m^2，KPS：90分，NRS：0分。老年女性，发育正常，营养状态良好，正常面容，正力型，神志清醒，精神好。自主体位，查体合作。皮肤及黏膜无黄染及出血点，无肝掌及蜘蛛痣，全身浅表淋巴结未触及肿大。头形大小如常，发灰。双眼睑无水肿，巩膜无黄染，双侧瞳孔等大同圆，对光反射及辐辏反射正常。耳鼻无异常分泌物流出，乳突及鼻旁窦区无压痛。口唇及指尖无发绀，咽部无充血，双侧扁桃体无肿大，牙龈无红肿。颈部对称，无项强，无颈静脉充盈，气管居中，甲状腺不大，未闻及血管杂音。胸廓对称，未触及胸膜摩擦感，叩诊呈清音，肺肝界在右锁骨中线第5肋间，听诊呼吸音清晰，未闻及干湿啰音。心前区无隆起，心尖冲动在第5肋间左锁骨中线内0.5cm，未触及震颤，叩诊心浊音界不清，听诊心率75次/分，律整，心音正常，各瓣膜听诊区未闻及杂音。腹平软，肝脾肋下未触及，叩诊呈鼓音，听诊肠鸣音4次/分。脊柱呈正常生理弯曲，四肢无畸形，双侧肢体对称，活动自如。生理反射对称存在，病理反射未引出。

实验室与辅助检查：术后病理（本院，585001）：（左侧乳腺）浸润性乳腺癌，形态符合浸润性小叶癌，伴有少量小管癌成分及印戒细胞分化，并见有低－中级别导管内原位癌，（右侧乳腺）普通型导管上皮增生伴有导管扩张，局部见有非典型导管上皮增生，直径约为1mm。左侧Ⅰ组（15/16）、左侧Ⅱ组（5/5）、左侧Ⅲ组（3/3）淋巴结均见癌转移。

入院诊断：①左乳腺癌（$pT_2N_3M_0$）术后；②2型糖尿病。

二、查房记录

（一）第一次查房

住院医师：患者老年女性，既往糖尿病史6年，规律使用胰岛素，血糖控制良好。该患发现左乳肿物3年余，5个半月前体检发现双乳肿物，无其他伴随症状，为进一步诊治就诊于我院乳腺外科。行常规检查排除禁忌后于2016年6月14日全麻下行右乳房切除、左乳癌改良根治术，术后病理提示左乳浸润性小叶癌。术后间断给予8个周期EC-T方案化疗。全身骨扫描提示全身骨多发高密度影伴骨代谢略活跃，骨破坏不除外，请结合临床。血常规：白细胞计数8.0×10^9/L，血红蛋白136g/L，血小板计数162.0×10^9/L。离子＋肾功能＋肝功能（病房）：谷丙转氨酶21U/L，谷草转氨酶20U/L，尿素氮2.57mmol/L，肌酐51.8μmol/L，钾4.27mmol/L，钠143.2mmol/L，钙2.49mmol/L。

主治医师：该患者因左侧乳腺癌改良根治术后、8个周期化疗后入我科，术后病理提示（左侧乳腺）浸润性乳腺癌，形态符合浸润性小叶癌，伴有少量小管癌成分及印戒细胞分化，并见有低－中级别导管内原位癌。查体未见明显异常。结合手术经过及术后病理，该患明确诊断为左乳腺癌（$pT_2N_3M_0$）术后。乳腺癌属于全身性疾病，易出现淋巴结及远处转移（如肺、胸膜、骨、脑等），结合患者相关检查，该患无远处转移征象，此次入院行术后放疗进一步提高控制率。

主任医师：根据患者病史、查体及相关辅助检查，该患明确诊断为左乳腺癌（$pT_2N_3M_0$）术后。以往的观点认为乳腺癌在初期是一个局部性病变，随着病变的进展从乳腺内的单个病灶以弥散性扩散方式转移至区域淋巴结，最后才扩散至远地器官。目前则认为乳腺癌淋巴转移的方式不是弥散性的，而是以瘤栓的方式进行；淋巴转移和血行转移在时间次序上也不存在先后关系，两者可同时发生，甚至血行转移可先于淋巴转移。乳腺癌的治疗手段包括手术治疗、放射治疗、化学治疗及内分泌治疗等手段，其中手术切除是其治疗的主要手段，放化疗是其主要的辅助治疗手段。该患者已行改良根治术治疗，根据术后病理符合术后放疗指征，进一步完善相关检查，排除禁忌后给予术后放疗提高局控率。

（二）第二次查房

住院医师：患者症状、体征同前无明显变化。该患者于 2016 年 6 月 14 日于我院乳腺外科行手术治疗，术后病理提示（左侧乳腺）浸润性乳腺癌，形态符合浸润性小叶癌，伴有少量小管癌成分及印戒细胞分化，并见有低–中级别导管内原位癌，（右侧乳腺）普通型导管上皮增生伴有导管扩张，局部见有非典型导管上皮增生，直径约为 1mm。左侧 I 组（15/16）、左侧 II 组（5/5）、左侧 III 组（3/3）淋巴结均见癌转移。

主治医师：根据患者病史、查体及术后病理，该患明确诊断为左乳腺癌（$pT_2N_3M_0$）术后。乳腺癌的治疗以手术治疗为首选，辅以放射治疗、化学治疗及内分泌治疗，术后放疗主要适用于局部和区域淋巴结复发高危（25% ～ 40%）的患者，即 T_3 或腋窝淋巴结阳性 ≥ 4 个患者，或 1 ～ 3 个淋巴结阳性但腋窝淋巴结检测不彻底者；而 1 ～ 3 个淋巴结阳性、腋窝淋巴结检测彻底者是否也应行术后放疗，尚需进一步评价。该患病理分期明确，符合术后放疗适应证。

主任医师：该患诊断明确，病史同前。此次主要行术后放疗进一步提高控制率，现患者一般状态可，可以耐受放射治疗。在治疗期间密切观察治疗不良反应，定期检测血常规、肝肾功能等，及时对症处理。

三、治疗经过

2016 年 12 月 7 日开始行外照射放疗，治疗靶区为：锁骨上下淋巴结引流区＋胸壁，具体方案为：锁骨上下区淋巴结引流区采用 6MV–X 线，2Gy/ 次，5 次 / 周，计划 25 次；胸壁照射野采用 6MeV 电子线，2Gy/ 次，5 次 / 周，计划 25 次。危及器官受量为：双肺平均剂量为 0cGy，脊髓最大剂量为 3791cGy（病例 29 图 1 至病例 29 图 4）。在治疗期间每周给予 1 次血常规检查，均未见明显异常。

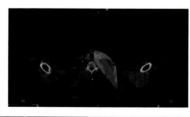

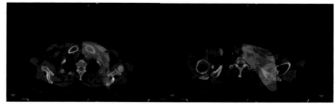

病例29图1　放疗靶区（横断面）

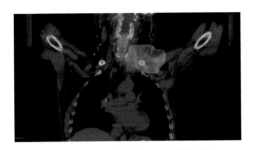

病例29图2　放疗靶区（冠状面）

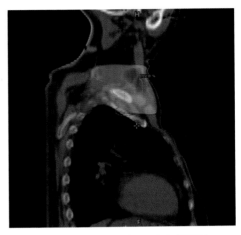

病例29图3　放疗靶区（矢状面）

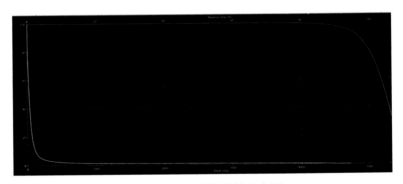

病例29图4　剂量曲线分布图

四、诊疗结局及随访

患者放疗近结束复查颈部、锁骨上、腋窝及右胸壁、左乳腺彩超、腹部彩超及肿瘤标志物检测均未见异常，肺部 CT 未发现放射性肺损伤。

五、主要治疗经验

1. 患者诊断明确，符合术后放疗适应证。入院后完善各项检查，排除禁忌证，给予 CT 模拟定位，定位过程注意用铅丝标记乳腺术后区域上下界和术痕。

2. 术后放疗主要适用于局部和区域淋巴结复发高危的患者，即 T_3 或腋窝淋巴结阳性大于等于 4 个患者，该患符合术后放疗适应证。

3. 该患锁骨上下野采用 6-MV X 线给予放疗，胸壁野采用 6MeV 电子线给予放疗。

4. 治疗过程中密切监测患者放化疗不良反应，及时对症处理。全部治疗结束后，需定期随诊。

六、相关知识点

1. 乳腺癌术后放疗　中国女性乳腺癌发病率和死亡率在全球处于比较低的水平，但呈迅速增长的趋势，尤其是农村地区近 10 年来上升趋势明显。我国女性乳腺癌的发病率和死亡率的年龄和地区分布具有明显特征，总体生存率估计与发展中国家持平，地区和城乡差异明显。目前，尚缺乏以人群为基础的系统资料以描述女性乳腺癌组织病理学、诊断时期别和分子分型等疾病特征的分布。乳腺癌的治疗主要包括手术治疗、放射治疗、化学治疗和内分泌治疗，其中手术治疗未首选的治疗方法。目前多数作者认为乳腺癌术后普遍接受辅助性化疗或内分泌治疗的前提下，术后放疗主要适用于局部和区域淋巴结复发高危的患者，即 T_3 或腋窝淋巴结阳性 ≥ 4 个患者，或 1 ~ 3 个淋巴结阳性但腋窝淋巴结检测不彻底者；而 1 ~ 3 个淋巴结阳性、腋窝淋巴结检测彻底者是否应行术后放疗，尚需进一步评价。对 1 ~ 3 枚腋窝淋巴结转移的 T_1、T_2 期乳腺癌患者，不做放射治疗的局部区域复发率为 6% ~ 13%。对这部分患者加做 PMRT 存活率获益是有限的。但有随机分组研究得出的结果与此不同。British Columbia 研究发现，PMRT 对 1 ~ 3 枚腋窝淋巴结转移患者未放射治疗组和放射治疗组的 20 年总体存活率分别为 50% 和 57%（RR = 0.76）。

2. 乳腺癌术后放疗剂量　Fletcher 等的研究指出乳腺癌亚临床病灶的控制率与照射剂量有关。用常规分割方法照射时剂量在 3500cGy 控制率在 60% ~ 70%；4000cGy 时接近 80%；5000cGy 时局部控制率在 95% 以上，临床结果表明术后放疗治疗剂量在 5000 ~ 5500cGy/5w 时局部和区域复发率为 1.3%，目前主张术后放射治疗的剂量以 5000cGy/5w 为宜。

病例30　乳腺癌假体植入术后放疗

一、病历摘要

患者女性，33岁，汉族，吉林省长春市人，因"发现左乳肿物1年4个月，左乳腺癌保乳术后1月余"于2016年1月21日入院。

病史：缘于1年4个月前患者无意间于左乳外上象限触及一肿物，"花生粒"大小，质硬，无触痛，活动度差，无乳头溢液及乳头内陷，表面皮肤无红肿及橘皮样改变，自述口服治疗乳腺增生药物（名称及剂量不详），肿物未见明显增长。1个月余前患者就诊于我院乳腺门诊，行彩超检查示左乳外上象限腺体组织内可见一约1.5cm×0.7cm的低回声，边界清，其内可见块状强回声钙化，BI-RADS分级Ⅲ级。活检病理回报：浸润性导管癌。入院后完善相关检查，无手术禁忌，于2015年12月15日在全麻下行左乳区段切除术＋前哨淋巴结活检术。术后病理：（左乳腺）浸润性导管癌，肿瘤大小约为：1.6cm×1.5cm×1.3cm，未见明确神经、脉管侵犯，间质淋巴细胞浸润程度约小于5%，未见表皮侵犯，乳头及上、下、内、外、基底安全缘未见癌。淋巴结：前哨1 0/1，前哨2 0/2，腋窝1 0/1，腋窝2 0/1，腋窝3 0/1，未见癌转移，现为行术后放疗入我科。自患病以来，患者一般状态良好，无明显消瘦，食欲良好，睡眠可，大小便正常。2年前曾行双乳假体植入术。否认糖尿病、高血压、结核、冠心病史，无外伤史，无手术史、输血史，无药物过敏史，按计划免疫接种。

入院查体：T：36.2℃，P：80次/分，R：20次/分，BP：120/80mmHg，H：162cm，W：50kg，BS：1.51m²，KPS：90分，NRS：0分。青年女性，发育正常，营养中等，正常面容，神志清醒，精神好。自主体位，查体合作。全身皮肤正常，无黄染，无出血点，全身浅表淋巴结未触及肿大。头颅正常，无畸形，毛发分布均匀，双侧眼睑无水肿，巩膜无黄染，眼结膜无苍白，双侧瞳孔等大等圆，对光反射灵敏。双耳郭未见异常，外耳道未见异常分泌物，鼻外形未见异常，通气良好，无异常分泌物，鼻窦无压痛，口唇红润，牙龈无出血，伸舌居中，咽部无充血水肿，双侧扁桃体无肿大。颈软，无抵抗，气管居中，无颈静脉怒张，未见颈动脉异常搏动。胸廓对称，肋间隙无增宽及缩窄，胸骨无压痛及叩击痛。呼吸运动双侧对称，无胸膜摩擦感，双侧语颤正常，两肺叩诊清音，双侧呼吸音清，未闻及异常呼吸音，未闻及干湿啰音。心前区无隆起，心尖冲动有力，心界不大，心率80次/分，律齐，心音有力，各瓣膜听诊区未闻及杂音。腹软，无压痛及反跳痛，未扪及明显包块。Murphy 氏征阴性，肝肋下未及，脾未触及；移动性浊音阴性，肝及双肾区叩痛；肠鸣音 4 次 / 分，未闻及气过水声。脊柱、四肢无畸形，活动自如。腹壁反射、角膜反射存在，Babinski 征阴性。

专科查体：双颈部、双锁骨上区及腋窝未触及肿大淋巴结。左乳腺外上象限可见长约 5cm 手术瘢痕，左腋窝可见长约 3cm 手术瘢痕，愈合良好，未触及结节，皮肤无红肿及橘皮样改变，无乳头内陷。右乳腺发育良好，双乳腺内可触及假体。

实验室与辅助检查：2015 年 9 月 21 日术前彩超：双乳腺体组织略增厚，于左乳外上象限腺体组织内可见一约 1.0cm×0.7cm 的低回声，边界清，其内可见强回声钙化，其周围腺体组织略呈局限性增厚，回声减低，内可见少许点状强回声，提示左乳腺占位性病变（良性病变不除外）。2016 年 1 月 22 日彩超示肝脏切面大小形态正常，表面光滑，实质回声均，肝内管道系统结构清，未见确切占位性病变。胆、脾、胰、双肾超声显像无异常。双侧输尿管未见明显扩张。双颈部、双锁骨上、双腋下未见明显肿大淋巴结。双乳可见假体回声。双乳腺体无明显增厚，内部回声不均，未见明显占位性病变。2016 年 1 月 22 日肺 CT 示双侧胸廓对称，纵隔居中。气管、双侧主气管开口通畅，管腔未见狭窄。双侧乳腺见假体植入，提示：双肺未见异常；双侧乳腺假体植入术后改变。

入院诊断：①左乳腺癌保乳术后（pT$_1$N$_0$M$_0$ Ⅰa 期，AJCC 第六版）；②双侧乳腺假体植入术后。

二、查房记录

放疗前查房：

住院医师：患者青年女性，既往体健，2 年前行"双乳假体植入术"。因"发现左乳肿物 1 年 4 个月，左乳腺癌保乳术后 1 个月余"入院。该患于 2015 年 12 月 15 日在全麻下行左乳区段切除术＋前哨淋巴结活检术。术后病理：（左乳腺）浸润性导管癌，肿瘤大小约 1.6cm×1.5cm×1.3cm，未见明确神经、脉管侵犯，间质淋巴细胞浸润程度约小于 5%，未见表皮侵犯，乳头及上、下、内、外、基底安全缘未见癌。淋巴结：前哨 1 0/1，前哨 2 0/2，腋窝 1 0/1，腋窝 2 0/1，腋窝 3 0/1，未见癌转移。查体：双颈部、双锁骨上区及腋窝未触及肿大淋巴结。左乳腺外上象限可见长约 5cm 手术瘢痕，左腋窝可见长约 3cm 手术瘢痕，愈合良好，未触及结节，皮肤无红肿及橘皮样改变，无乳头内陷。右乳腺发育良好，双乳腺内可触及假体。患者现一般状态良好，无不适主诉。

主治医师：该患为早期乳腺癌保乳术后患者，明确诊断为：左乳腺癌保乳术后（pT$_1$N$_0$M$_0$ Ⅰa 期）、双侧乳腺假体植入术后。早期乳腺癌现如今的标准治疗模式为保乳术后联合术后放疗。患者无区域淋巴结转移，建议行患侧乳腺全乳腺照射及瘤床区推量照射，全乳腺照射剂量 50Gy/（25 次·5 周）；根据术后银夹标记勾画瘤床区，推量至 60Gy/（30 次·6 周）。

主任医师：此患者行术后放疗指征明确，可行常规全乳腺照射及瘤床区推量照射。但应注意该患者为假体植入术后患者，放疗会不会影响假体质地或加剧包膜挛缩？假体会不会影响放疗效果？都是颇具争议的问题。放疗过程中，应更加注意监测放疗过程中的放疗急性不良反应及对远期不良反应的随访。

三、治疗经过

2016 年 1 月 25 日开始行放射治疗，具体放疗靶区：左乳腺全乳腺＋瘤床区推量照射。左乳腺照射靶区为：左乳腺＋胸大肌筋膜（PTV 限制皮下 0.3cm 内）；瘤床区靶区根据术后银夹标记予以勾画（病例 30 图 1）。靶区剂量：左乳腺：50Gy/25 次，左乳腺照射结束后，瘤床区局部序贯推量至 60Gy/30 次（病例 30 图 2）。

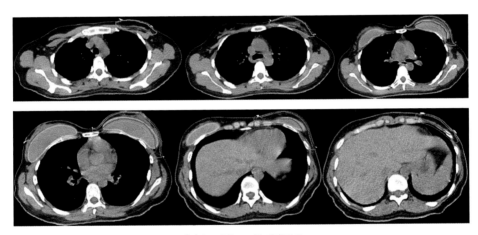

病例30图1　放疗靶区

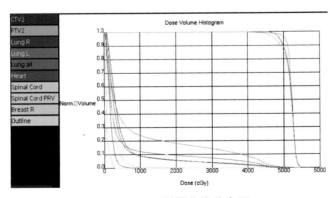

病例30图2　剂量曲线分布图

四、诊疗结局及随访

患者放疗结束后左乳腺轻度肿胀，表面皮肤略有发红，Ⅰ度皮肤反应，无左上肢水肿，无心悸、乏力，无咳嗽、咳痰，无恶心、呕吐。2016 年 3 月 16 日（出院前）复查彩超示左乳腺保乳术后、双乳隆胸术后。2016 年 3 月 17 日复查肺 CT 示左肺下叶少许炎性索条，较前相仿；双侧乳腺假体植入术后改变。随访：2016 年 5 月 20 日复查肺 CT 提示左肺下叶少许炎性索条，较前相仿；双侧乳腺假体植入术后改变。彩超未见异常。

五、主要治疗经验

1. 乳腺癌保乳术后患者入院后完善相关检查，明确患者一般状态及有无局部复发及远处转移。如果患者局部分期较晚，建议行全身骨扫描检查。

2. 现如今，对于含有植入假体的早期乳腺癌患者靶区勾画，尚无统一或可指导的建议。而放疗对这部分患者乳腺长期的美容效果的影响也未知。因乳腺假体置于胸大肌下，且为不影响乳腺的远期美容效果，故本中心勾画靶区多不包括植入的假体。单中心这部分患者数量有限，需要进一步的观察研究。

3. 早期乳腺癌部分乳腺照射及全乳大分割照射已有许多证据显示有着良好的治疗效果，部分乳腺照射不良反应低，全乳大分割照射明显节省了患者的时间及花费。如果临床有合适的患者，建议可以入组观察。

4. 治疗过程中密切监测患者放化疗不良反应，及时对症处理。全部治疗结束后，需定期随诊，尤其是放疗对于植入假体的影响和远期的美容效果需要进一步观察。

六、相关知识点

1. 早期乳腺癌术后常规放疗模式　早期乳腺癌患者保乳术后，放疗能够有效地降低局部复发率，提高患者的生存率。目前早期乳腺癌保乳术后的主要采用的是全乳腺外照射加瘤床推量的方式。

关于照射的范围：腋窝淋巴结未清扫者照射范围应该包括乳腺、胸壁、同侧腋窝及锁骨上淋巴结。腋窝淋巴结已经清扫的患者，照射范围依据淋巴结转移的情况而定：①腋窝淋巴结无转移或转移淋巴结 1～3 个只照射乳腺及胸壁；②腋窝淋巴结 ≥ 4 个转移应照射乳腺、胸壁、锁骨上和腋顶淋巴结；③腋窝淋巴结仅做低位取样者，淋巴结有转移时应照射腋窝全部。内乳淋巴结是否照射需更具实际情况具体分析。

放射源选取 6MV-X 射线为佳。否则更高能量的 X 射线，可能会造成皮肤及浅层乳腺区域的低剂量区，进而影响疗效。

放疗剂量：全乳腺切线野照射剂量为 45 ～ 50Gy，1.8 ～ 2Gy/ 次，每周 5 次。如果原发灶已彻底切除，对原发病灶瘤床区再追加 10Gy；如肿瘤切除不彻底，追加 15 ～ 20Gy。追加剂量照射的范围根据术中置入的金属夹来确定或手术瘢痕周围各 3cm。

2. 加速部分乳腺照射　国内外多项临床研究提示保乳术后乳腺癌的局部复发部位主要发生在靠近肿瘤床的位置。基于各项研究结果，有研究提出可以对部分患者采用瘤床及周围乳腺组织进行直接照射的方式，即加速部分乳腺照射（accelerated partial breast irradiation，APBI）。APBI 减少了正常组织受照射的范围，缩短了治疗时间，有利于放疗与化疗的合理安排。

现如今，APBI 常用的治疗方式有术中放疗、外照射和近距离放疗 3 种。术中放疗为保乳手术中给予一次性照射，照射范围准确，但是对设备的要求较高。外照射由专业的放疗科医师和物理师执行，相对容易实现，而且可以通过治疗计划系统使靶区剂量均匀分布。近距离治疗目前常用的有组织间插植和 mammosite 球囊治疗，mammosite 设备技术简单、实施容易，目前应用较广泛。

目前部分乳腺照射的主要问题是适宜人群的界定及这些不同治疗技术间证据级别差异的问题。2009 年 ASTRO 将 APBI 共识声明中在临床研究框架外的 APBI 患者选择标准分为三组：第一组为适宜行 APBI 的患者，其标准是年龄 ≥ 60 岁、肿瘤 ≤ 2cm、切缘阴性至少超过 2mm、淋巴结（－）、ER（＋）、无淋巴 – 血管间隙浸润和单中心病变；第二组为可考虑做 APBI 但需慎重对待的患者，其标准是年龄 ＜ 60 岁、T_2 期病变、DCIS ＜ 3cm、切缘阴性 ＜ 2mm、局灶性淋巴 – 血管间隙浸润、多灶或多中心病变、浸润性小叶癌和 ER（－）；第三组为不适宜行 APBI 的患者，其标准是新辅助化疗后、肿瘤 ＞ 3cm、切缘（＋）、淋巴结（＋）、未做腋窝手术、广泛淋巴 – 血管间隙浸润、DCIS ＞ 3cm 和 BRCA 1 或 BRCA 2 突变。所以，在选择适宜人群行部分照射时需谨慎。

APBI 具有照射体积小、治疗时间短的优势，目前发展很快。但在理论上，APBI 也有很多不足之处，比如缩小照射范围可能使乳腺内其余部位隐蔽性病灶剂量不足，导致复发率增加。所以，在选择适宜人群行部分照射时需谨慎。

病例31　乳腺癌脉络膜转移放疗

一、病历摘要

患者，女，28岁，因"左乳癌保乳术后、6个疗程化疗后、放疗后6年余，视力下降伴光感下降1周"于2016年9月9日入院。

病史：患者2009年9月24日于××医院诊断为乳腺癌，并行左侧乳腺癌保乳术（局部区段切除＋腋窝淋巴结清扫术）。术后病理：左乳浸润性导管癌，中分化，肿物大小：2.0cm×2.5cm×1.8cm，淋巴结未见癌转移（0/11），免疫组化：ER（++），PR（+），CerbB-2（-），Ki-67（+<30%）。术后给予4个疗程AT方案辅助化疗，并给予术后预防性放疗（靶区剂量6000cGy，具体不详）。放疗后给予紫杉醇方案辅助化疗2个疗程，不规律口服他莫昔芬行内分泌治疗至2013年6月。2013年6月8日复查肺CT示：双肺内多发占位。诊断为疾病进展（肺转移），给予皮下注射诺雷德＋口服来曲唑行内分泌治疗，后复查双肺占位缩小（患者口述）。2015年10月13日于我院复查乳腺彩超示：左侧乳腺肿块（12.9mm×7.1mm）。左乳肿物穿刺病理：浸润性导管癌，免疫组化：Ki-67（+50%），ER（强+80%），PR（-），HER-2（2+，FISH阴性）。行骨扫描：胸$_{12}$椎体、右侧髂骨放射性增高。诊断为左乳癌复发，骨转移（T_{12}、右侧髂骨），于2015年11月9日至2016年2月29日给予依西美坦＋诺雷德方案治疗，期间给予唑来膦酸破坏，抑制骨质至此次入院已完成9次。患者肺转移、骨转移进展，出现咳嗽、咳痰及右上肢、右肩部疼痛。2016年3月至7月13日给予患者6个疗程"TX"方案辅助化疗，上述症状消失，其后行口服卡培他滨化疗3个疗程。入院2周前，患者再次出现右上肢、右肩部疼痛伴右手食指、中指麻木及左手拇指麻木，入院1周前患者出现右眼眶疼痛，右眼球胀痛，1天后右眼视力突降伴右眼光感下降并进行性加重。入院时患者右上肢、右肩部疼痛口服奥施康定20mg，1次/12小时可控制，右眼眶疼痛，右眼球胀痛，视力下降，光感下降，精神可，饮食睡眠良好，大小便正常，体重无明显变化。无高血压、冠心病、糖尿病病史，无高血脂病史，否认肝炎、结核、伤寒等传染病史，否认外伤史，无药物过敏史，否认肿瘤家族史。

专科查体：右眼视力0.15，光感下降，右眼上象限视野偏盲，右眼眶压痛，余眼部检查大致正常。右肩部压痛明显。左乳外上象限可触及一肿物，大小约1.5cm×1cm，质硬，边界欠清，活动度差。右侧乳房未见明显异常。余全身查体未见明显异常。

实验室与辅助检查：2009年10月术后病理：左侧乳腺浸润性导管癌，中分化，肿物大小：2.0cm×2.5cm×1.8cm，淋巴结未见癌转移（0/11），免疫组化：ER（++），PR（+），CerbB-2（-），Ki-67（+<30%）。2013年6月肺CT示：双肺内多发占位。2015年10月左乳肿物穿刺病理：浸润性导管癌，免疫组化：Ki-67（+50%），ER（强+80%），PR（-），HER-2（2+，FISH阴性）。2015年10月骨扫描：胸$_{12}$椎体、右侧髂骨放射性增高。

入院诊断：左侧乳腺癌保乳术后（pT$_2$N$_0$M$_0$）。

4个疗程化疗后。

放疗后。

2个疗程化疗后。

进展（肺转移）。

左侧乳腺复发。

多发骨转移。

多程内分泌治疗后。

肺转移、骨转移再次进展。

9个疗程化疗后。

二、查房记录

（一）第一次查房

住院医师：患者28岁女性，未绝经，既往体健，晚期乳腺癌，病史较长。因"右眼视力突降伴右眼光感下降1周入院"。入院6年前（2009年）患乳腺癌，行保乳术，分期pT$_2$N$_0$M$_0$，后给予6个疗程化疗及预防性放疗，不规律口服他莫昔芬共4年。2013年6月双肺转移，更换内分泌治疗方案为诺雷德＋来曲唑，治疗有效；2015年10月左乳癌复发，骨转移，更换内分泌治疗方案为依西美坦＋诺雷德，并给予唑来膦酸抑制骨质破坏；2016年3月，骨转移、肺转移进展，出现咳嗽、咳痰及右上肢、右肩部疼痛，给予6个疗程"TX"方案化疗，症状消失，后给予口服卡培他滨化疗3个疗程至入院。入院2周前，患者再次出现右上肢、右肩部疼痛伴右手食指、中指麻木及左手拇指麻木，入院1周前患者出现右眼眶疼痛，右眼球胀痛，1天后右眼视力突降伴右眼光感下降并进行性加重。查体：右眼视力0.15，光感下降，右眼上象限视野偏盲，右眼眶压痛，余眼部检查大致正常。右肩部压痛明显。左乳外上象限可触及一肿物，大小约1.5cm×1cm，质硬，边界欠清，活动度差。右侧乳房未见明显异常。余全身查体未见明显异常。患者目前右眼眶疼痛，右眼球胀痛，视力下降，光感下降，右上肢、右肩部疼痛口服奥施康定20mg，1次/12小时可控制。血常规、尿常规、生化、肝功能结果正常。

主治医师：患者因右眼视力突降入院，结合患者晚期乳腺癌病史，考虑为乳腺癌脉络膜转移可能性大。脉络膜转移癌较为少见，一般病情进展迅速，通常数日到数周即可引起视网膜剥离、失明等严重并发症。为进一步明确具体诊断，建议做右眼磁共振检查。

主任医师：结合病史及临床表现符合乳腺癌眼部转移，眼部转移瘤较为少见，国外以乳腺癌多见，肺癌次之；国内以肺癌多见，乳腺癌次之。眼部转移瘤中以脉络膜转移多见，占眼部转移瘤的 81% ~ 88%。其中左眼发病率高于右眼，较少出现右眼或双眼同时转移，此病例为右眼视力突降，更为少见。有研究显示，乳腺癌发生眼部转移后，发生中枢神经系统转移癌的风险较前明显增加。该患者为晚期乳腺癌，且有眼部症状，需行头部磁共振明确有无脑转移。患者再次出现右上肢疼痛，不除外骨转移进展，需行 ECT 进一步明确。

（二）第二次查房

住院医师：右眼视力同前，光感进一步下降。右眼磁共振：右侧眼球后下部见条片状稍短 T_1 异常信号，T_2WI 压脂信号稍低，T_1WI 压脂信号略高；轴位 T_1WI 压脂球后见条状略高信号，轴位 T_2WI 压脂信号稍低，矢状、冠状 T_2WI 压脂未见显示。晶状体未见异常，眼外肌无明显增粗，泪腺无增大，左眼未见异常（病例 31 图 1）。头部磁共振：右侧小脑半球、小脑蚓部、左侧枕叶、双侧顶叶见多发结节状、斑片状稍长 T_1、稍长、等 T_2 信号，Flair 像呈稍高及等信号，部分病灶周围见大片水肿信号影，增强扫描病灶不均匀明显强化；右侧基底节、双侧半卵圆中心、侧脑室前后角旁、双侧额顶叶见斑片状异常信号，T_1WI 呈等及低信号，T_2WI 呈高信号，压水压脂像呈高信号，未见强化（病例 31 图 2）。ECT：颅骨、胸骨、脊柱、肋骨、右侧肩关节、盆骨、股骨见多处异常放射性增高区。

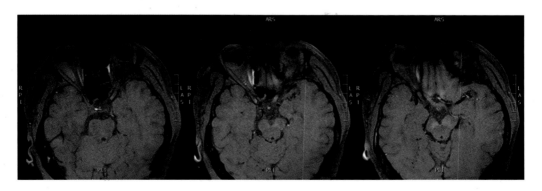

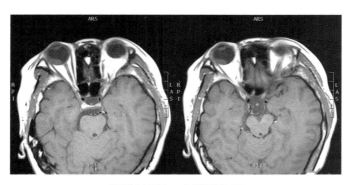

病例31图1 右眼磁共振

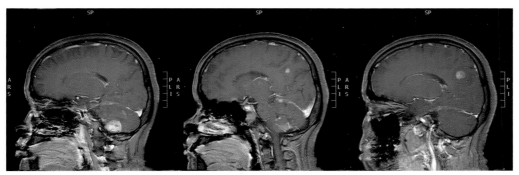
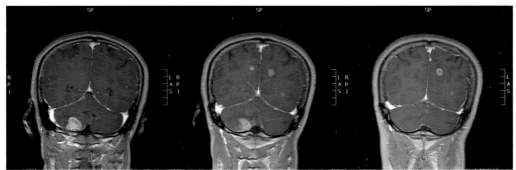

病例31图2 头部磁共振

主治医师：患者右眼磁共振：右侧眼球后下部占位，符合转移瘤表现，乳腺癌脉络膜转移诊断明确。头部磁共振：右侧小脑半球、小脑蚓部、左侧枕叶、双侧顶叶见多发占位，部分病灶周围见大片水肿信号影，乳腺癌脑转移诊断明确。ECT：颅骨、胸骨、脊柱、肋骨、右侧肩关节、盆骨、股骨见多处异常放射性增高区。对比2015年10月ECT，骨质破坏部位增多，程度增大，且患者右上肢、右肩部疼痛明显，骨转移进展诊断明确；应给予右眼、头部及右肩关节姑息放疗，向患者及家属充分交代病情及放疗可能并发症，取得理解合作，并签署知情同意书。

主任医师：患者乳腺癌脑转移、脉络膜转移、骨转移进展，诊断明确。多发脑转移，不除外有脑膜转移，建议行腰椎穿刺脑脊液检查。向患者及家属交代其必要性，患者及家属拒绝。对于脑转移，给予弧形调强放射治疗，全脑：40Gy/（20f·4w），转移灶：50Gy/（20f·4w）；对于脉络膜转移，有文献显示局部至少应给予35.5Gy，计划给予50Gy/（20f·4w）；对于骨转移放疗，给予右侧肱骨头三维适形放疗，剂量：50Gy/（25f·5w），$C_3 \sim T_3$ 椎体及附件给予调强放射治疗，剂量：40Gy/（20f·4w）。患者一般情况可，可以耐受以上治疗。放疗期间密切观察放疗不良反应，定期检测血常规、肝肾功能，及时对症处理。

三、治疗经过

2016年9月19日至2016年10月19日给予头部及右眼放疗，全脑：40Gy/（20f·4w），头部转移瘤及右眼球后占位：50Gy/（20f·4w），应用Rapid-ARC技术，危及器官受量为：脑干最大剂量：5248.3cGy，平均剂量：4291.4cGy；双眼最大剂量：4447.8cGy，平均剂量：2518.2cGy；视神经最大剂量：4263.0cGy，平均剂量：3718.1cGy；视交叉最大剂量：4349.0cGy，平均剂量：4189.4cGy；垂体最大剂量：4406.8cGy，平均剂量：4226.9cGy；左眼晶体最大剂量：682.2cGy，平均剂量：602.6cGy；右眼晶体最大剂量：3463.9cGy，平均剂量：3008.0cGy；内耳最大剂量：3720.2cGy，平均剂量：2930.1cGy。放疗期间患者头晕、恶心、呕吐明显，给予脱水降颅压、止吐等对症处理后，症状稍减轻，可以耐受治疗，按计划完成放疗。放疗4f起，患者视力未再下降，稳定，9f起患者右眼视力及光感较前改善，后稳定在0.2左右（病例31图3至病例31图5）。

2016年9月20日至2016年10月25日给予右肩关节骨转移放疗，剂量：50Gy/（25f·5w），应用3D-CRT，危及器官受量为：右肺最大剂量：207.8cGy，平均剂量：43.2cGy；脊髓最大剂量：27.5cGy，平均剂量：14.9cGy；食管最大剂量：25.9cGy，平均剂量：16.0cGy。放疗10f起，患者肩部疼痛明显减轻，但右上肢疼痛改善不明显（病例31图6至病例31图8）。

2016年9月20日至2016年11月2日给予 $C_3 \sim T_3$ 椎体及附件放疗，计划给予：40Gy/（20f·4w），应用调强放射治疗，危及器官受量为：双肺最大剂量：4031.4cGy，平均剂量：424.1cGy；脊髓最大剂量：4344.1cGy，平均剂量：2448.9cGy；心脏最大剂量：484.8cGy，平均剂量：79.1cGy。放疗6f起患者右上肢疼痛明显减轻。放疗13f，患者右上肢疼痛消失（病例31图9至病例31图11）。放疗15f，复查全腹CT：肝内见多发类圆形稍低密度影，边缘模糊，大小约0.6cm×2.7cm，CT值约35HU；所示胸腰骶椎、双侧髂骨及坐骨见散在多发斑片样高密度影（病例31图12）。考虑疾病进展，肝转移，靶区剂量达到30Gy，已达到姑息止痛目的，患者为乳腺癌晚期，全身多发转移，全身治疗意义较大，停放疗，后入肿瘤中心行全身治疗。

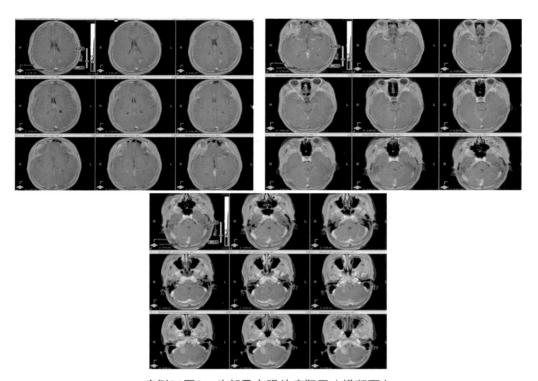

病例31图3 头部及右眼放疗靶区（横断面）

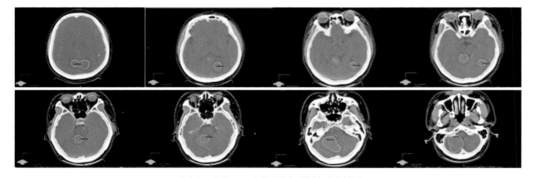

病例31图4 头部及右眼放疗计划

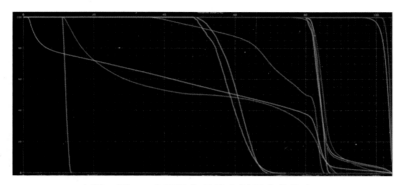

病例31图5　头部及右眼放疗剂量曲线分布图

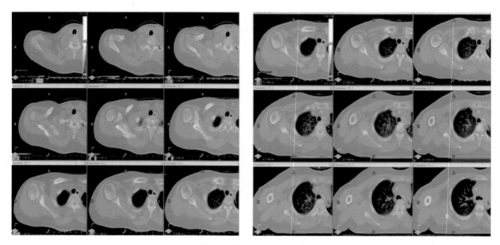

病例31图6　肩关节骨转移处放疗靶区（横断面）

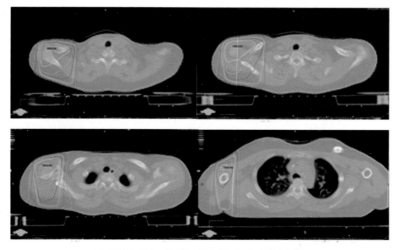

病例31图7　肩关节骨转移处放疗计划

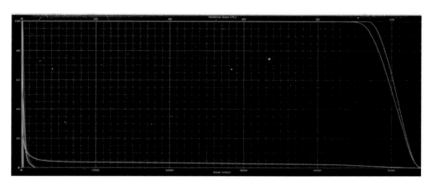

病例31图8　肩关节骨转移处放疗剂量曲线分布图

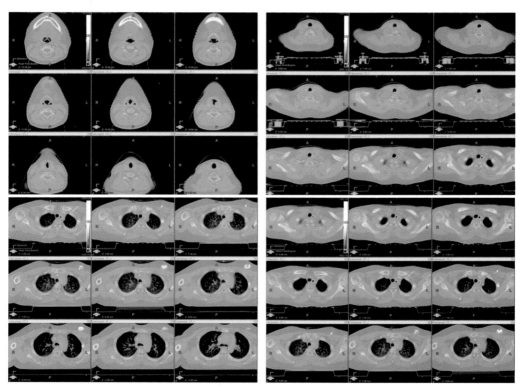

病例31图9　$C_3 \sim T_3$椎体及附件放疗靶区（横断面）

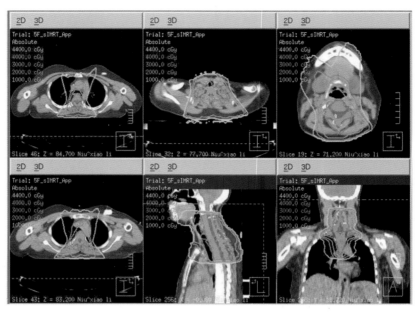

病例31图10　$C_3 \sim T_3$椎体及附件放疗计划

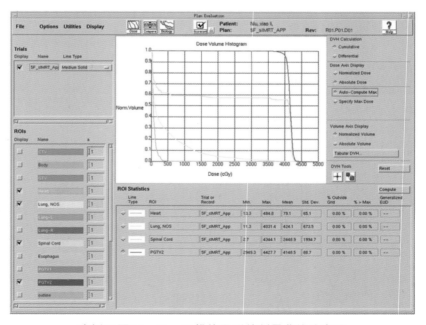

病例31图11　$C_3 \sim T_3$椎体及附件剂量曲线分布图

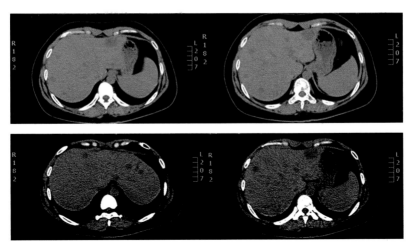

病例31图12　2016年10月全腹CT

四、诊疗结局及随访

给予头部及右眼放疗后，随访至 2016 年 12 月 19 日，患者右眼视力稳定在 0.25，光感较前明显好转，未见视力下降。2016 年 11 月 1 日复查头部磁共振：右侧小脑半球、小脑蚓部、左侧枕叶、双侧顶叶、左侧额叶见多发结节状、斑片状稍长 T_1、稍长、等 T_2 信号，Flair 像呈稍高及等信号，部分病灶周围见大片水肿信号影，增强扫描病灶不均匀明显强化；右侧基底节、双侧半卵圆中心、侧脑室前后角旁、双侧额顶叶见斑片状异常信号，T_1WI 呈等及低信号，T_2WI 呈高信号，压水压脂像呈高信号，未见强化（病例 31 图 13）。多发脑转移瘤，对比 2016 年 9 月 8 日前片，部分病变缩小。

给予右肩关节、$C_3 \sim T_3$ 椎体及附件放疗后，患者右肩部及右上肢疼痛消失，随访至 2016 年 12 月 19 日，未再出现右肩部及右上肢疼痛。

2016 年 11 月 20 日起患者出现双下肢感觉减退，排尿困难，进行性加重，行腰骶椎磁共振示：双侧髂骨、胸腰骶段椎体及附件及相应水平椎管内多发异常信号及异常强化影，考虑转移瘤，随访至 2016 年 12 月 19 日，患者行 3 次腰椎穿刺＋鞘内注射化疗，四肢麻木症状较前减轻（病例 31 图 14）。

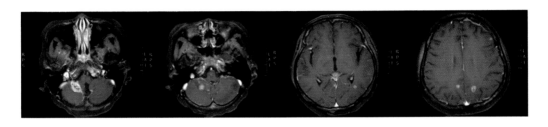

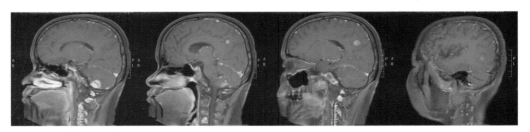

病例31图13　2016年11月1日头部磁共振

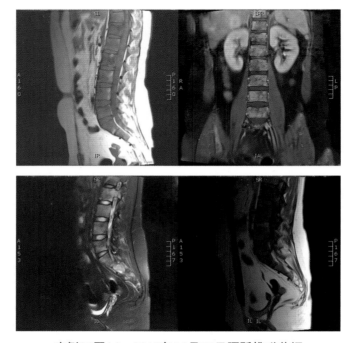

病例31图14　2016年11月20日腰骶椎磁共振

五、主要治疗经验

1. 患者以视力突降为临床表现，结合晚期乳腺癌病史，应注意乳腺癌脉络膜转移可能。

2. 乳腺癌发生眼部转移后，其发生中枢神经系统转移癌的风险较前明显增加，应积极行脑转移及脑膜转移筛查。

3. 在全身治疗失效情况下，给予眼部转移灶局部放疗，视觉功能也能有显著改善。

4. 发生眼部转移时，对侧眼发生转移的概率明显增加，在对患侧眼部随访或治疗过程中还要同时检测对侧眼部情况，以便早期发现及时治疗。

5. 对于眼部转移灶的放疗，推荐放疗剂量至少大于35.5Gy。

六、相关知识点

1. 脉络膜转移的发生机制 文献报道，眼部转移瘤国外以乳腺癌多见，肺癌次之；国内以肺癌多见，乳腺癌次之。眼部转移瘤中以脉络膜转移多见，占眼部转移瘤的81%～88%。眼球内组织缺乏淋巴管，葡萄膜转移性肿瘤是体内其他部位或器官的恶性肿瘤经血行扩散转移而来的，比较少见。葡萄膜血流丰富，且比较缓慢，眼内绝大多数转移癌均发生于葡萄膜，尤其是后极部脉络膜。眼转移癌多见于左侧，因为左颈总动脉直接从主动脉弓发出，而右侧要经过无名动脉这一段迂曲的道路。如血流中有大量肿瘤栓子，双眼会同时或先后发病。恶性肿瘤多转移至一侧眼眶，少数见于双侧，但是发生单眼转移后，对侧眼发生转移的概率明显增加，在对患侧眼部随访或治疗过程中还要同时监测对侧眼部情况，以便早期发现，及时治疗。因脉络膜转移好发于眼底后极部伴发视网膜脱离，患者视力急剧下降，很快出现眼痛和头痛，是其特征性表现之一。研究显示，乳腺癌发生眼部转移后，其发生中枢神经系统转移癌的风险较前明显增加。动物实验表明，肿瘤细胞是沿视神经刺激色素细胞迁移进入大脑。因此可以考虑将眼部检查作为乳腺癌患者的常规检查，以便早期发现眼部病变，减少脑转移发生。乳腺癌眼部转移较为少见，一旦出现提示预后不良。其中位生存时间为7.4～13个月，5年生存率为24%。

2. 脉络膜转移的临床表现及诊断 早期诊断和治疗肿瘤眼部转移能有效的维护和改善患者的视觉功能。但国内未将眼部检查作为乳腺癌患者的全身常规检查和随访检查，所以熟悉恶性肿瘤眼转移的临床表现对于肿瘤眼部转移的早期发现及治疗甚为重要，不少病变早期患者可无任何眼部症状，研究表明：无症状眼脉络膜转移在转移性乳腺癌患者中的发生率为5%，在多器官转移的乳腺癌患者中的发生率为11%。多器官转移、肺转移和脑转移为眼脉络膜转移的高危因素。Demirci等对264名乳腺癌眼葡萄膜转移患者进行回顾性分析，发现常见症状为：视力模糊（197例，88%）、眼内悬浮物（15例，5%）、闪光感（12例，5%），而无症状患者19例（7%）。双眼转移99例（38%），单眼转移165例（62%），而99例双眼转移患者中55例（56%）是在随访过程中发现对侧无症状眼转移。大约有16%的眼葡萄膜转移癌患者出现眼部疼痛，这可能与炎症和肿瘤坏死、青光眼、巩膜转移或者睫状神经侵犯有关，而眼脉络膜转移患者出现视力模糊常常与视网膜脱离或者远视有关。而对于虹膜或睫状体癌转移的患者，视力模糊常常与肿瘤细胞在前房播散或合并脉络膜转移导致视网膜脱离有关。

脉络膜转移的鉴别诊断包括脉络膜黑色素瘤、血管瘤、肉芽肿、骨瘤和硬皮样钙化。在没有原发性恶性肿瘤的病史的情况下，诊断可能是非常困难的。眼底镜检查和各种成像技术有助于区分脉络膜原发肿瘤及脉络膜转移瘤。肿瘤眼部转移的诊断需要依靠眼底检查、广视角眼底照相、眼底荧光血管造影、超声检查、眼底自体荧光检查、眼部光学相干断层扫描（optical coherence tomography，OCT）和眼部CT/MRI检查。视网膜病变检查最简单也最常用的方法就是散瞳眼底检查，利用眼底镜对眼底视网膜情况进行比较详尽的检查，一般半年到一年检查一次，眼底病变比较活跃者应3个月检查一次。检查视网膜病变的另一项重要检查是眼底荧光血管造影：利用荧光素钠作为制影剂从前臂静脉快速注入，当荧光素钠随血流进入眼底血管时，持续拍摄眼底血管中造影剂接收激发光线发射出的荧光形态，以查看视网膜动态过程，体会眼底血管的微细结构和微轮回的变化，为很多眼底病的发病机制、诊断、治疗和预后评估提供依据。如果视网膜病变比较严重，发生玻璃体出血，或白内障比较严重，无论散瞳眼底检查还是荧光血管造影都无法对视网膜情况进行评估，可以考虑超声检查。通过眼科B超可以初步判断眼底有无新生血管膜、有无视网膜脱离，对于继续保守治疗还是及早手术具有很大的参考价值。OCT是一种新型非接触性无创光学影像诊断技术，是利用眼内不同组织对光（用830nm近红外光）的反射性不同，通过低相干性光干涉测量仪，比较反射光波和参照光波来测定反射光波的延迟时间和反射强度，分析出不同组织的结构及其距离，经计算机处理成像，并以伪彩形式显示组织的断面结构。其适应证比较广泛，可用于青光眼、视网膜、黄斑疾病的检查，尤其对黄斑部疾病的诊断有重要的应用价值。眼部MRI同CT一样，具有无痛、安全性高、灵敏度高的优点，对肿瘤及神经学的诊断以及治疗计划的制定有重要意义。对于高度怀疑眼脉络膜转移的患者还可行PET-CT检查诊断。

3. 脉络膜转移的治疗策略　脉络膜转移治疗方案的选择取决于患者一般状态，脉络膜转移瘤的数量、位置和偏侧性。

在系统状态较差的患者中优选观察；如果转移灶是多灶性和双侧的，可以选择系统化疗、免疫治疗、激素治疗或全眼放射治疗；对于孤立性转移可首选斑块放疗、透光放疗或孤立转移的光动力疗法（PDT）；单纯眼球摘除仅适用于眼痛难忍且无视力的病例，目前已很少使用。

（1）全身治疗：系统化疗、免疫治疗或激素治疗是双侧、多灶性脉络膜转移患者的首选治疗策略。药物的选择取决于原发性癌症的类型。脉络膜毛细血管中的开窗内皮允许药物进入脉络膜，能够达到肿瘤控制的目的。大部分乳腺癌脉络膜转移表达雌激素或孕激素受体，他莫昔芬和芳香化酶抑制药治疗有效。芳香化酶抑制药治疗的17名激素受体阳性乳腺癌患者中的10例，在20个月的平均随访期中显示肿瘤消退。已观察到乳腺癌和肺癌的脉络膜转移在系统化疗后发生肿瘤消退。在4例单纯用全身化疗治疗的脉络膜转移患者的研究中，观察到3例患者发生肿瘤消退。

（2）局部治疗：乳腺癌眼部转移的传统方法是应用外照射放射治疗，有效率约为80%，安全性较好，主要并发症是干眼、结膜炎、角膜溃疡、角膜病变、辐射诱导的白内障、青光眼等。Rosset 等采用外照射治疗 58 例，总改善率 82%，明显改善 53%，部分改善 29%；视觉改善 76%，完全改善 62%；视网膜剥离后再黏着 54%。剂量≤ 35Gy 及 > 35Gy 时，其有效率分别为 74% 及 90%，明显改善率分别为 33% 及 72%，并认为剂量 > 35Gy 时，其疗效明显好于低剂量。脉络膜转移癌的放射治疗，由于病变主要位于眼底后极，选择单颞野、眼前野及颞野＋眼前野治疗。危及器官（OAR）包括双侧晶状体、对侧眼、脑干、视神经和泪腺。考虑到患者角膜、晶状体及对侧眼球的保护，建议选择 4 ~ 6MV X 线或 ^{60}Co-γ 射线（如有条件尽量行 TPS 计划），放射治疗剂量建议达 DT 35Gy 以上。

斑块近距离放射治疗在临床试验中也显示出一些良好的结果：Shah 报道了 12 例患者治疗后肿瘤 100% 消退，并在 12 个月的随访中未见肿瘤进展。然而，它是更具侵入性（在全身麻醉下放置和移除材料），并且只能在专门治疗原发性眼恶性肿瘤的中心中进行。

其他局部治疗手段，例如光动力疗法、激光、玻璃体内注射抗血管生成药物也有应用。使用维替泊芬（其特定靶是血管内皮）的光动力治疗通过直接效应（由单线态氧介导）、血管损伤和自身免疫应答的激活来破坏肿瘤。Kaliki 等人最近发表了一个小型回顾性研究，9 例小或中等的脉络膜转移中，7 例发生肿瘤厚度减小和保留 / 改善视力。其中一例发生玻璃体内出血。一天快速完成，无须住院治疗是光动力治疗的主要优点，而大小（> 4mm）、定位（接近视盘）和存在广泛的视网膜脱离等情况限制了光动力疗法的应用。在初始治疗［化疗和（或）放射治疗］后仍可应用也是一项优势。局部注射抗血管生成药物可使肿瘤局部具有较高的药物浓度，以抑制血管通透性和肿瘤血管生成。但是此方面的数据太稀缺，指南未予推荐。

病例32 乳腺癌脑转移姑息性放疗

一、病历摘要

患者女性，41岁，汉族，吉林省长春市人，因"左乳腺癌术后7年10个半月，脑转移化疗后2周"于2016年1月19日8时49分由门诊入院。

病史：患者7年10个半月前因"发现左乳肿物6个月"就诊于××医院，经检查诊断为左乳腺癌，行左乳腺癌改良根治术。术后病理诊断：左乳腺导管浸润癌（肿物4.0cm×1.8cm×1.3cm）。脉管内可见癌，神经未见确切癌侵及。浅筋膜及乳头未见癌，余乳腺组织未见癌，腋窝淋巴结10枚未见癌。MBNG：Ⅱ级。免疫组化：ER（3+）、PR（3+）、HER-2（-）、E-cadherin（+）、GCDFP-15（-）。术后行多西他塞单药化疗7个周期，过程顺利。化疗后口服枸橼酸他莫昔芬内分泌治疗5年。9个半月前患者无明显诱因出现阵发性咳嗽、咳痰，痰白色，量不多。8个半月前症状加重，并出现间断性头晕。8个月前入院，头部MRI示：右侧颞叶、丘脑、左侧枕叶及双侧小脑见多发片状等长T_1长T_2异常信号影，增强检查病灶见结节状强化，较大病灶约为1.7cm×2.9cm。肺CT示：两肺可见多发软组织密度肿块影及结节影，边界不清，最大者位于右肺下叶，轴位长径约2.8cm。纵隔结构清楚，4R及7组淋巴结肿大，7组短径约1.6cm。诊断为多发脑转移、双肺多发转移。予"GP＋替莫唑胺"方案化疗2个周期，化疗后复查肺CT示病灶较前略增大，改以"长春瑞滨＋卡培他滨＋替莫唑胺"方案化疗6个周期，疗效PR。门诊以"乳腺癌术后、化疗后复发，脑转移化疗后"收入院，患者自发病以来，精神食欲可，大小便正常。近期体重无明显变化。无高血压、冠心病、糖尿病病史，无高血脂病史，否认肝炎、结核、伤寒等传染病史，否认外伤史，无药物过敏史，否认肿瘤家族史。月经史：13岁初潮，行经天数3~5天，月经周期28~30天，末次月经2015年8月16日。23岁结婚，孕1产1，首胎生于25岁，双侧哺乳最长10个月，乳汁量足。

入院查体：T：36.2℃，P：80次/分，R：16次/分，BP：120/80mmHg，H：164cm，W：67kg，BS：1.73m²，KPS：90分，NRS：0分。青年女性，发育正常，营养中等，正常面容，正力型，神志清醒，精神好。自主体位，查体合作。全身皮肤正常，无黄染，无瘀斑，全身浅表淋巴结未触及肿大。头颅正常，无畸形，毛发分布均匀，双侧眼睑无水肿，巩膜无黄染，眼结膜无苍白，双侧瞳孔等大等圆，对光反射灵敏。双耳郭未见异常，外耳道未见异常分泌物，鼻外形未见异常，通气良好，无异常分泌物，鼻窦无压痛，口唇红润，牙龈无出血，伸舌居中，咽部无充血水肿，双侧扁桃体无肿大。颈软，无抵抗，气管居中，颈静脉怒张，未见颈动脉异常搏动。左乳阙如，左前胸壁可见一横行长约16cm术后瘢痕，愈合良好。右侧乳腺未触及肿物。胸廓两侧对称无畸形，呼吸运动双侧对称，无胸膜摩擦感，双侧语颤正常，两肺叩诊清音，双侧呼吸音清，异常呼吸音，未闻及干湿啰音。心前区无隆起，心尖冲动有力，心界不大，心率80次/分，律齐，心音有力，未闻及病理性杂音。腹平坦，未见胃肠型、未见蠕动波，腹壁静脉无怒张；全腹无压痛及反跳痛，未扪及明显包块；Murphy氏征阴性，肝肋下未及，脾未触及；移动性浊音阴性；肝及双肾区叩痛；肠鸣音4次/分，未闻及气过水声。肛门指诊及外生殖器未见异常。脊柱、四肢无畸形，活动自如。腹壁反射、角膜反射存在，Babinski征阴性。

实验室与辅助检查：2015年6月17日头部磁共振（病例32图1）：头颅大小及形态未见确切异常，右侧颞叶、丘脑、左侧枕叶及双侧小脑见多发片状等长 T_1 长 T_2 异常信号影，增强检查病灶见结节状强化，较大病灶约为1.7cm×2.9cm。各脑室大小及形

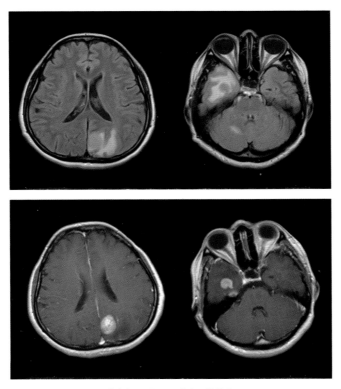

病例32图1　头部磁共振

态未见确切异常，各脑沟裂池尚可，中线结构居中，无移位。诊断：脑内多发转移瘤。2016年1月11日头部磁共振：头颅形态如常，右侧颞叶、左侧顶叶见斑片状异常信号，T_1WI呈等–稍低信号，T_2WI及压水像呈稍高信号，DWI未见异常高信号，余脑实质内未见异常信号，各脑室、脑池大小形态未见异常，中线结构居中。诊断：右侧颞叶、左侧顶叶斑片状异常信号，建议结合增强，较前范围缩小并数量减少，符合转移瘤疗后改变。

入院诊断：①左乳腺癌改良根治术后、化疗后复发化疗后（$rT_2N_0M_1$ Ⅳ期，AJCC/UICC 2010 年第七版）；②双肺转移；③多发脑转移。

二、查房记录

（一）第一次查房

住院医师：患者青年女性，既往体健。患者 7 年 10 个半月前因"发现左乳肿物 6 个月"就诊于 ×× 医院，经检查诊断为左乳腺癌，行左乳腺癌改良根治术。术后病理诊断：左乳腺导管浸润癌（肿物 4.0cm×1.8cm×1.3cm）。脉管内可见癌，神经未见确切癌侵及。浅筋膜及乳头未见癌，余乳腺组织未见癌，腋窝淋巴结 10 枚未见癌。MBNG：Ⅱ 级。免疫组化：ER（3+）、PR（3+）、HER–2（–）、E–cadherin（+）、GCDFP–15（–）。术后行多西他塞单药化疗 7 个周期，化疗后口服枸橼酸他莫昔芬内分泌治疗 5 年。9 个半月前患者无明显诱因出现阵发性咳嗽、咳痰，痰白色，量不多。8 个半月前症状加重，并出现间断性头晕。8 个月前入院行头部 MRI 示：右侧颞叶、丘脑、左侧枕叶及双侧小脑见多发片状等长 T_1 长 T_2 异常信号影，增强检查病灶见结节状强化，较大病灶约为 1.7cm×2.9cm。肺 CT 示：两肺可见多发软组织密度肿块影及结节影，边界不清，最大者位于右肺下叶，轴位长径约 2.8cm。纵隔结构清楚，4R 及 7 组淋巴结肿大，7 组短径约 1.6cm。诊断为多发脑转移、双肺多发转移。予"GP＋替莫唑胺"方案化疗 2 个周期，化疗后复查肺 CT 示病灶较前略增大，改以"长春瑞滨＋卡培他滨＋替莫唑胺"方案化疗 6 个周期，疗效 PR。查体未见明显阳性体征，无颅高压症状。血常规：白细胞计数 $9.3×10^9$/L，红细胞计数 $4.05×10^{12}$/L，血红蛋白 127.0g/L，血小板计数 $223×10^9$/L。尿常规：EC 41.10 个/μl，EC–M 7.4 个 /HPF，BACT 483.90 个 /μl，BACT–M 87.10 个 /HPF，SRC 12.4/μl。患者上皮细胞及细菌计数增高，但无尿路刺激症状，注意外阴卫生并多饮水。肝肾功能＋离子＋血糖：谷丙转氨酶 70.0U/L，AST 49.2U/L，TP 87.5g/L，GLB 43.8g/L，A∶G 1.00，GLU 8.46mmol/L。患者肝功能异常及糖代谢异常考虑与化疗有关，给予保肝降酶治疗。肿瘤标志物 CEA、CA125 及 CA153 正常。

主治医师：该患者多发脑转移，主要症状为头晕，行"GP＋替莫唑胺"方案化疗 2 个周期，"长春瑞滨＋卡培他滨＋替莫唑胺"方案化疗 6 个周期，头晕症状消失。结合病史，左乳腺癌改良根治术后、化疗后复发化疗后（$rT_2N_0M_1$ Ⅳ期），双肺转移，多发脑转移的诊断明确。为进一步明确颅内病灶个数、大小及判定目前病情、有无放疗禁忌证，建议行头部磁共振（平扫＋增强）、胸部 CT 等检查。

主任医师：从患者病史及既往检查结果来看，多发脑转移的诊断成立，行全身化疗 8 个周期后头晕症状消失。需复查头部磁共振、胸部 CT 等检查明确目前病情。脑转移瘤 CT 扫描显示脑内单发或多发的异常密度影，边界多较清晰，大病灶者可有低密度坏死区或高密度出血灶，周围有较严重水肿。增强后实体部分明显强化。MRI 在 T_1 加权上多呈低信号，T_2 加权上多呈高信号。增强后的形态变化与 CT 增强所见大致相仿。而 PET-CT 受大脑皮层基础代谢较高、PET 分辨率及转移瘤病灶性质等因素的影响，在诊断脑转移瘤方面有一定的误诊及漏诊。故 MRI 为目前检测脑转移瘤最佳的确诊手段。该患者多发脑转移诊断明确，虽化疗后转为无症状脑转移，但目前仍应首选放疗。进一步完善相关检查后，如无放疗禁忌证，建议行全脑放疗＋瘤床同步加量。

（二）第二次查房

住院医师：患者症状、体征同前无明显变化。头部磁共振（病例 32 图 2）：头颅形态如常，右侧额叶、两侧颞叶、左侧枕叶、右侧丘脑及两侧小脑见多发结节样高信号，左侧枕叶病灶轴位长径约 1.9cm，余脑实质内未见异常信号，各脑室、脑池大小形态未见异常，中线结构居中。诊断：较 2015 年 11 月 25 日增强片：符合脑内多发转移瘤，较前部分病灶略增大。胸部 CT：左乳阙如，胸壁平坦，局部未见明显肿块影及结节影，左侧腋下结构略紊乱，可见索条影。双肺内和右肺门可见多发软组织密度肿块影及小结节影，边界不清，最大者位于右肺下叶，周围可见斑片影，边界模糊，分界不清。右上肺后段部分实变不张；另右肺下叶背段可见斑片影，其内可见含气支气管影。余气管支气管通畅，未见明显狭窄或阻塞征，肺门影不大。纵隔结构清楚，可见短径小于 0.5cm 淋巴结。双侧胸膜不厚，双侧未见胸腔积液。左侧部分肋骨可见骨折线，局部骨痂形成。诊断：①左乳癌术后，局部未见确切异常；②两肺多发软组织密度肿块影及结节影伴右上肺部分不张，考虑转移，部分较前略缩小；③右肺下叶背段炎变，较前范围无著变；④纵隔小淋巴结，较前相仿；⑤左侧部分肋骨陈旧骨折，较前相仿。彩超：肝脏切面大小正常，形态饱满，表面光滑，实质回声密集增强，远场回声衰减，肝内管道系统结构欠清，未见明确占位性病变。胆、脾、胰、双肾、胸壁、乳腺超声显像无异常。双侧输尿管未见明显扩张。双颈部、双锁骨上、双腋下未见明显肿大淋巴结。诊断：脂肪肝。

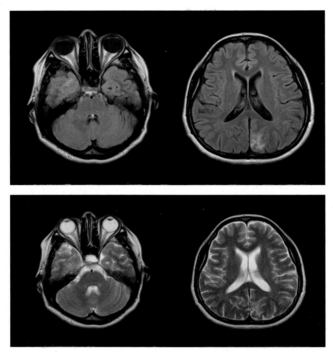

病例32图2　放疗前磁共振

　　主治医师：该患者可明确诊断为左乳腺癌改良根治术后、化疗后复发化疗后（rT$_2$N$_0$M$_1$ Ⅳ期），双肺转移，多发脑转移，脂肪肝。患者脑内多发转移瘤，较前部分病灶略增大；目前治疗方案首选放疗。向患者及家属充分交代病情及放疗可能并发症，取得理解合作，并签署知情同意书。安排行放疗定位。使用热塑面罩固定体位，螺旋CT扫描，层间距2.4mm，从颅顶扫描至颅底下5cm。以全脑及磁共振可见的颅内转移瘤为靶区，行精确放疗，GTVtb为双侧小脑、右侧额叶、右侧颞叶、左侧枕叶、右侧丘脑病灶，CTV为全脑，单次量：PGTVtb 3.5Gy，PTV 2.5Gy，计划10次。

　　主任医师：患者左乳腺癌改良根治术后、化疗后复发化疗后（rT$_2$N$_0$M$_1$ Ⅳ期），双肺转移，多发脑转移，脂肪肝的诊断明确。脑转移瘤的诊断及靶区勾画方面，要格外重视CT及增强磁共振的价值。CT-MRI融合技术能够更准确的确定脑转移瘤病灶范围。患者一般情况佳，可以耐受同步加量的放疗。放化疗期间密切观察放化疗不良反应，观察颅高压症状，定期检测血常规、肝肾功能，及时对症处理。

三、治疗经过

　　2016年1月22日开始放疗，以全脑及磁共振可见的颅内转移瘤为靶区，行精确放疗，GTVp为双侧小脑、右侧额叶、右侧颞叶、左侧枕叶、右侧丘脑病灶，CTV为全脑，单次量：PGTVp 3.5Gy，PTV 2.5Gy，计划 10 次。危及器官受量为：左侧晶体最大剂量 436cGy，左视神经最大剂量 2813cGy，脑干最大剂量 3374cGy，右侧晶体最大剂量 435cGy，右视神经最大剂量 2743cGy，垂体最大剂量 436cGy，视交叉最大剂量 2900cGy（病例 32 图 3 至病例 32 图 5）。2016 年 2 月 3 日患者放疗结束。放疗期间诉Ⅱ度食欲缺乏，Ⅰ度恶心，体重无明显下降，无须静脉补液。缩短为放疗后复查磁共振示颅内病灶较前大致相仿，疗效评价：SD。治疗后 1 个月、3 个月、6 个月定期复查。

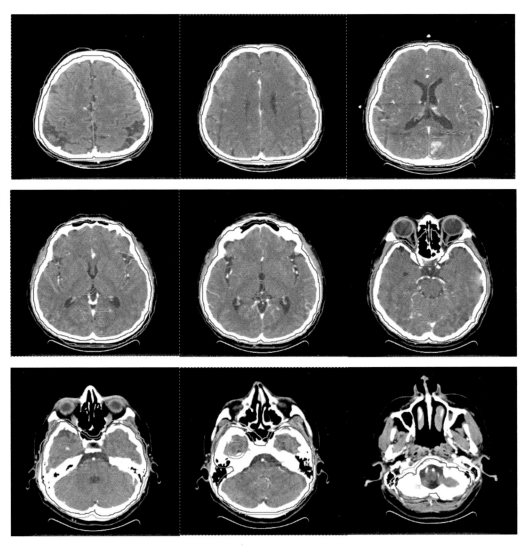

病例32图3　放疗靶区（横断面）

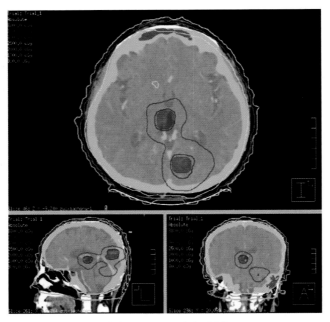

病例32图4　放疗计划

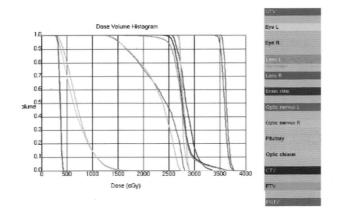

病例32图5　剂量曲线分布图

四、诊疗结局及随访

　　患者放疗结束后诉脱发，Ⅱ度食欲缺乏，Ⅰ度恶心，体重无明显下降，无须静脉补液，无明显咳嗽、咳痰。放疗后1个月食欲缺乏及恶心消失，脱发。复查头部磁共振：头颅形态如常，右侧额叶、右侧颞叶、左侧枕叶、右侧丘脑及两侧小脑见多发异常信号影，T_1WI呈等低信号，T_2WI及压水像呈略高信号，增强后见结节状及点状强化，左侧枕叶病灶轴位长径约 1.7cm。疗效评价：SD。放疗结束后于内科序贯单药替莫唑胺化疗 6 个月。

　　随访：2016 年 3 月 3 日复查磁共振（病例 32 图 6）：右侧额叶、右侧颞叶、左侧枕叶、右侧丘脑及两侧小脑见多发稍高信号影，左侧枕叶病灶轴位长径约 1.6cm。诊断：符合脑内多发转移瘤，较前大致相仿。2016 年 5 月 22 日复查磁共振（病例 32 图 7）：右侧额叶、右侧颞叶、左侧枕叶、右侧丘脑及两侧小脑见多发异常信号影，T_1WI 呈等低信号，T_2WI 及压水像呈略高信号，增强后见结节状及点状强化，左侧枕叶病灶轴位长径约 1.6cm。诊断：符合脑内多发转移瘤，较前大致相仿。2016 年 8 月 7 日复查磁共振（病例 32 图 8）：右侧额叶、右侧颞叶、左侧枕叶、右侧丘脑及两侧小脑见多发异常信号影，T_1WI 呈等低信号，T_2WI 及压水像呈略高信号，增强后见结节状及点状强化，左侧枕叶病灶轴位长径约 4.2cm。诊断：符合脑内多发转移瘤，病变较前增大。

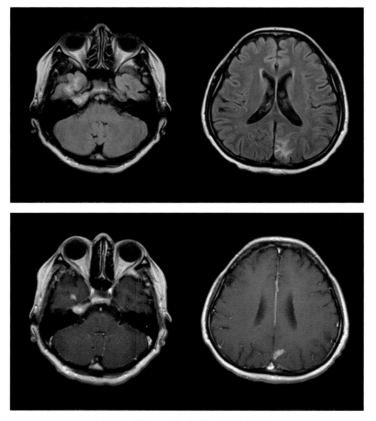

病例32图6　放疗后1个月磁共振

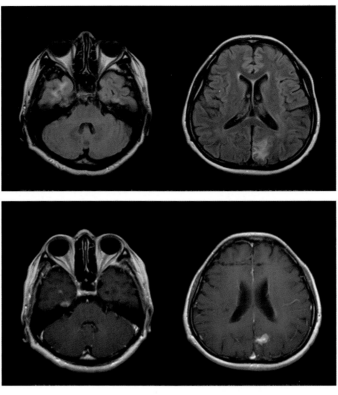

病例32图7　放疗后3个半月磁共振

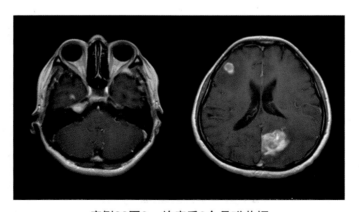

病例32图8　放疗后6个月磁共振

五、主要治疗经验

1. 患者入院后完善各项检查，结合定位CT、头部磁共振检查融合确定颅内病变位置及范围。受大脑皮层基础代谢较高、PET分辨率及转移瘤病灶性质等因素的影响，

PET-CT 检查在诊断脑转移瘤方面有一定的误诊及漏诊。脑转移瘤的诊断及靶区勾画方面，要格外重视增强 CT 及磁共振的价值。CT-MRI 融合技术能够更准确的确定脑转移瘤病灶范围。

2. 所有超过 3 个脑转移瘤的患者应将 WBRT 或者 WBR + SRS 作为主要治疗手段。WBRT 的标准方案为 30Gy/10f 或者 37.5Gy/15f。

3. WBRT ＋病灶同步加量治疗脑转移瘤与 WBRT 或 SRS 单一治疗相比，对神经系统的损害无明显影响，并且可降低肿瘤复发率。乳腺癌脑转移瘤进展较缓，该患者放疗后 6 个月左枕叶病灶进展，也许对于高选择性患者同步加量的剂量可以更高，这需要研究证实。

4. 放疗同时给予甘氨双唑钠静脉滴注。研究证明甘氨双唑钠可增加肿瘤对放、化疗的敏感性。

5. 治疗过程中密切监测患者放疗不良反应，尤其是颅高压症状，及时对症处理。全部治疗结束后，需定期随诊。

六、相关知识点

1. 乳腺癌脑转移的特点　脑转移瘤是指原发于身体其他部位的肿瘤细胞进入颅内形成的转移灶，常见的原发肿瘤为肺癌、乳腺癌和恶性黑色素瘤。有症状的乳腺癌脑转移发生率为 10% ～ 15%，居脑转移瘤的第 2 位，但加上无症状的乳腺癌脑转移患者，真正的发病率可高达 30%。尤其随着乳腺癌患者生存时间的明显延长和化疗药物对身体其他部位肿瘤复发的有效控制，乳腺癌脑转移的发病率逐年升高。通过 MRI 多发 BM 的检出率可达 80% ～ 90%。

乳腺癌脑转移患者多为中青年女性，常为多发，并且常伴有颅外转移，治疗效果差。乳腺癌分子分型、病理类型和患者年龄等与脑转移发生有相关性。乳腺癌具有分子水平的高度异质性，以生物学为基础的个体化治疗已成为乳腺癌脑转移治疗的依据，其临床特点、分子亚型与预后关系密切。根据肿瘤组织病理和分子特征：肿瘤组织雌激素受体（ER）、孕激素受体（PR）、人表皮生长因子 2（HER-2）的表达情况，乳腺癌患者可被分为 4 种分子亚型，即 Luminal A 型［ER+ 和（或）PR，HER2-］、Luminal B 型［ER+ 和（或）PR+，HER2+ 型］、HER2+ 型（ER-，PR-，HER2+）和三阴型（ER-，PR-，HER2-）。其中 HER-2 阳性型和三阴型患者容易发生脑转移。组织学分级、肿瘤体积大小、年龄、HER-2 表达情况、是否伴有肺转移是乳腺癌患者发生脑转移的独立危险因素。有研究表明组织学分级 3 级、肿瘤长径大于 5cm、雌激素受体（ER）阴性、人表皮生长因子受体（HER-2）阳性的乳腺癌患者容易发生脑转移。

2. 乳腺癌脑转移的局部治疗　与其他如结肠癌、肺癌、恶性黑色素瘤的脑转移对比，乳腺癌脑转移瘤进展较缓，在经过局部治疗如放疗、手术后往往能取得较长的生存期，2 年生存率能达到 25%。局部治疗手段包括外科手术及放疗。对孤立的或直径小于 3cm 可切除病灶的脑转移患者，手术治疗可以切除癌灶，减少肿瘤负荷；同时可以取得病理活检，进一步验证肿瘤来源。欧洲癌症研究治疗组织对 359 例有 1 ~ 3 处脑转移灶且暂无临床症状的患者实施手术治疗或局部放疗后，再辅以全脑放疗的治疗方案，对转移病灶局部控制良好，但总生存时间无明显获益。

放疗包括全脑放疗（WBRT）、立体定向放射外科手术（SRS）、大分割立体定向放疗、调强放疗及三维适形放疗等。WBRT 可以有效改善脑转移瘤患者的生存质量和预后，往往被列为常规治疗方案不可或缺的一部分。WBRT 不仅能缓解 75% ~ 85% 乳腺癌脑转移患者的神经系统症状，还能提高患者的中位生存期。WBRT 适用于转移灶直径大于 3cm、数目大于或等于 4 个、基础情况较差、原发灶控制不理想的患者。有研究表明，单独应用 WBRT 后中位生存期达到 3 ~ 6 个月，若使用合理的放射分割方案，还可适当延长生存期。Poli 等研究表明，对于孤立性转移灶，手术联合 WBRT 较单纯手术可提高局部和颅内控制率，减少神经系统并发症所致的死亡率。SRS 适用于颅内 1 ~ 3 个转移灶、瘤体直径 < 3cm、全身疾病被控制及健康状况较好的患者，尤其是位置深、手术不易到达、位于重要功能区、直径小于 3.0cm、实质性、边缘清楚的转移瘤。有研究显示，应用 SRS 可使脑转移瘤患者的中位生存期延长为 10.5 个月。WBRT 联合 SRS 治疗脑转移瘤与单一治疗相比，对神经系统的损害无明显影响，并且可降低肿瘤复发率。

综上所述，脑转移局部治疗的推荐原则是：一般状况好、单一颅内病灶且无颅外转移病灶的预后好的患者建议手术切除；对于手术不能到达的范围或不愿手术的患者，立体定位放射治疗（SRS）是一个较好的选择。对于数目超过 3 个的脑转移患者不推荐手术或 SRS，WBRT 则是最常用的治疗方案。WBRT 被推荐用于局部手术切除或行 SRS 治疗后的患者，虽然增加 WBRT 对延长生存无明显获益，但增加了局部控制率。此外，脑部大肿块引起严重的压迫症状可考虑手术进行姑息性减症治疗。

3. SRS 对比 SRS 联合 WBRT　RTOG9508 研究将 333 例 1 ~ 3 个脑转移瘤的患者随机分为 WBRT 组和 WBRT ＋ SRS 组。研究显示中位生存时间为 6.5 个月 VS 8.0 个月，单发脑转移瘤患者联合治疗组有显著的生存获益（6.5 个月和 4.9 个月，$P = 0.04$），但是 2 ~ 3 个转移瘤患者并没有从联合治疗中获得生存期的延长。该研究纳入病例中乳腺癌患者占 10%，纳入的两例乳腺癌脑转移文献的结果有差异，Norbert K 等认为不论是总生存时间还是局部无进展生存时间，两种治疗方案均无明显差异（$P = 0.20$、$P = 0.75$），而 Stephanie E 则得出单独 SRS 比起联合组反而能获得更多的局部控制时间（6.5 个月 VS 4 个月，$P = 0.036$）。但通过合并数据后发现，两种指标并无明显差异。

RTOG 90-05 研究推荐 SRS 最大剂量：24Gy（肿瘤 < 2cm）、18Gy（肿瘤 2 ~ 3cm）、

15Gy（肿瘤 3 ~ 4cm）。SRS 治疗基础上各研究得出的预后较好的相关因素有：KPS 评分高、年龄小、颅内转移瘤个数少、转移瘤体积小、接受了系统全身化疗、HER-2 阳性表达、颅外病灶控制好。Kyung 等将各免疫组化分子分型分组比较，三阴型乳腺癌是明显的危险因素（$P = 0.027$）。Jerry 等分别比较了 SRS 作为放疗后或术后、术前辅助、或解救性、或单独治疗手段的总体 OS 差别不明显，仅合并有手术的分组具有较高的生存获益。同时还比较了转移瘤病灶 > 3 个、2 ~ 3 个、1 个的 3 组别之间的 OS 关系，其中位生存时间分别为 5.9 个月、14.5 个月、16.9 个月，$P < 0.01$。也有分析认为 SRS 之前的 WBRT 对生存时间的缩短有重要影响（HR = 0.67，$P = 0.023$）。Moses 等提出 HER2+ 的病例在 SRS 治疗后的 PFS 时间明显短于阴性组（7 个月 VS 11 个月），因此 HER2+ 往往接受了更多的解救性 SRS 或 WBRT 治疗，以至于出现最终的 OS 大于 HER2- 组（$P = 0.053$）。

4. 脑转移放疗联合药物治疗　放射增敏剂作用于肿瘤生物周期因子，在一定程度上可提高肿瘤放化疗敏感性。目前常用的放射增敏剂有莫特沙芬钆、乙丙昔罗、甘氨双唑钠等。研究表明，甘氨双唑钠可增加肿瘤对放、化疗的敏感性，对正常组织无生物学效应，故而具有在体内不蓄积、安全性高的特点。Wang 等研究指出，曲妥珠单抗联合放疗可使人类表皮生长因子受体 2（HER-2）阳性乳腺癌脑转移患者明显获益。有文献报道替莫唑胺（TMZ）能增加患者的无进展生存时间和放疗反应率，但是随机对照研究已经证实卡铂或者 TMZ + WBRT 并不能改善患者的总生存期。可能是因为脑转移瘤对化疗不敏感或者之前曾行多次化疗，以及化疗药物很难通过血脑屏障。

5. 大于 3 个转移灶患者的治疗选择　所有超过 3 个脑转移瘤的患者应该将 WBRT 或者 SRS 作为初始治疗手段。WBRT 的标准方案为 30Gy/10f 或者 37.5Gy/15f。患者神经功能状态差短疗程放疗方案也可以考虑（20Gy/5f）。SRS 可用于体力状态好且总的肿瘤体积小的患者。如果肿瘤占位效应重、出血、脑积水危及生命可考虑行姑息手术。WBRT 或者 SRS 后 1 年内患者应每 3 个月行 MRI 增强扫描。如果发现复发，治疗方案选择取决于患者全身肿瘤是否稳定以及是否有有效的全身治疗措施。全身肿瘤进展的患者可考虑姑息治疗、最佳支持治疗或者放疗。全身肿瘤稳定的患者可考虑行手术、放疗或者化疗。

病例33 乳腺癌术中放疗

一、病历摘要

患者女性，42岁，汉族，长春市宽城区人，因"体检发现双乳肿物2年"于2016年5月3日10时33分由门诊入院。

病史：该患于2年前体检时发现双侧乳腺肿物，因未影响生活未行治疗，期间自诉无明显症状，肿物未见明显变化，双上肢无活动障碍。今为求系统诊治来我院就诊，门诊以"双乳肿物"收入院。病程中无发热，无咳嗽、咳痰，无胸闷、气短，饮食、睡眠较好，大小便如常，近期体重无明显变化。既往体健。无高血压、冠心病、糖尿病、高血脂病史，否认肝炎、结核、伤寒等传染病史，否认外伤史，无食物、药物过敏史，否认肿瘤家族史。

入院查体：T：36.5℃，P：72次/分，R：20次/分，BP：136/79mmHg，H：160cm，W：49kg，BS：1.49m²，KPS：90分，NRS：0分。中年女性，一般状态尚可，发育正常，营养中等，神志清楚，语言流利，自主体位，查体合作。全身皮肤黏膜无黄染，无皮疹及皮下出血，全身浅表淋巴结未触及肿大。头型如常，发黑，分布均匀，眼睑无水肿，结膜无苍白，巩膜无黄染，角膜无浑浊，双侧瞳孔等大同圆，对光反射存在。耳郭无畸形，外耳道无分泌物，乳突无压痛。鼻型如常，鼻中隔无偏曲，鼻道无异常分泌物，鼻旁窦区无压痛。口唇无发绀，咽部无充血，牙龈无充血、肿胀，牙列齐伸舌居中，扁桃体无肿大。颈部柔软，无项强，未见颈静脉怒张及颈动脉异常搏动，气管居中。甲状腺无肿大，未闻及血管杂音。胸廓对称，双侧呼吸动度及语颤均等无明显增强及减弱，双肺叩诊清音，肺肝界位于右侧锁骨中线第6肋间，双肺呼吸音清未闻及干湿啰音。心前区无隆起，心尖冲动位于左侧第5肋间锁骨中线内0.5cm，心率72次/分。腹壁平坦，柔软，未触及肿物，无压痛及反跳痛，无肌紧张，肠鸣音4次/分。脊柱呈正常生理弯曲，生理反射存在，未引出病理反射。专科情况：双侧乳腺外形对称，发育良好，未见"橘皮样变"和"酒窝征"，未见浅表静脉曲张，双侧乳头位置对称，无乳头扁平、凹陷，无乳头溢液，双侧乳房未触及明显肿物，双侧腋窝及锁骨上未触及明显肿大淋巴结。

实验室与辅助检查：乳腺彩超（2016年5月4日）所见：双侧乳腺腺体层饱满。左乳9点距乳头约3cm处可见大小约0.4cm×0.5cm的低回声光团，边界欠清。CDFI：

内部及周边未见明显血流信号。右乳探及多个结节样回声，较明显的如下：2 点乳腺边缘一枚结节回声偏低，大小约 0.9cm×1.1cm，边缘呈毛刺状，后缘紧邻胸肌，分界欠清，CDFI：内部及周边未见明显血流信号；另于 10 点距乳头约 4.0cm 处探及多个实质低回声光团，似为多个融合而成，各结节边界欠清，较大的大小约 0.8cm×1.7cm，未见明显血流信号。双腋下可见椭圆形淋巴结回声，以髓质回声为主，右腋下大小约 0.5cm×1.7cm，左腋下大小约为 0.6cm×1.8cm。超声印象诊断：左乳结节，BIRADS-US 分级：3 级？右乳 2 点结节，BIRADS-US 分级：4a 级，建议必要时行超声引导下穿刺活检。右乳其余结节，考虑 BIRADS-US 分级：3 级可能性大，双腋下淋巴结显示。

入院诊断：双乳肿物。

二、查房记录

（一）第一次查房

住院医师：患者中年女性，既往体健。因"体检发现双乳肿物 2 年"入院。该患者于 2 年前体检时发现双侧乳腺肿物，因未影响生活未行治疗，期间自诉无明显症状，肿物未见明显变化，查体：双侧乳腺外形对称，发育良好，未见"橘皮样变"和"酒窝征"，未见浅表静脉曲张，双侧乳头位置对称，无乳头扁平、凹陷，无乳头溢液，双侧乳房未触及明显肿物，双侧腋窝及锁骨上未触及明显肿大淋巴结。双侧上肢无水肿及活动障碍，乳腺彩超：两侧乳腺及双侧腋窝均可见肿大淋巴结，血常规：白细胞计数 $5.3×10^9$/L，血红蛋白 139g/L，血小板计数 $326×10^9$/L。肝肾功能及离子均正常。

主治医师：该患者主因体检发现双乳肿物 2 年入院，期间自诉无明显症状，肿物自诉未见明显变化，查体未见明显异常。双侧腋下及锁骨上、下未触及肿大淋巴结。双侧上肢无水肿及活动障碍，入院检验常规均正常，乳腺彩超示两侧乳腺及双侧腋窝均可见肿大淋巴结，可诊断为双侧乳腺肿物，择期手术，根据术中病理确定式式及诊断。

主任医师：患者因体检发现双乳肿物 2 年入院。查体未见明显异常，乳腺彩超示两侧乳腺及双侧腋窝均可见肿大淋巴结。该患者双侧乳腺肿物诊断明确，病灶较小，患者具有保乳意愿，根据术中病理，若为乳腺癌，且无淋巴结转移，可行保留乳房的乳腺癌根治术，并请放疗科会诊，能否同时予以术中放疗以提高局部控制率。

放疗科医生会诊记录：根据病史及影像学检查，该患者诊断右乳腺癌可能性大。乳腺癌保乳术及术中放疗，已经过大宗病例临床观察证实其优点和有效性。其优点：①第一时间开始放疗对肿瘤控制极其有益；②瘤床放置适合的球型施用器，贴合术腔，避免了术后放疗瘤床位置变形、移位以及位置不易确定的缺点，瘤床照射能够达到最好的适形度。如果乳腺肿物切除术中快速病理证实为乳腺癌，而且存在保留乳房的可能，那么应该行乳腺癌瘤床术中放疗，剂量 20Gy。再根据术后病理情况酌情加或不加术后全乳辅助放疗。

（二）第二次查房

住院医师：今日患者术后第 1 天。患者昨日在全麻下行双乳肿物切除术，术中快速病理回报：（左侧）乳腺导管上皮增生，并见有导管呈囊性扩张。右侧乳腺送检组织内见有异型细胞巢，伴有显著纤维组织增生，符合浸润性乳腺癌，各切缘均阴性。遂行左乳肿物切除术及右乳癌保乳手术及术中放疗，术中放疗靶区剂量：20Gy。手术顺利，出血少，术后患者清醒，安返病房，给予补液等治疗，现患者一般状态尚可，生命体征平稳，自述切口略疼痛，无头痛头晕，无发热，无胸闷气短，无恶心、呕吐，无腹痛腹胀。查体：胸带扎紧未松开，干燥无渗液。胸前引流管通畅，左侧引流出淡红色液体 20ml，右侧腋窝引流出淡红色液体 30ml。右侧乳房引流出淡红色液体 20ml。

主治医师：患者昨日已行手术，术中快速病理回报：左侧乳腺导管上皮增生，并见有导管呈囊性扩张。右侧乳腺送检组织内见有异型细胞巢，伴有显著纤维组织增生，符合浸润性乳腺癌，各切缘均阴性。遂行左乳肿物切除术及右乳癌保乳手术及术中放疗，术中放疗靶区剂量：20Gy，现患者未见明显异常。

主任医师：患者可确诊为右侧乳腺癌，已完成手术。术中病理示左侧为乳腺导管上皮增生，右侧为浸润性乳腺癌，右侧行保留乳房的乳腺癌根治术，同时给予术中放疗。现患者一般状态尚可，待手术切口痊愈后并且术后病理明确后，确定是否给予化疗及何种方案化疗。并进一步请放疗科医生会诊，是否需要行全乳腺预防性放疗。

放疗科医生会诊记录：该患者术后病理：左侧乳腺导管上皮增生，并见有导管呈囊性扩张，右侧浸润性乳腺癌，伴有大汗腺分化，未见确切脉管侵犯；右乳 I 组（0/10）、II 组（0/8）淋巴结未见癌转移。免疫组化染色结果：ER（+）、PR（+）、HER-2（1+）、E-Cadherin（+）、Bcl-2（-）、P53（阳性率 5%）、Ki67（阳性率 15%）、EGFR（部分+）、CK5/6（-）、CK14（-）。明确诊断：右乳癌（$pT_1N_0M_0$ II a 期）。该患者原发肿瘤＜2cm、年龄＞45 岁、ER（+）、PR（+）、HER-2（1+）、腋窝淋巴结阴性，属于早期、低危复发的患者。根据大宗病例的 TARGIT-A 临床试验，单次术中 20Gy 放疗能够代替术后全乳预防放疗，其局控率及生存率相当，且非乳腺癌死亡率低于后者。故该患者术后不需要全乳预防放疗。

三、治疗经过

2016 年 5 月 11 日开始在全麻下行双乳肿物切除术，术中快速病理回报：左侧乳腺导管上皮增生，并见有导管呈囊性扩张。右侧乳腺送检组织内见有异型细胞巢，伴有显著纤维组织增生，符合浸润性乳腺癌，各切缘均未见癌。遂行左乳肿物切除术及右乳癌保乳手术及术中放疗，手术顺利。

术中放疗应用 Intrabeam 移动加速器 50KV X 线，3cm 球形施用器，术中放疗施用器表面剂量：20Gy。切口皮缘用 1cm 厚湿纱布遮挡。物理师开机调试正常后照射。照射中麻醉师观察生命体征。放疗后术者缝合切口。

术后恢复顺利，2016 年 5 月 24 日行第 1 个周期 EC-T 方案化疗。

四、诊疗结局及随访

患者手术及化疗结束后未诉明显不适，嘱患者定期复查。

随访：3 个月后患者门诊复查，浅表淋巴结不大。双乳对称，右乳可见术痕（病例33 图 1）。超声下双乳无异常，淋巴结引流区无明显肿大淋巴结。血清肿瘤标志物未见异常。

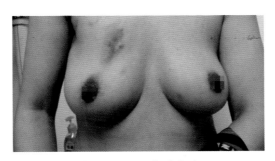

病例33图1　右乳术痕

五、主要治疗经验

1. 患者入院后完善各项检查，应注意专科查体，确定淋巴引流区域有无淋巴结转移。

2. 术中放疗可单次给予大剂量照射，在减少正常组织照射同时，定位瘤床准确，第一时间放疗，疗效好。

3. 术中放疗，注意邻近皮肤的保护，应使皮肤与球形施用器的表面距离超过 1cm，如果不足 1cm，可以加垫适当厚度的湿纱布或屏蔽橡胶。

4. 保留乳房的乳癌根治术相比传统乳腺改良根治术可最大限度保留乳房，但应注意联合化疗及外照射放疗，降低复发，提高局部控制率。

5. 治疗过程中密切监测患者化疗不良反应，及时对症处理。全部治疗结束后，需定期随诊。

六、相关知识点

1. 乳腺癌的术中放疗　术中放射治疗（intraoperative radiotherapy，IORT）是指在

手术过程中用放疗设备对原发肿瘤瘤床、残存病灶和淋巴引流区等部位施行近距离单次大剂量照射的一种放疗方法。随着计算机应用、新型移动放疗设备的研制，近 20 年 IORT 得到迅速发展，目前已经成为治疗多种肿瘤的有效手段。术中放疗可部分甚至完全避开照射量限制敏感组织，故可增加对局部肿瘤床的有效照射量而不对正常组织造成明显损伤。目前认为，一次剂量为 18 ~ 20Gy 的术中放疗与 50Gy 的 EBRT 效果相当。就目前报道，不管是原发还是局部复发乳腺癌，在传统治疗方法的基础上应用术中放疗取得了较好的疗效。目前国内外相关研究已证实了术中放疗在恶性肿瘤综合治疗中的地位。

2. 移动术中放疗加速器种类　1996 年应用临床的 Mobetron，具有 4 ~ 12MeV 4 种能量电子线，治疗剂量率为 10Gy/min，标称源皮距为 50cm，照射直径 3 ~ 10cm，产生 X 线泄漏比较少，治疗深度 0.7 ~ 2.6cm。Mobetron 自重 1275kg，采用 C 型臂旋转式机架，安置于手术间内，摆位时间 60 分钟，照射时间 2 分钟。Mobetron 是比较典型的可移动术中放射治疗系统，但体积笨重、价格昂贵、移动不灵活和准备时间长，因此只能在少数手术中应用。另一种应用电子线的移动直线加速器 Novac7（Hitcsys，意大利，1997 年），可以提供 3Mev、5Mev、7Mev、9Mev 4 种能量的电子线，90% 剂量深度 1 ~ 2.5cm，聚光筒最大直径 10cm。蔡司公司于 1997 年推出了术中光子治疗仪 Intrabeam，利用温和、照射深度浅的低能 X 线（40 ~ 50kV）照射肿瘤和瘤床，采用 6 轴机械臂式，使用放射球腔各向同性发射，治疗剂量率为 10Gy/min，照射深度 1.0 ~ 2.0cm，照射直径 1.5 ~ 5.0cm。其较小的体积、较轻的重量（280kg）、较低的防护要求，使设备可在手术室直接使用；滑轮系统方便灵活，摆位时间 10 分钟，治疗时间 15 ~ 30 分钟，使同时为多台手术提供术中放疗成为可能。

3. 保留乳房的乳癌根治术的放疗靶区　患侧整个乳腺组织为术后预防照射靶区，其中瘤床为追加照射剂量靶区。部分乳腺照射的理论依据是，保乳术后，80% 以上的复发都是发生在原发病灶周围。所以术中放疗对那些早期低危的患者（TARGIT-A 研究）（包括年龄 ＞ 45 岁，ER 及 PR 阳性，HER-2 阴性，肿瘤 ＜ 2cm 单发病灶），以术中单次 20Gy 照射代替术后放疗；而 TARGIT-B 研究则将术中 20Gy 的瘤床放疗作为术后全乳放疗后瘤床加量的部分，术后仍然需要全乳外照射，其优点是提高了局控率 2.5 倍。

4. 部分乳腺照射的适应证和禁忌证　2017 年 ASTRO 根据新的文献，对 2009 年版《部分乳腺加速照射专家共识》做了更新。

（1）绝对适应证：①年龄要求由原来的 ≥ 60 岁，下调为 ≥ 50 岁；②阴性切缘至少 2mm；③原位癌或 $T_1N_0M_0$ 肿瘤，且导管原位癌必须符合一些条件（经过筛查，低或中度核分级，阴性切缘 ≥ 3mm，肿瘤 ≤ 2.5cm）。

（2）相对适应证：① 40 ~ 49 岁，且其他条件均满足上述绝对适应证条件；

②≥ 50 岁，具有括号内至少一条病理因素且排除禁忌证（肿瘤大小为 2.1 ~ 3.0cm，T_2，切缘＜ 2mm，局灶性脉管癌栓，临床单病灶大小 2.1 ~ 3.0cm，浸润性小叶癌病史，广泛导管内病变≤ 3cm）；③单纯的导管原位癌≤ 3cm 且其他条件不全满足绝对适应证；④切缘＜ 2mm；⑤ ER（－）。

（3）禁忌证：①年龄＜ 40 岁；②年龄处于 40 ~ 49 岁，但其他条件不符合适应证；③阳性切缘；④导管原位癌肿瘤＞ 3cm。

病例34　左乳腺癌保乳术后俯卧位定位放疗

一、病历摘要

患者女性，45岁，汉族，吉林省长春市人，因"左乳腺癌术后6个月，化疗8个周期，为行术后放射治疗"于2017年1月3日入院。

病史：该患缘于6个月前因"发现左乳肿物半年"入院。入院后给予左乳肿物穿刺活检术，穿刺病理：（左乳穿刺）：浸润性癌。入院诊断：左乳癌 $CT_1N_0M_0$ Ⅰa期。完善检查后（2016年7月6日）于全身麻醉下行左乳区段切除术＋前哨淋巴结活检术。送检快速病理回报：（左乳上、下、内侧、外侧、基底缘）：未见癌。（左腋窝前哨1、2，左腋窝淋巴结）未见明确癌转移，待石蜡除外微转移等情况。术后病理：左乳：乳腺浸润性导管癌Ⅱ级，肿物体积：2.1cm×1.8cm×1.5cm，浸润周围脂肪组织，见有脉管侵犯，间质淋巴细胞浸润面积5%，乳腺内、外、上、下、基底缘未见癌。淋巴结：左腋窝前哨0/2，左腋窝0/1，未见癌。左乳穿刺处：鳞状上皮下见出血，炎细胞浸润，组织细胞增生，并见少许退变异型细胞，切缘未见病变。附免疫组化结果：-10，ER中等阳性，细胞数60%，PR中等阳性，细胞数80%，CerbB-2（3+，阳性）如需用药建议FISH检测，P53++，Ki67 15%（+），CK5/6（-），EGFR（-），P63-，CD10（-），E-cad（+），CgA（-），Syn（-），CD31（-），S-100（-）。术后诊断：左乳癌 $pT_2N_0M_0$ Ⅱa期。术后已给予AC-T方案化疗8个周期。现为行术后放射治疗入院。病程中饮食、睡眠可，大小便如常。无高血压、冠心病、糖尿病病史，无高血脂病史，否认肝炎、结核、伤寒等传染病史，否认外伤史，无药物过敏史，否认肿瘤家族史。

入院查体：T：36.5℃，P：80次/分，R：16次/分，BP：120/80mmHg，H：170cm，W：83kg，BS：1.94m²，KPS：100分，NRS：0分。一般状态尚可，发育正常，营养中等，神清语明，自动体位，查体合作。全身皮肤黏膜无黄染，未见皮疹、瘀点、紫癜及瘀斑，未见肝掌及蜘蛛痣，全身浅表淋巴结未触及肿大，头颅大小形态发育正常，眼睑无水肿，巩膜无黄染，双侧瞳孔等大同圆，对光反射灵敏，耳鼻无异常分泌物，口腔黏膜无溃疡，咽部略充血，两侧扁桃体无肿大。颈部对称，未见颈静脉怒张及颈动脉异常波动，气管居中，甲状腺无肿大。胸廓对称无畸形，胸骨无压痛叩击痛，纵隔不宽，两肺叩诊呈清音，听诊呼吸音清晰，未闻及干湿性啰音。双侧乳房对称，左乳上象限可见一长约6cm弧形术痕，愈合佳，无红肿，右乳皮肤无静脉曲张，无发红，无水肿，无破溃，无卫星结节，无乳头溢液。双腋下及锁骨上未触及异常。心浊音界正常，心率80次/分，心律规整，各瓣膜听诊区未闻及病理性杂音。腹部平软，未见胃肠型及蠕动波，未见腹壁静脉曲张，腹软，全腹无压痛、反跳痛及肌紧张，肝脾肋下未触及，未触及包块，移动性浊音阴性，肠鸣音可闻及4次/分。肛门及外生殖器未查，脊柱呈生理性弯曲，活动不受限，四肢活动自如，双下肢无水肿，各椎体棘突无压痛及叩击痛。无杵状指/趾，膝腱及跟腱反射正常，Babinski征阴性，Kernig征阴性，Brudzinski征阴性。

实验室与辅助检查：肺部CT：①左乳癌保乳术后，皮下索条影和致密影，考虑治疗后改变，请结合临床，隔期复查；②双肺CT平扫未见明显异常。彩超：脂肪肝、肝囊肿、甲状腺左侧叶结节、右乳腺增生结节不除外（乳腺BI-RADS分级Ⅱ级）。

入院诊断：左乳腺癌区段切除术＋前哨淋巴结活检术后、化疗后（$pT_2N_0M_0$ Ⅱa期）。

二、查房记录

（一）第一次查房

住院医师：该患为中年女性，因左乳腺癌保乳术后6个月，患者于术后完成化疗8个周期。患者临床诊断明确：左乳腺癌区段切除术＋前哨淋巴结活检术后、化疗后（$pT_2N_0M_0$ Ⅱa期）。此次为行术后放射治疗入院。患者符合术后放射治疗适应证，给予CT模拟机下定位。

主治医师：患者入院前6个月完成保乳手术及8个周期化疗。诊断明确，根据术式及病理类型，应给予术后放射治疗。保乳术后患者的放疗依据：所有保乳手术患者，包括浸润性癌、原位癌早期浸润和原位癌的患者，均应予术后放射治疗。但对于年龄≥70岁、$T_1N_0M_0$且ER阳性的患者可考虑术后单纯内分泌治疗，不做术后放射治疗。同意该患者行术后放射治疗。

主任医师：患者为中年女性，诊断明确。符合术后放射治疗适应证。可给予IMRT放射治疗，同步瘤床推量（病例34图1）。在CT模拟机下定位，采取仰卧位定位。

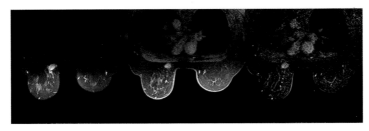

病例34图1 术前乳腺磁共振

（二）第二次查房

住院医师：患者以常规仰卧位定位，体位：仰卧在乳腺托架上、头枕、双手握把杆，双上肢外展，待完成放射治疗计划，行放射治疗（病例34图2至病例34图4）。

主治医师：患者诊断明确，治疗给予术后放射治疗，照射部位应包括：左侧全乳；剂量：左侧全乳腺：DT 50.4Gy/（28次·5.5w），1.8Gy/（次·天），乳腺瘤床：DT 59.36Gy/（28次·5.5w），2.12Gy/（次·天）。应用IMRT方式，给予同步推量治疗。

主任医师：审阅放疗计划：患者身高体胖，乳腺组织较大，以仰卧位定位制订放疗计划，肺部受量超出安全剂量。为良好保护肺组织，建议采取俯卧位定位，重新制订放疗计划。

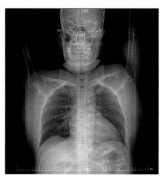

病例34图2　肺部CT可见银夹标记

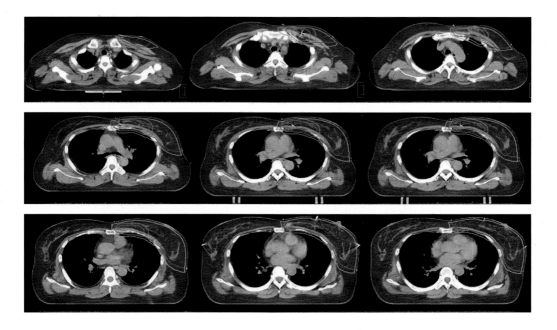

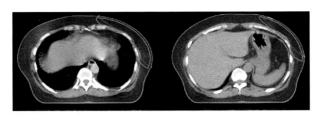

病例34图3　仰卧位放疗靶区勾画

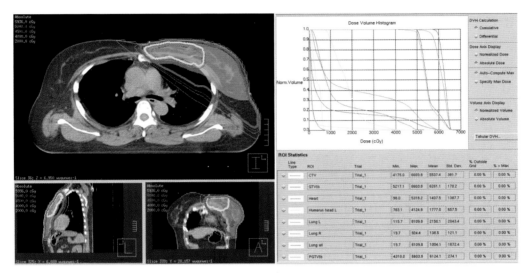

病例34图4　仰卧位放疗计划及剂量曲线分布图

（三）第三次查房

住院医师：患者采取俯卧位，应用俯卧位乳腺托架，双手握紧把杆，以体膜固定。于左侧去除部分体膜，暴露左侧乳腺，在体膜及左侧乳腺上描画体表标记线。同时在患者背部描画体表标记线，并延长至体膜外皮肤。在 CT 模拟机下定位（病例 34 图 5 至病例 34 图 7）。

主治医师：患者采取俯卧位定位方式，可将患侧乳腺下垂，将健侧乳腺平铺于凹槽内。注意患者每次治疗过程中的体位摆放，应尽量满足重复性好（要求患者每次摆放体位的肢体顺序要相同：双膝跪于乳腺托架下方，依次双手向前，将健侧乳腺向右侧拨放于托架上，俯卧完成，双手握紧把杆，体膜固定）。

主任医师：患者因平卧位的放疗计划不能满足肺部的安全剂量，采用俯卧后将乳腺下垂，能较好地满足保护危及器官的要求。治疗过程中应尽量保证体位的重复性，同时行 IGRT 每周一次。

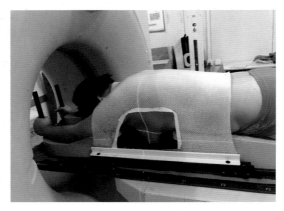

病例34图5　俯卧位定位

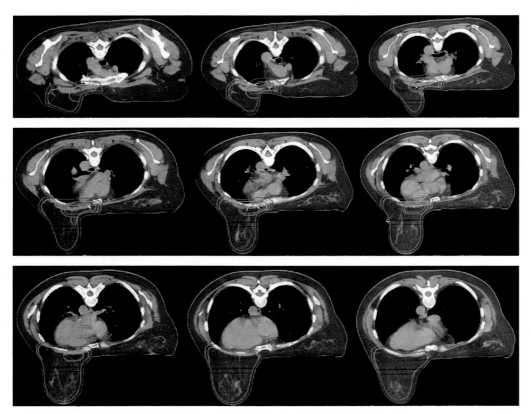

病例34图6　俯卧位放疗靶区勾画

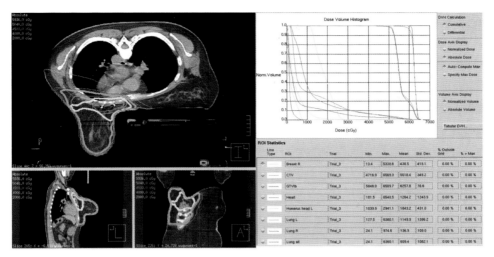

病例34图7　俯卧位放疗计划及剂量曲线分布图

三、治疗经过

2016年1月10日至2月23日行术后放疗，具体放疗方案为：①放疗目的：术后放射治疗；②放射源：6MV X线；③放疗方式：三维适形调强（静态调强）；④放射部位：左侧乳腺；⑤单次剂量：左侧全乳：DT 1.8Gy，局部瘤床 DT 2.12Gy；⑥总量：左侧全乳：DT 50.4Gy/28 次，局部瘤床 DT 59.36Gy/28 次。

四、诊疗结局及随访

患者放疗后局部皮肤（体中线处）出现Ⅱ度皮肤反应，面积约 4cm×5cm，给予溃疡散外用后好转。因局部瘤床距离皮肤较近，导致局部皮肤剂量偏高。

五、主要治疗经验

1. 调强技术应用于乳腺癌术后放疗可提高剂量均匀性和靶区适形性，减少靶区内高剂量区引起的乳腺局部皮肤和腺体组织纤维化并降低心脏、肺等危及器官的受量。

2. 传统的仰卧位乳腺癌放疗技术存在剂量不均匀，正常组织受照射剂量高等缺陷。改变患者的治疗体位，采取俯卧位进行放射治疗是一种简单有效的改进方法。乳腺组织较大的女性从中受益更明显。

3. 采取俯卧位进行保乳术辅助放疗可降低肺组织的受照射剂量，对于肺功能较差的患者，可考虑用俯卧位代替传统的仰卧位进行治疗，以更好地使肺组织得到保护。

4. 经治疗过程中的 IGRT 数据显示，患者应用体膜固定后摆位误差以头脚方向为主，且以 1cm 范围为主，说明在勾画靶区 PTV 应给予 CTV 头脚方向外放 1～1.5cm。

5．为减少摆位误差，建议患者背部体表标记与体膜标记同时描画。

六、相关知识点

1．关于靶区勾画 GTVtb　患者在术中标记肿瘤切除范围。pGTVtb：GTVtb 外放，头脚方向 1.0cm，其余方向外放 0.5cm，限制在 PTV 内。CTV：患侧乳腺、胸大肌筋膜，不包括皮肤、胸大小肌、肋骨和肋间肌（除非这些部位受侵）。PTV：CTV 外放，头脚方向外放 1.0cm，胸骨、腋窝、肺方向外放 0.5cm，皮肤方向不外放（限皮下 0.5cm）。

处方剂量：95% PTV 左侧全乳 DT 50.4Gy/28 次，局部瘤床 DT 59.36Gy/28 次。

危及器官受量：脊髓 Dmax：超过 40Gy ＝ 0cc，左肺 V20 ＝ 22%，左肺 Dmean ＝ 1149.9cGy、双肺 V20 ＝ 10%、心脏 V30 ＝ 10%、V40 ＝ 7%、右侧乳腺 Dmean ＝ 438.5cGy、Dmax ＝ 5338.8cGy。

2．乳腺癌保乳术后调强同步推量　三维适形调强放射治疗多用于保乳手术患者，乳腺癌保乳术后同步推量逐渐为临床应用，以往多于全乳照射治疗至 DT 50Gy 后局部应用电子线给予瘤床补量，多以手术瘢痕和金属标记外放 1.0 ~ 1.5cm，未放置金属标记的患者，直接在患者体表上勾画，手术瘢痕外放 2 ~ 3cm，根据 B 超或模拟 CT 图像上所示瘤床处乳腺的厚度，选择合适能量的电子线。同步推量可以更好地满足瘤床的剂量要求，并确切瘤床范围。

3．关于俯卧位定位方式应用于保乳术后的患者　国内少有保乳术后应用俯卧位定位方式，主因是亚洲人乳腺腺体组织较欧美人小，仰卧位即能满足治疗剂量要求，而乳腺腺体组织较大、较为肥胖的患者俯卧位方式更能满足治疗。同时给予 IGRT，以减少治疗误差。

乳腺癌放疗定位多采用仰卧位，对于乳房较大的保乳患者，俯卧位定位放疗更具优势。Mulliez 等报道一项Ⅲ期临床实验，对于乳房较大患者行俯卧位放疗其皮肤反应、腋窝及上肢水肿发生率明显降低。另外，Ramella 等研究显示保乳术后患者俯卧位放疗靶区均匀度要优于仰卧位放疗。俯卧位放疗较仰卧位放疗相比能够减少胸壁等活动幅度，从而提高治疗的准确性，降低周围正常组织受照射剂量。由于重力作用乳腺组织远离肺和心脏，因此，有学者认为对于保乳术后患者俯卧位放疗有望更好的保护患侧肺和心脏等重要器官。Formentid 等研究 200 例乳腺癌保乳术后患者分别使用仰卧位及俯卧位定位放疗，采用俯卧位放疗患者中 85% 的患者心脏受照射体积较仰卧位患者减少，15% 的患者心脏受照射体积增加，然而，心脏平均减少体积为 7.5cm³ 并无统计学差异。Varga 等进一步研究发现对于胸壁和心脏距离较近的患者俯卧位放疗具有明显优势，可能是由于重力作用乳腺组织下垂远离心脏；同时发现仰卧位放疗与俯卧放疗心脏剂量差异可能与 BMI 指数相关，最终得出结论肥胖的患者更能从俯卧位放疗中获益。

俯卧位放疗不仅可以改善靶区剂量均匀性，还可以明显减少正常组织的受照射剂量。在 Griem 等的研究中，俯卧位使同侧肺的 V20 及 V10 减少了将近 70%。Chen 等对一组亚洲大乳腺女性的研究也显示，俯卧位调强放疗可使同侧肺的 V20 从 9% 下降至 1.1%，V5 从 20.8% 下降至 3%。

放疗所致的心脏不良反应是乳腺癌患者非肿瘤死亡的最主要原因。对于左侧乳腺癌患者，心脏并发症的危险性更高，而且随着放疗后时间的推移，患病风险持续增高。Marks 等通过心肌核素扫描的方法对 114 例左侧乳腺癌术后放疗患者进行了研究，结果显示，当心脏 V30 > 10% 时，会诱发暂时性的心肌灌注不足。Darby 等进行的一项荟萃分析结果显示，乳腺癌放疗后患者缺血性心脏病的发生明显增加，尤其在既往患有糖尿病、慢性阻塞性肺病和已患有心脏病的患者中。另外，缺血性心脏病的发生还与心脏受照射的平均剂量呈线性关系，心脏平均剂量每增加 1Gy，冠脉事件增加 7.4%。以往的研究中，俯卧位放疗计划心脏剂量分布的结果并不一致，部分剂量学研究显示俯卧位并不能改善心脏剂量分布。本研究中，俯卧位放疗计划的 V30 仅有 4.1%，较仰卧位减少了 50%，而平均剂量也从 6.5Gy 降低至 4Gy，这可有效降低缺血性心脏病的发生，尤其对有糖尿病等高危因素的患者，俯卧位放疗可能是很好的选择。

有研究显示，对于大乳腺及乳腺下垂的乳腺癌保乳术后患者，俯卧位全乳切线野照射与仰卧位照射相比，可明显改善乳腺剂量均匀性，并降低心、肺受照射剂量。这些剂量学上的优势是否能真正转换成临床不良反应的减少，还需进一步的前瞻随机研究加以证实。

病例35　炎性乳腺癌姑息放疗

一、病历摘要

患者，女，45岁，因确诊左乳癌11个月，10个疗程化疗后疾病进展，于2016年3月4日由门诊收入我科。

病史：入院11个月前（2015年4月），因发现左乳肿物2年，逐渐长至20cm×15cm，于××医院行胸部CT示：左乳腺内可见巨大分叶状软组织肿块，左腋下可见多发肿大淋巴结。行左乳肿物穿刺活检，病理示：左乳：分化差的癌。ER（阴性），PR（阴性），HER-2（2+），Ki-67（80%），完善全身检查后诊断为左乳癌$cT_3N_3M_0$ Ⅲc期，并于2015年4月至2015年8月给予"TA"方案化疗6个疗程，化疗后左乳肿物明显减小，复查乳腺彩超示：左乳腺腺体组织弥散性回声减低，呈肿块样，于外上象限可见数个点状强回声，其周边可见多个低回声，边界不清，最大约2.0cm×1.5cm，左腋下可见多个低回声，边界不清，最大约3.6cm×2.6cm。外科认为肿瘤巨大，包绕血管，未行手术。2015年8月25日开始口服卡培他滨1个疗程，停药后肿物逐渐增大，2015年11月再次就诊于××医院，给予"NP"方案化疗2个疗程，2016年1月肿物再次较前增大，给予单药吉西他滨（泽菲）化疗1个疗程，化疗后肿物仍进行性增大。入院时患者左乳胀痛，给予奥施康定10mg 1次/12小时，疼痛可控制，左上肢抬举受限。患者自发病以来，精神食欲可，大小便正常。近期体重无明显变化。无高血压、冠心病、糖尿病病史，无高血脂病史，否认肝炎、结核、伤寒等传染病史，否认外伤史，无药物过敏史，否认肿瘤家族史。

专科查体：左上肢无法抬起未行左腋窝淋巴结触诊，余浅表淋巴结未触及肿大，左乳红肿，皮温略高，橘皮征，左乳旁可见肿物3个，界限不清，融合成团，长径约15cm（病例35 图1）。

实验室与辅助检查：胸部CT（2015年4月1日）示：左乳腺内可见巨大分叶状软组织肿块影，左腋下可见多发肿大淋巴结影。左乳肿物穿刺活检，病理（2015年4月1日）示：左乳：分化差的癌。ER（阴性），PR（阴性），HER-2（2+），Ki-67（80%）。乳腺彩超示（2015年8月）：左乳腺腺体组织弥漫性回声减低，呈肿块样，于外上象限可见数个点状强回声，其周边可见多个低回声，边界不清，最大约2.0cm×1.5cm，左腋下可见多个低回声，边界不清，最大约3.6cm×2.6cm。

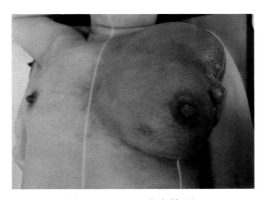

病例35图1　入院查体所见

入院诊断：左侧乳腺癌化疗后（cT$_3$N$_3$M$_x$）。

二、查房记录

（一）第一次查房

住院医师：患者 45 岁女性，因确诊左乳腺癌 11 个月，10 个疗程化疗后疾病进展入院。初诊时左乳肿物约 20cm×15cm 大小，穿刺病理：分化差的癌。ER（阴性），PR（阴性），H-er2（2+），Ki-67（80%），因经济原因不能用分子靶向治疗，拒绝行 HER-2 基因 FISH 检测。给予 6 个疗程"TA"方案化疗后肿物明显减小，但因肿物包绕血管，外科未行手术。后病情多次进展，再次给予多方案化疗 4 个疗程，病情不能控制。查体见：左乳红肿，皮温略高，橘皮征，左乳旁可见肿物 3 个，界限不清，融合成团，长径约 15cm，左上肢抬举严重受限，约 30°。入院后复查血常规：白细胞计数 7.37×10^9/L，血红蛋白 111g/L，血小板计数 354×10^9/L；肝功能：总蛋白 71.3g/L，清蛋白 31.8g/L，球蛋白 39.5g/L；胆碱酯酶 3593U/L，门冬氨酸氨基转移酶 25U/L，丙氨酸氨基转移酶 2.2U/L，γ-谷氨酰转肽酶 62.8U/L。肿瘤标志物：CA-125 770.97U/ml、CA-153 48.52U/ml、细胞角蛋白 19 片段 76.93ng/ml。目前患者左乳胀痛，给予奥施康定 10mg 1 次 /12 小时，疼痛可控制。

主治医师：该患者初诊时肿瘤大小 15cm×20cm 左右，未侵及胸壁皮肤，故 T 分期 T$_3$；腋窝淋巴结多发转移相互融合，但锁骨上及内乳区情况不详，初诊医院诊断为 N$_3$，同意其 N 分期；全身筛查未发现远处转移为 M$_0$。初治时为局部晚期乳腺癌，新辅助化疗后肿瘤巨大，不能手术，给予多程化疗后进展。免疫组化：ER（阴性），PR（阴性），内分泌治疗无获益、HER-2（2+），行 FISH 检测明确表达状态有助于靶向治疗的选择，但因经济原因拒绝。值得注意的是，患者多程化疗后，肿瘤快速增大，短时间内（小于一年）累及 1/3 以上乳腺皮肤，并且乳房皮肤呈特征性的橘皮样改变（皮肤呈红色或紫色，伴水肿、增厚、皮温增高），符合炎性乳腺癌诊断标准，预示着更差的生存期。给予局部姑息放疗，可以缓解痛苦，提高局部控制率。患者距离末次全身评估近 1 年，现肿物明显增大，应提检肺 CT、腹部 CT、头部磁共振、全身 ECT 评估全身情况。

主任医师：对于不可手术的局部晚期乳腺癌，其治疗原则为辅助性全身治疗与局部治疗相结合。新辅助全身治疗后可手术的患者首选根治性手术，不能手术的患者给予局部放疗可提高局部控制率。该患者初诊时局部晚期乳腺癌的诊断明确，从临床表现来看目前符合继发性炎性乳腺癌的诊断标准。该患者计划新辅助化疗后仍不能手术，给予多方案化疗，疾病进行性发展，预后极差，应尽早给予局部放疗，代替无效的全身治疗。目前分期待全身筛查结果出再定。

（二）第二次查房

住院医师：患者症状、体征同前无明显变化。骨扫描示（2016 年 3 月 14 日本院）：左侧锁骨放射性增高伴局限性骨皮质毛糙，不除外骨转移。腹部 CT（2016 年 3 月 14 日本院）：脂肪肝。肺 CT（2016 年 3 月 14 日本院）：左肺上叶见小结节样高密度影，大小约 0.4cm，边缘稍欠光滑。左侧乳腺腺体较对侧饱满，表皮增厚，局部见巨大团块状高密度影，部分超出扫描范围，CT 值 21 ～ 36HU。双侧腋窝见多个肿大淋巴结影，左侧为著。乳腺彩超示（2016 年 3 月 14 日本院）：左侧乳腺失去正常形态，内部回声紊乱，皮下软组织层回声增强、增厚，内部结构可见小片状低回声区。左乳探及一巨大低回声，形态不规则，界限不清，范围无法测量，该回声向外上延续至肩部，向外下延续至腋前线，内部血流信号较丰富。头部磁共振（2016 年 3 月 14 日本院）：右侧额叶见小囊状长 T_1、长 T_2 信号，FLAIR 呈低信号、周围见条片状稍高信号，约 0.7cm 大小。双侧额叶、右侧顶叶见斑片状异常信号，T_1WI 呈等信号，T_2WI 呈高信号，压水压脂像呈高信号，脑室系统未见异常，中线居中。

主治医师：患者骨扫描示：左侧锁骨放射性增高伴局限性骨皮质毛糙，符合骨转移。肺 CT：左肺上叶见小结节样高密度影，考虑为转移可能性低，暂不定为转移，定期复查；左乳巨大占位，阅片见内乳区及双侧腋窝多发转移淋巴结。腹部彩超：脂肪肝，现患者肝功能大致正常，不予处理，动态观察；乳腺彩超：左乳巨大占位，皮下软组织增厚，皮肤受侵。头部磁共振：右额叶占位考虑脑转移可能性小，暂不定脑转移，动态观察。计划给予左乳姑息放疗，剂量：3Gy/f，共 20f。

主任医师：该患者左侧乳腺癌（$cT_3N_3M_x \rightarrow cT_4N_3M_1$），10 个疗程化疗后，进展，诊断明确。对于局部晚期 / 炎性乳腺癌，新辅助化疗后仍失去手术机会的患者，放射治疗是局部治疗的唯一方式，对于新辅助化疗后，通过手术或活检证明为 pCR 者，应行乳房 / 胸壁＋锁骨上区域＋内乳淋巴结的放疗。对于化疗后部分缓解且未行初始淋巴结评估者，照射野还应包括腋窝区域。该患者肿瘤巨大且存在远处转移，放疗目的为姑息减症，制订放疗计划时应注意左肱骨头受量，并将肩关节纤维化、肱骨头坏死的相关风险向患者及家属交代。

三、治疗经过

2016 年 3 月 11 日至 3 月 31 日于我科以左乳肿物为靶区行 3D-CRT 放疗，3Gy/f，15f。危及器官受量为：左肺最大剂量：4179.3cGy，平均剂量：874.9cGy；心脏最大剂量：3987.8cGy，平均剂量：548.8cGy；左侧肱骨头最大剂量：4439.1cGy，平均剂量：4132.1cGy。2016 年 4 月 1 日行大孔径 CT 复位，疗效评价 PR，复位后以左乳及左侧腋窝残留肿瘤为靶区行 3D-CRT 放疗，计划给予 3Gy/f，共 5f，95% 等剂量线为处方剂量包绕 PGTV（病例 35 图 2 至病例 35 图 5）。因皮肤反应较重，放疗 18f 后停止放疗。以二程 15Gy/5f 计算，左肺最大剂量：1404.9cGy，平均剂量：515.7cGy；心脏最大剂量：1384.4cGy，平均剂量：378.1cGy；左侧肱骨头最大剂量：1091.8cGy，平均剂量：853.0cGy（病例 35 图 6 至病例 35 图 9）。

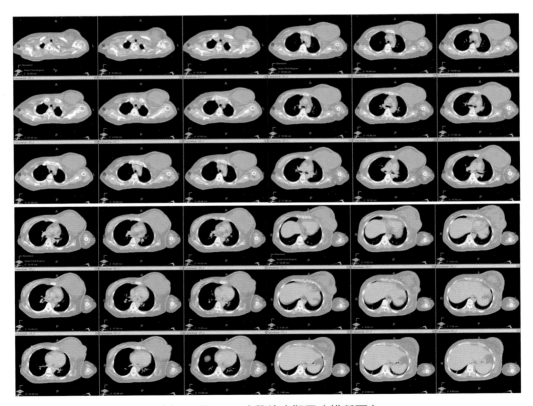

病例35图2　一阶段放疗靶区（横断面）

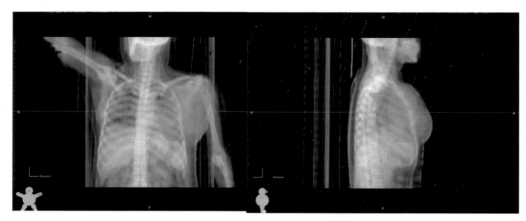

病例35图3　一阶段放疗靶区

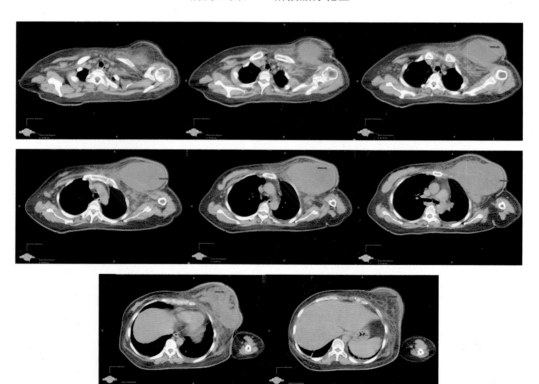

病例35图4　一阶段放疗靶区与计划

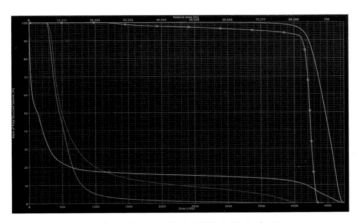

病例35图5 一阶段剂量曲线分布图

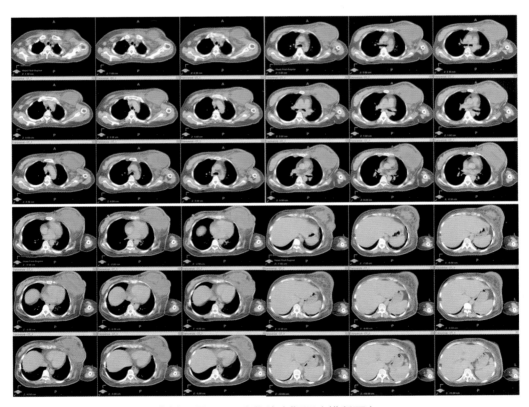

病例35图6 二阶段放疗靶区（横断面）

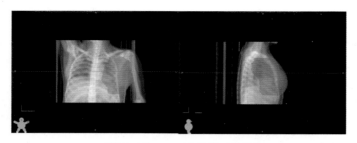

病例35图7　二阶段放疗靶区

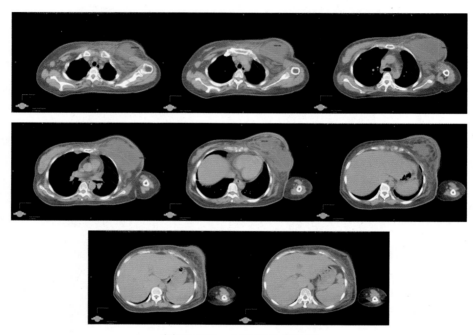

病例35图8　二阶段放疗计划

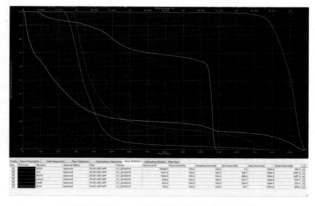

病例35图9　二阶段剂量曲线分布图

四、诊疗结局及随访

放疗后左乳胀痛消失，肿物较放疗前缩小一半余，左上肢抬举较前恢复良好，可抬举 60° 左右，左腋下皮肤出现Ⅱ度放射性皮肤反应，两破溃处可见渗出，给予氟哌酸（诺氟沙星）＋维生素 B_2 ＋泼尼松外用后皮肤破溃愈合。放疗后肿物仍进行性减小，1 个月后肿物缩小至原来的 1/4（病例 35 图 10）。

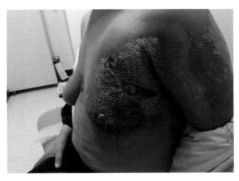

病例35图10 放疗结束1个月

五、主要治疗经验

1. 该患者为局部晚期乳腺癌，计划性新辅助化疗后仍没有手术机会，给予多方案化疗肿瘤进行性发展，激素受体表达阴性，内分泌治疗无收益，放疗应尽早介入，提高局部控制率。

2. 6 个月内迅速出现乳腺皮肤发红、水肿和（或）橘皮样外观，并累及乳腺皮肤 1/3 以上；组织活检病理学确诊为浸润性癌，可伴有或不伴有真皮淋巴管癌栓。当病史和体检证实，符合以上两点时即可以诊断为炎性乳癌。其侵袭能力强，疾病进展迅速，死亡率高，是乳腺癌中预后极差的类型之一。其治疗原则为新辅助化疗（±靶向及内分泌治疗）与局部治疗（放疗、手术）相结合的综合治疗。

3. 该患者已存在远处转移，已无法达到根治目的，局部治疗应以减轻局部病损、缓解症状、减轻痛苦为主要目的，应注意局部皮肤反应及左侧肱骨头、左侧肩关节的受量，左肩关节剂量高，肩关节纤维化发生概率升高，会严重影响患者生活质量，制订放疗计划时应充分考虑到正常器官的保护。但由于肿瘤巨大，肱骨头限量困难时，应积极向患者及家属交代放疗相关的急性及晚期不良反应。该患者肿瘤进展快，多程及多种化疗耐药，预计生存期短，治疗上以控制肿瘤为主。

六、相关知识点

1. 炎性乳癌的流行病学及分子生物学特点　炎性乳腺癌（inflammatory breast cancer，IBC）是一种少见的局部晚期乳腺癌，占乳腺恶性肿瘤发病率的 1% ~ 6%。IBC 的发病率具有较大地域差异，国内资料显示我国 IBC 的发病率约占乳腺癌的 0.9%，在美国 IBC 的发病率为乳腺癌总数的 1% ~ 5%，而在北非一些国家，特别是摩洛哥、阿尔及利亚、突尼斯、埃及等国家，IBC 发病率可达 10% ~ 15%。IBC 预后较差，其中位生存时间显著低于局部晚期乳腺癌（locally advanced breast cancer，LABC）（2.9 年 VS 6.4 年）。IBC 的发病机制尚不清楚。早期文献报道认为 IBC 多发生于妊娠或哺乳期妇女，但目前多数文献认为妊娠或哺乳并不是 IBC 的易患因素，而肥胖可能是危险因素之一。IBC 在组织学上无特殊性，乳腺癌的各种病理类型均可见于 IBC，但 HER-2 阳性型和基底细胞样型比例更高。IBC 的其他病理特征包括 EGFR 高表达、p53 突变率高、E-cad-herin 高表达、糖蛋白 mucinl 功能障碍、鸟苷三磷酸酶高表达、WISP3 基因（Wnt-induciblesecreted protein3，又称 LIBC）表达缺失、血管形成增加等。Marrakchi 等人发现 IBC 样本中普遍存在癌基因 Rho C GTPase 和抑癌基因 WISP3 的表达异常，91% 的 IBC 样本中存在 Rho C GTPase 过表达，其过表达显著提高细胞增殖能力，同时增加细胞内黏附斑和应力纤维的合成，从而增强细胞的侵袭性和移动能力。Rho C GTPase 通常不在 non-IBC 中表达，但 Merajver 团队的研究发现直径小的乳腺肿瘤中 Rho C GTPase 过表达与淋巴结转移密切相关。这些研究结果提示，Rho C GTPase 过度表达也许是一种独特的、有用的标志物，不仅可以让我们更好地了解炎性乳腺癌的生物学特性，而且有利于判断 T_1 期乳腺肿瘤的转移潜能。2013 年 SABC 会议上有文献报道应用 Rho C GTPase 拮抗药可有效抑制肿瘤细胞（SUMl49 细胞）的侵袭能力，提示 Rho C 有可能成为炎性乳癌治疗的新靶点。WISP3 是一种抑癌基因，能够与胰岛素样生长因子（IGF-1）形成复合体，从而阻断 IGF-I 与其受体（IGF-IR）结合，阻断该信号传导通路对肿瘤生长的促进作用。研究发现，80% 的 IBC 样本中存在 WISP 基因丢失，导致细胞增生加速、侵袭能力增强、促进肿瘤血管生成，促使 IBC 表现为高侵袭性的生物学特征。此外，有报道表明在 IBC 中间变性淋巴瘤激酶（ALK）基因拷贝数增加。应用小分子 ALK 抑制药克唑替尼［PF-2341066］可以阻碍 FC-1BC01 肿瘤细胞的体外存活并在 FC-IBC01 异种移植中诱导凋亡。目前，肿瘤学家正在探讨针对 ALK 通路的靶向治疗是否可以用于炎性乳癌治疗。随着对 IBC 分子生物学的深入研究，新的潜在治疗靶点不断涌现，为 IBC 的治疗带来了希望。

2. 炎性乳癌的诊断　IBC 可分为原发性 IBC 和继发性 IBC，前者是发生在原健康的乳房上，后者可以在残留乳腺或对侧乳腺中，在乳腺全切或局切的瘢痕上，或位于胸壁，且具有炎性乳腺癌样的特征，行活检常发现广泛的肿瘤侵犯至真皮和表皮，这种再发后的炎性乳癌又可分为复发性炎性乳癌和第二原发炎性乳癌。根据美国癌症联合会（AJCC）的诊断标准，IBC 的诊断主要依据患者临床表现：①乳房皮肤呈特征性的橘皮样改变（皮肤呈红色或紫色，伴水肿、增厚、皮温增高），且受累皮肤占乳房皮肤 1/3 以上；②皮肤症状进展迅速，多在数周至数月间，不超过 1 年；③乳腺组织或受累皮肤组织活检，病理诊断为乳腺癌。IBC 病理检查常见肿瘤细胞浸润至脉管系统，显微镜下表现为皮下淋巴管扩张，内有成簇的肿瘤细胞，即真皮淋巴管癌栓。但仅有75% 的 IBC 病理检查中可见真皮淋巴管浸润。根据 IBC 最新的诊断标准，真皮淋巴管浸润已不再是 IBC 诊断的必要条件。因此，对于活检未见真皮淋巴管浸润的患者，不能排除 IBC 可能。

3. 炎性乳癌的治疗　随着对乳腺癌认识的加深以及 IBC 治疗经验的累积，IBC 的治疗理念已发生了巨大转变，从局部治疗为主的治疗方式转化为今日以全身治疗为主的综合治疗。

（1）化疗：有作者研究发现，含蒽环类药物的化疗方案较其他不含蒽环类药物的化疗方案能够更好地延长 IBC 患者的无病生存期。Hurley 等在后续研究中发现，在蒽环类化疗药物基础上联合应用紫杉类药物能够显著提高完全缓解率，无进展生存率与总生存率亦有所获益。因而，对于 IBC 的新辅助化疗，多推荐使用含有蒽环类及紫杉类药物的化疗方案。对于新辅助治疗期间疾病进展的患者应及早调整新辅助治疗方案或改行放疗。IBC 可使用的二线化疗药物：吉西他滨、卡培他滨、诺维本、卡铂、伊沙匹隆等。

（2）局部治疗：在开展以全身治疗为主的综合治疗后，美国东部肿瘤协作组（ECOG）的临床试验提示：IBC 新辅助化疗后，放疗能够帮助患者获得更好的局部控制率。在新辅助治疗期间，疾病完全缓解或部分缓解的患者，应在手术后进行放疗。而对于疾病稳定或疾病进展的患者应及早开始放疗，以替代无效的全身治疗。IBC 患者在新辅助化疗后，通过手术或活检证明为 pCR 者，应行乳房/胸壁＋锁骨上区域＋内乳淋巴结的放疗。另外，化疗后部分缓解且未行初始淋巴结评估者，照射野还应包括腋窝区域。放疗方案中需强调，无论 IBC 患者在新辅助化疗后是否获得部分缓解，均应接受放疗。Panades 等对选择手术时机进行了研究，比较在化疗、放疗前或化疗、放疗后行手术治疗的资料，分析无局部复发生存率及乳腺癌特异性生存率发现：IBC 手术治疗并不是治疗的第一步，而应在完成化疗、放疗后进行。进一步分析因手术获益的IBC 亚组发现，对于新辅助化疗后部分缓解或完全缓解的 IBC 患者，联合手术治疗可显著降低远处转移发生率；而对于新辅助化疗无反应的 IBC 患者，则不能从手术中获益。故对于新辅助治疗敏感的患者，手术治疗能够进一步提升患者的无病生存率和总生存率。而对于新辅助治疗无临床反应的患者，应首先考虑改变新辅助治疗方案或改行放疗。若调整治疗方案后患者疾病缓解，可再行手术治疗。此外，对于部分疼痛剧烈或乳房皮损严重的患者，即使已存在远处转移，也可行姑息性的手术治疗以缓解症状。

（3）靶向治疗：对于人类表皮生长因子受体2（HER-2）阳性的IBC患者，新辅助治疗及术后全身治疗中应常规联合应用曲妥珠单抗。HER-2基因阳性的IBC，新辅助治疗中联合应用化疗和曲妥珠单抗能够显著提高患者部分缓解率并改善预后。目前，除曲妥珠单抗外，乳腺癌的新型靶向药物拉帕替尼以及贝伐单抗也已进入临床试验阶段。Boussen等研究发现：紫杉类药物联合拉帕替尼应用于新辅助治疗，能够在不增加毒副反应的基础上获得更好的临床效果。

（4）内分泌治疗：与非炎性乳癌不同，IBC的雌激素受体和孕激素受体多为阴性，甚至有研究显示达到83%的病例ER为阴性。但对于激素阳性IBC患者，应在综合治疗结束后常规行5年内分泌治疗，并根据患者月经状态及个体情况选择不同的内分泌治疗药物，如他莫昔芬或芳香化酶抑制药。ATLAs试验纳入了7000余例雌激素受体阳性、早期乳腺癌患者，患者接受5年他莫昔芬或更长时间（10年）他莫昔芬内分泌治疗，研究发现延长他莫昔芬辅助治疗时间，可进一步降低乳腺癌复发风险，但延长治疗的远期效应在IBC病例中仍未得到证实。

病例36 滤泡性淋巴瘤放疗

一、病历摘要

患者男性，73岁，汉族，因"发现左腹股沟淋巴结肿大1年1个月"于2016年10月17日9时30分由门诊入院。

病史：患者1年1个月前无意中发现左腹股沟一"鸡蛋黄"大小肿物，未诊治。肿物增长较快，于8个月前增大至"鸡蛋"大小，并出现左下肢水肿，就诊于××医院，行腹股沟超声提示左腹股沟淋巴结肿大。于2016年2月25日在局麻下行左腹股沟淋巴结切除术。术后病理：左腹股沟淋巴结：非霍奇金淋巴瘤－滤泡性淋巴瘤（FL）Ⅱ级。免疫组化：CK（＋），CD20（＋），DC（＋），PAX5（＋），MUM1（－），Ki-67（＋，30%），CD30（－），Bcl-2（＋），Bcl-6（＋），CD10（＋），CD23（＋）。术后给予抗炎、免疫对症支持治疗后恢复良好。5个月前就诊于我院，行PET-CT诊断：①左侧盆壁多发淋巴结，FDG增高，考虑淋巴瘤浸润；②肝囊肿、右肾囊肿；③胆囊炎、胆囊结石；④前列腺钙化。临床诊断：左腹股沟非霍奇金淋巴瘤－滤泡性淋巴瘤切除术后（ⅡA期）、左侧盆壁淋巴瘤浸润。给予"CHOP"方案化疗4个周期，过程顺利。1个月前患者出现皮肤巩膜黄染，超声提示胆囊结石，给予抗炎、保肝对症治疗后好转。现化疗间歇近2个月，为继续治疗入院。

入院查体：T：36.5℃，P：78次/分，R：19次/分，BP：130/80mmHg，H：173cm，W：80kg，BS：1.93m^2，KPS：90分，NRS：0分。一般状态良好，发育正常，营养良好，表情自如，自主体位，神清语明，查体合作。皮肤黏膜无黄染，未见皮疹、瘀点、紫癜及瘀斑。毛发正常，皮肤温度、湿度及弹性正常，无肝掌及蜘蛛痣。未触及浅表淋巴结肿大。头颅大小形态发育正常，眼睑无水肿，巩膜无黄染，双侧瞳孔等大同圆，直接及间接对光反射灵敏。耳鼻未见异常分泌物，口唇无发绀，口腔黏膜无溃疡及出血点，咽无充血，扁桃体无肿大。颈对称，无项强，无颈静脉怒张及颈动脉异常搏动。气管居中，甲状腺无肿大，未触及包块，无震颤，未闻及血管杂音。胸廓对称，无胸壁静脉曲张，胸骨无压痛及叩击痛，各肋骨无压痛。肋间隙无增宽及变窄。纵隔不宽，双肺叩诊呈清音，听诊双肺呼吸音清，未闻及干湿啰音及胸膜摩擦音。心浊音界正常，心率78次/分，律齐，心音正常，各瓣膜听诊区未闻及杂音及额外心音。腹外形正常，左腹股沟处可见一10cm术后瘢痕，愈合良好，未见肠型及蠕动波，腹式呼吸存在，脐正常，未见异常分泌物，无腹壁静脉曲张；腹柔软，无明显压痛、反跳痛及肌紧张，肝脾肋下未触及，移动性浊音阴性，肠鸣音 5 次 / 分，无增强或减弱。肛门及外生殖器未见异常。脊柱呈生理性弯曲，活动无受限，各棘突无压痛及叩击痛。四肢、关节活动良好，双下肢无水肿，无杵状指 / 趾。膝腱及跟腱反射正常，Babinski 征阴性，Kernig 征阴性，Brudzinski 征阴性。

实验室与辅助检查：术后病理（×× 医院，2016 年 2 月 28 日）：左腹股沟淋巴结：非霍奇金淋巴瘤 – 滤泡性淋巴瘤（FL）Ⅱ级。免疫组化：CK（＋），CD20（＋），FDC（＋），PAX5（＋），MUM1（－），Ki-67（＋，30%），CD30（－），Bcl-2（＋），Bcl-6（＋），CD10（＋），CD23（＋）。PET-CT（2016 年 5 月 20 日）：左腹股沟软组织结构略紊乱，局部 FDG 代谢呈模糊样轻度增高（SUV ＝ 2.4）。左侧盆壁可见肿大淋巴结影，位于左侧髂外动脉内侧，短径约 2.0cm，与血管界限模糊，CT 值 37HU，FDG 代谢异常增高（SUV ＝ 5.6）；其上方可见短径约 0.7cm 小淋巴结，界限尚清，FDG 代谢略增高（SUV ＝ 1.8）。诊断：①左侧盆壁多发淋巴结，FDG 增高，考虑淋巴瘤浸润；②肝囊肿、右肾囊肿；③胆囊炎、胆囊结石；④前列腺钙化。

入院诊断：①左腹股沟非霍奇金淋巴瘤 – 滤泡性淋巴瘤切除术后（7th NCCN 分期：ⅡA 期），左侧盆壁淋巴瘤浸润；②肝囊肿；③右肾囊肿；④胆囊炎；⑤胆囊结石；⑥前列腺钙化。

二、查房记录

（一）第一次查房

住院医师：患者老年男性，因"发现左腹股沟淋巴结肿大 1 年 1 个月，左腹股沟非霍奇金淋巴瘤 – 滤泡性淋巴瘤切除术后近 8 个月"入院。既往 PET-CT（2016 年 5 月 20 日）：①左腹股沟区结构紊乱，FDG 代谢轻度增高，符合术后改变；②左侧盆壁多发淋巴结，FDG 增高，考虑淋巴瘤浸润；③左肺上叶少量陈旧性炎症；④纵隔及双肺门稍高密度淋巴结，代谢未见异常，考虑反应性增生；⑤肝囊肿、右肾囊肿；⑥胆囊炎、胆囊结石；⑦前列腺钙化。明确诊断为左腹股沟非霍奇金淋巴瘤 – 滤泡性淋巴瘤切除术后、化疗后ⅡA 期、左侧盆壁淋巴瘤浸润、肝囊肿、胆囊结石、前列腺钙化。行"CHOP"方案化疗 4 个周期，过程顺利。

主治医师：结合病史及辅助检查，该患明确诊断为左腹股沟非霍奇金淋巴瘤 – 滤泡性淋巴瘤切除术后、化疗后ⅡA 期、左侧盆壁淋巴瘤浸润、肝囊肿、胆囊结石、前列腺钙化。现 4 个周期化疗后，全面复查，判断疗效及评估病情。

主任医师：该患诊断明确为左腹股沟非霍奇金淋巴瘤 – 滤泡性淋巴瘤切除术后、化疗后ⅡA 期、左侧盆壁淋巴瘤浸润、肝囊肿、胆囊结石、前列腺钙化。提检 PET-CT

全面评估病情。

（二）第二次查房

住院医师：患者症状、体征同前无明显变化。复查 PET-CT（2016 年 10 月 17 日）提示：原左侧盆壁可见肿大淋巴结影，较前缩小，短径约 0.6cm，边缘尚光滑，与血管界限清，FDG 代谢未见升高（SUV = 1.9）；其上方可见短径约 0.7cm 小淋巴结，界限尚清，FDG 代谢略增高（SUV = 1.8）。左腹股沟区域未见 FDG 代谢升高。左侧盆壁左侧淋巴结较前缩小，最大短径约 0.6cm（2016 年 5 月 20 日治疗前 2.0cm，SUV：5.6），FDG 代谢未见增高，病变较治疗前缩小 70%，临床疗效评价：PR。

主治医师：根据第一次查房布置情况，各项工作均已就绪，向患者及家属充分交代病情及放疗可能并发症，取得理解合作，并签署知情同意书。放疗方案：左侧腹股沟、左侧盆腔淋巴结引流区 6MV-X 线动态调强放疗，放疗组织剂量：45Gy/（25 次·5 周）。

主任医师：患者明确诊断为左腹股沟非霍奇金淋巴瘤 – 滤泡性淋巴瘤切除术后、化疗后 ⅡA 期、左侧盆壁淋巴瘤浸润、肝囊肿、胆囊结石、前列腺钙化。患者一般情况可，放疗期间密切观察放疗不良反应，定期检测血常规、肝肾功能，及时对症处理。

三、治疗经过

于 2016 年 10 月 21 日开始行左侧腹股沟、左侧盆腔淋巴结引流区动态调强放疗，放疗靶区详见病例 36 图 1，放疗组织剂量：45Gy/（25 次·33 天），放疗计划见病例 36 图 2。正常组织剂量（病例 36 图 3）：膀胱平均受量 23.5Gy；小肠最大受量 44.5Gy，小肠 V32 为 25%；睾丸最大受量 11.3Gy，阴茎最大受量 24Gy，左侧股骨头最大受量 46.7Gy，右侧股骨头最大受量 13.1Gy。放疗过程中患者出现白细胞降低，考虑与放疗及既往多程化疗所致骨髓抑制相关，予对症治疗。

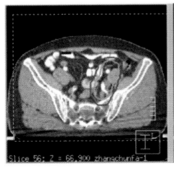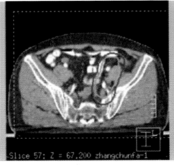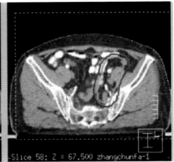

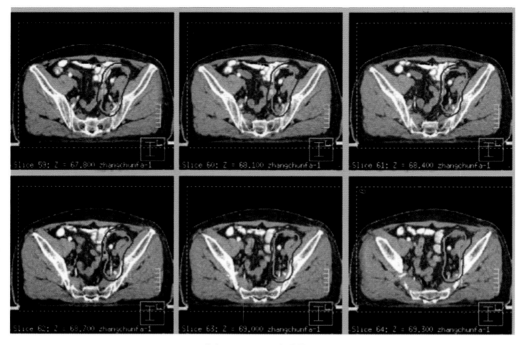

病例36图1　放疗靶区

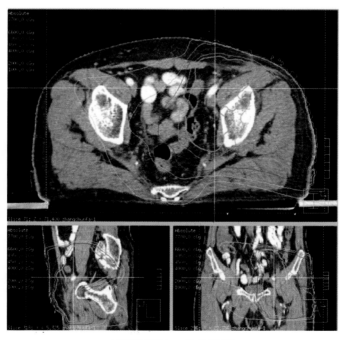

病例36图2　放疗计划

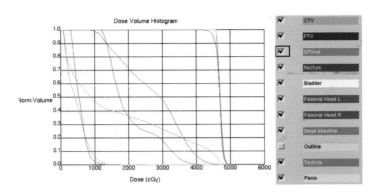

病例36图3 剂量曲线分布图

四、诊疗结局及随访

诊疗结局：放疗结束复查彩超检查：肝脏大小形态尚正常，肝表面光滑，肝内可见一 2.3cm×1.7cm 的囊性回声，边界可见，余肝实质回声粗密，分布欠均，肝内管道系统结构清晰。胆囊大小形态尚可，壁毛糙，内可见数个强回声，最大约 2.2cm，后方伴声影。脾、胰、双肾超声显像未见异常。双输尿管未见明显扩张。腹腔、盆腔及双髂血管旁、双颈部、双锁骨上、双腋下、双腹股沟未探及明显异常肿大淋巴结。甲状腺双叶大小尚正常，轮廓光滑，右叶可见多个囊、囊实性回声，边界可见，较大者 1.1cm×0.6cm，左叶可见一 1.0cm×0.9cm 的囊实性回声，边界可见，余甲状腺内回声均匀。诊断意见：肝囊肿、胆囊结石（充满型）、甲状腺双叶结节（结甲不除外）。肺 CT 平扫检查所见：胸廓对称，纵隔、气管居中。双肺野清晰，肺纹理规整，左肺上叶尖后段可见索条影；右下肺可见斑片状模糊密度影，边界欠清；余肺未见异常组织密度影及占位性病变。气管支气管通畅，未见狭窄或阻塞征，肺门影不大。纵隔 4R 组见小淋巴结，短径约 0.6cm。双侧胸膜无增厚，未见胸腔积液。膀胱充盈欠佳，壁厚薄均匀，未见占位性病变。前列腺大小形态正常，其内可见点状钙化密度影。直肠形态正常，未见占位性病变。右侧腹股沟区可见小淋巴结，盆腔内未见积液征象。部分腰椎、骶椎和右侧髋臼可见结节状和片状高密度影。诊断意见：①左肺纤维化病灶；右下肺斑片影，考虑炎性，较前范围相仿；②纵隔、右侧腹股沟区小淋巴结，较前相仿；③前列腺内钙化灶；④部分腰椎、骶椎和右侧髋臼高密度影，较前相仿。复查疗效评价 SD。

五、主要治疗经验

1. 对于滤泡性淋巴瘤，入院查体及检查包括以下内容：体能状态、B 组症状、CBC、白细胞分类、血小板计数、LDH、β_2- 微球蛋白、生化常规、胸 / 腹 / 盆腔具有诊断质量的增强 CT、MRI 和（或）PET-CT、骨髓活检＋穿刺涂片等，全面评估病情。

2. 对于早期 FL 患者，受累部位放疗（ISRT）仍是当前的标准治疗。

3. 2016 年 NCCN 指南推荐滤泡性淋巴瘤放疗剂量：24 ~ 30Gy。

4. 治疗过程中密切监测患者放化疗不良反应，及时对症处理。全部治疗结束后，需定期随诊。

六、相关知识点

1. 滤泡性淋巴瘤（follicular lymphoma，FL） 为欧美地区最常见的惰性淋巴瘤，占 NHL 发生率的 20% ~ 30%，包括我国在内的亚洲地区发病率较低，发病率不足 NHL 的 10%。中位发病年龄约 60 岁。

临床表现：主要表现为多发淋巴结肿大，也可累及骨髓、外周血、脾脏、韦氏环、胃肠道和软组织等，原发结外者少见。晚期病变多见，约占 70%。

病理诊断：形态学上表现为滤泡中心细胞和中心母细胞的增生，多为滤泡样生长方式。根据母细胞数量（包括滤泡母、生发中心母及免疫母细胞），将 FL 分为 3 级：1 级为光学显微镜下每个高倍镜视野可见 0 ~ 5 个中心母细胞；2 级为 6 ~ 15 个中心母细胞；3 级为 > 15 个中心母细胞，FL 3 级可以进一步分为 3 a 级和 3b 级，其中 3b 级表现为中心母细胞呈片状分布且缺乏中心细胞。诊断 FL 应常规检测的免疫组化标记包括 CD19、CD20、CD79a 或 PAX5、CD3ε、CD10、Bcl-2、Bcl-6、CD23 和 Ki-67，也包括鉴别诊断所需的标志物，如鉴别慢性淋巴细胞白血病（chronic lymphoma leukemia，CLL）或小淋巴细胞淋巴瘤（small lymphocytic lymphoma，SLL）和套细胞淋巴瘤（mantle cell lymphoma，MCL）的 CD5、cyclin D1。FL 常存在 t（14;18）易位及所致的 Bcl-2 蛋白过表达，但随着级别的升高有不同程度的丢失，为确诊带来困难，必要时可以进行 FISH 检测。

2. 滤泡性淋巴瘤治疗原则 3 级 FL 特别是 3b 级 FL 的治疗等同于 DLBCL。1 ~ 2 级的 FL 属于惰性淋巴瘤，治疗策略如下几方面。

（1）早期 FL：Ⅰ期、Ⅱ期 FL 的推荐治疗可选择观察等待、免疫化疗或局部放疗。根据患者临床表现和治疗意愿，结合医师的经验做出选择。Ⅱ期有大肿块的患者，应按照晚期 FL 治疗。

（2）晚期 FL：以现有的治疗手段，晚期 FL 仍被认为是不可治愈的疾病。多项研究结果显示，对于晚期和低肿瘤负荷的 FL 患者，诊断后即刻治疗与先观察等待、待出现治疗指征时再进行治疗，患者的总生存时间并无差异。FL 的标准一线治疗方案为利妥昔单抗联合化疗。联合化疗方案可有多种选择，无任何一种方案经证实可以显著延长患者的总生存时间（overall survival，OS）。可选择的联合化疗方案包括 CHOP 方案或

CVP 方案等。对于老年和体弱的患者，还可以选择单药利妥昔单抗，或单药烷化剂（如苯丁酸氮芥、环磷酰胺）± 利妥昔单抗。初治、高肿瘤负荷的患者，在诱导化疗后达到 CR 或部分缓解（partial response，PR），可采用利妥昔单抗维持治疗。晚期 FL 的治疗指征为：可以参加临床试验、有症状、威胁器官功能、继发血细胞减少、大肿块和病变持续进展。

（3）复发、难治 FL 的治疗：对于复发的 FL，仍可首选观察等待，当出现治疗指征时再开始解救治疗。如复发或进展距末次应用利妥昔单抗 6 个月以上，还可联合利妥昔单抗治疗。根据一线治疗后复发或进展发生的时间，可选择的二线解救化疗方案包括一线化疗方案、含氟达拉滨的联合方案以及所有 DLBCL 的二线解救治疗方案。复发或进展时发生转化的 FL 预后较差，对部分诱导化疗后缓解的患者，可以考虑进行自体或异基因造血干细胞移植治疗。

3. 滤泡性淋巴瘤放疗　对于早期滤泡性淋巴瘤患者，受累部位放疗仍是当前的标准治疗。目前 NCCN 指南推荐滤泡性淋巴瘤放疗组织剂量：24 ~ 30Gy。长期随访研究的结果显示，这些患者通过放疗获得较好结局。对于初始治疗使用受累野或扩大野放疗的 I 期、II 期低级别滤泡性淋巴瘤患者，中位总体生存期（OS）约为 14 年。15 年的 OS 率为 40%，15 年的无复发生存率（RFS）或无进展生存率（PFS）约为 40%。影响 15 年 PFS 结局的因素包括疾病分期（ I 期：66% VS II 期：26%）和最大肿瘤直径（< 3cm：49% VS ≥ 3cm：29%）。OS 在扩大野放疗和受累野放疗间没有显著差异（49% VS 40%）。另一项关于早期滤泡性淋巴瘤患者采用放疗 ± 化疗的长期研究结果显示，中位 OS 为 19 年，15 年的 OS 率为 62%。一项基于 National LymphoCare 登记研究数据的前瞻性分析中，评估了 I 期 FL 患者亚组（使用骨髓活检和完整影像学资料进行严格分期，n = 206）中不同一线治疗方案的结局。一线治疗策略包括：仅采用观察治疗（"观察等待"）占 17%，单纯放疗占 27%，利妥昔单抗单药治疗占 12%，利妥昔单抗联用化疗（化学免疫治疗）占 28%，含放疗的综合治疗（化学免疫治疗常先于放疗）占 13%。中位随访 57 个月，单独放疗组中位 PFS 为 72 个月；其他治疗组还未达到中位 PFS。在按肿瘤分级、LDH 水平及是否存在 B 症状调整之后，化学免疫治疗或含放疗的综合治疗 PFS 优于单放疗。

4. 国际预后指数　FL 国际预后指数（Follicular lymphoma International Prognostic Index，FLIPI）有 FLIPI1 和 FLIPI2 两个评分模型，分别包含 5 个独立的预后不良因素，均将患者分为 3 个风险组，0 ~ 1 分为低危组，2 分为中危组，≥ 3 分为高危组。FLIPI1 为应用利妥昔单抗治疗前，经回顾性研究分析得出 5 个不良预后因素，分别为年龄 ≥ 60 岁、> 4 个淋巴结区域受累、III ~ IV 期、LDH 升高和血红蛋白 < 120g/L；低危、中危和高危组患者的 10 年生存率分别为 71%、51% 和 36%。FLIPI2 为应用利妥昔

单抗治疗后，经前瞻性研究分析得出 5 个不良预后因素，分别为年龄 ≥ 60 岁、淋巴结最长径 > 6cm、骨髓侵犯、β_2- 微球蛋白升高和血红蛋白 < 120g/L；低危、中危和高危患者的 5 年生存率分别为 98%、88% 和 77%，5 年无进展生存率分别为 79%、51% 和 20%。最近，一种仅纳入基线血清 β_2- 微球蛋白和乳酸脱氢酶（LDH）水平的简化预后指数被设计出来，如同 FLIPI1 和 FLIPI2 指数一样能够预测结局，且更容易使用。

病例37 霍奇金淋巴瘤放疗

一、病历摘要

患者女性，20岁，汉族，吉林省通化市人，因"诊断霍奇金淋巴瘤8个月1周，咳嗽、胸痛1周"为进一步治疗于2016年1月5日8时48分入我院内五科（血液淋巴科）。

病史：患者9个月前因发现右侧锁骨上质硬、无痛性肿物3周就诊于我院头颈外三科，行颈胸部增强CT示：胸腺形态增大，边界不清，大小约为4.5cm×2.9cm，其内密度不均，增强后强化尚均匀。右侧颈部可见多个肿大淋巴结，相互融合，不均匀强化，融合后肿块大小4.3cm×2.7cm。提示胸腺占位，不除外恶性；右侧颈部淋巴结肿大。行CT引导下胸腺肿物穿刺活检术，病理回报：纤维组织增生，其内淋巴细胞嗜酸性粒细胞浸润，并见个别异型细胞，不完全除外淋巴瘤。经中国医学科学院肿瘤医院会诊：（纵隔）在纤维组织中可见淋巴细胞、嗜酸性粒细胞及少量核仁突出的大细胞浸润，考虑为经典型霍奇金淋巴瘤。免疫组化（大细胞）：CK（－），CD20（－），PAX5（＋），MUM1（＋），CD30（＋），CD3（－），CD21（－），Ki67（＋）。经北京友谊医院周小鸽教授会诊：胸腺穿刺：霍奇金淋巴瘤（结节硬化型）。4个月1周前转入我院血液淋巴内科，明确临床诊断为霍奇金淋巴瘤（结节硬化型，ⅡE期A组），侵及胸腺、侵及右颈部淋巴结。给予"ABVD"方案化疗4个周期后复查PET-CT示前上纵隔软组织结节，短径约1.0cm，形态欠规则，境界不清，FDG代谢增高（SUVmax＝2.9），考虑局部肿瘤仍有活性，右颈部肿大淋巴结消失。疗效评价为PR，更换"GDP"方案化疗4个周期，化疗期间出现Ⅲ度中性粒细胞降低，给予对症治疗后好转，现化疗间歇1个月3周。1周前患者无明显诱因出现咳嗽、胸痛，无咳痰，无发热，无胸闷、气短，无饮水呛咳，为进一步治疗于2016年1月5日入我院淋巴血液科。入院后行PET-CT检查示前上纵隔血管前间隙脂肪密度仍模糊，其内见软组织结节，约1.4cm×1.2cm，形态欠规则，边界模糊，FDG代谢水平较前增高（SUVmax＝4.9）。提示前上纵隔病灶较前增大，FDG代谢较前增高，病情较前进展。为行放疗于2016年1月8日转入我科。患者无高血压、冠心病、糖尿病史，否认肝炎、结核、伤寒等传染病史，否认外伤史，无药物过敏史，否认肿瘤家族史。

入院查体：T：36.2 ℃，P：76次／分，R：16次／分，BP：100/60mmHg，H：155cm，W：50kg，BS：1.45m²，KPS：90分，NRS：2分。青年女性，发育正常，营养中等，正常面容，正力型，神志清醒，精神好。自主体位，查体合作。全身皮肤正常，无黄染，无瘀斑，全身浅表淋巴结未触及肿大。头颅正常，无畸形，化疗后脱发，双侧眼睑无水肿，巩膜无黄染，眼结膜无苍白，双侧瞳孔等大等圆，对光反射灵敏。双耳郭未见异常，外耳道未见异常分泌物，鼻外形未见异常，通气良好，无异常分泌物，鼻窦无压痛，口唇红润，牙龈无出血，伸舌居中，咽部无充血水肿，双侧扁桃体无肿大。颈软，无抵抗，气管居中，颈静脉无怒张，未见颈动脉异常搏动。胸廓两侧对称无畸形，呼吸运动双侧对称，无胸膜摩擦感，双侧语颤正常，胸骨无压痛及叩击痛，两肺叩诊清音，双侧呼吸音清，异常呼吸音，未闻及干湿啰音。心前区无隆起，心尖冲动有力，心界不大，心率76次/分，律齐，心音有力，未闻及病理性杂音。腹平坦，未见胃肠型，未见蠕动波，无腹壁静脉曲张。全腹无压痛及反跳痛，未扪及明显包块。Murphy氏征阴性，肝肋下未及，脾未触及。移动性浊音阴性。肝及双肾区无叩痛。肠鸣音4次/分，未闻及气过水声。肛门指诊及外生殖器未查。脊柱、四肢无畸形，活动自如。腹壁反射、角膜反射存在，Babinski征阴性。

实验室与辅助检查：颈部＋胸部增强CT（2015年4月10日）：胸腺形态增大，边界不清，大小约为4.5cm×2.9cm，其内密度不均。增强后强化尚均匀。右侧颈部可见多个肿大淋巴结，相互融合，不均匀强化，融合后肿块大小4.3cm×2.7cm。诊断意见：①胸腺占位，不除外恶性；②右侧颈部淋巴结肿大。

我院病理（病理号B0144542）（2015年4月21日）：胸腺肿物穿刺：送检纤维组织增生，其内淋巴细胞嗜酸性粒细胞浸润，并见个别异型细胞，不完全除外淋巴瘤。免疫组化：CK（－），CD30（＋），PAX-5（＋），MuM-1（＋），CD20少（＋），CD3少（＋），CD21（－），Ki67 10%（＋）（病例37图1）。

中国医学科学院肿瘤医院会诊病理（2015年4月23日）：纵隔在纤维组织中可见淋巴细胞、嗜酸性粒细胞及少量核仁突出的大细胞浸润，考虑为经典型霍奇金淋巴瘤，建议加做（LAC、CD15）。免疫组化（大细胞）：CK（－），CD20（－），PAX5（＋），MUM1（＋），CD30（＋），CD3（－），CD21（－），Ki67（＋）。

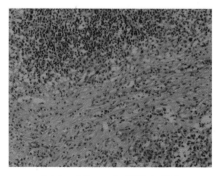

病例37图1　病理图文报告

北京友谊医院周小鸽教授会诊（2015 年 4 月 27 日）：胸腺穿刺：霍奇金淋巴瘤（结节硬化型）。

PET–CT（2015 年 9 月 2 日）：前上纵隔软组织结节，短径约 1.0cm，形态欠规则，境界不清，FDG 代谢增高（SUVmax = 2.9），考虑局部肿瘤仍有活性，右颈部肿大淋巴结消失（病例 37 图 2）。

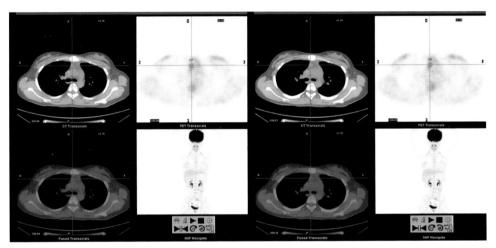

病例37图2　ABVD化疗4个周期后PET–CT

PET–CT（2016 年 1 月 6 日）：前上纵隔血管前间隙脂肪密度仍模糊，其内见软组织结节，约 1.4cm×1.2cm，形态欠规则，边界模糊，FDG 代谢水平较前增高（SUVmax = 4.9）。提示：前上纵隔病灶较前增大，FDG 代谢较前增高（病例 37 图 3）。

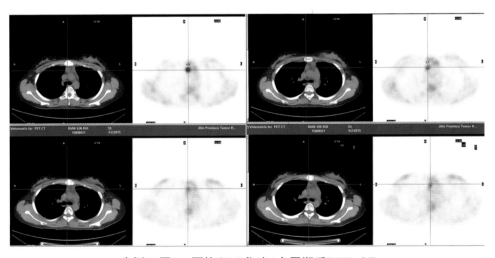

病例37图3　更换GDP化疗4个周期后PET–CT

入院诊断：①霍奇金淋巴瘤化疗后（结节硬化型）；②侵及胸腺；③侵及右颈部淋巴结。

诊断分期：ⅡE期A组（Ann-Arbor分期）。

二、查房记录

（一）第一次查房

住院医师：患者9个月前因发现右侧锁骨上肿物3周就诊于我院头颈外三科，行颈胸部增强CT示胸腺占位，不除外恶性；右侧颈部淋巴结肿大。行CT引导下胸腺肿物穿刺活检术，病理经中国医学科学院肿瘤医院会诊：纵隔在纤维组织中可见淋巴细胞、嗜酸性粒细胞及少量核仁突出的大细胞浸润，考虑为经典型霍奇金淋巴瘤。免疫组化（大细胞）：CK（−），CD20（−），PAX5（＋），MUM1（＋），CD30（＋），CD3（−），CD21（−），Ki67（＋）。经北京友谊医院周小鸽教授会诊：胸腺穿刺：霍奇金淋巴瘤（结节硬化型）。4个月1周前转入我院血液淋巴内科，明确临床诊断为霍奇金淋巴瘤（结节硬化型，ⅡE期A组），侵及胸腺、侵及右颈部淋巴结。给予"ABVD"方案化疗4个周期后复查PET-CT示前上纵隔软组织结节，短径约1.0cm，形态欠规则，境界不清，FDG代谢增高（SUVmax＝2.9），考虑局部肿瘤仍有活性，右颈部肿大淋巴结消失。更换"GDP"方案化疗4个周期。1周前患者出现咳嗽、胸痛。入院后行PET-CT检查（2016年1月6日）示：前上纵隔血管前间隙脂肪密度仍模糊，其内见软组织结节，约1.4cm×1.2cm，形态欠规则，边界模糊，FDG代谢水平较前增高（SUVmax＝4.9）。前上纵隔病灶仍有活性，为行局部放疗转入我科。查体未见阳性体征。血常规：白细胞计数$3.7×10^9$/L，红细胞计数$3.77×10^{12}$/L，血红蛋白112.4g/L，血小板计数$223×10^9$/L。血$β_2-$微球蛋白3.03mg/L；凝血常规、肝功能、肾功能、离子、血糖未见异常。

主治医师：该患者诊断为结节硬化型霍奇金淋巴瘤，属于经典型霍奇金淋巴瘤，根据Ann Arbor分期，该患横膈一侧右颈淋巴结及结外器官（胸腺）受侵，分期为ⅡE期，病程中不伴有发热、盗汗、体重减轻等B组症状；故分为A组。NCCN建议根据有无不良因素将HL患者分为3组：早期良性（Ⅰ～Ⅱ期不伴不良因素）；早期不良［Ⅰ～Ⅱ期伴任何不良因素，如大型纵隔淋巴结肿大，＞2～3个淋巴结病变部位；B组症状；结外累及；或血沉率显著升高（ESE）≥50］；以及晚期病变（Ⅲ～Ⅳ期）。该患者无不良因素，但伴胸腺（结外器官）累及，属于早期不良组。

主任医师：从患者ABVD化疗4个周期后复查PET-CT及目前回报PET-CT检查结果看，现病情进展，目前多项研究证实了PET以及PET-CT作为HL患者疗效评估的作用。2009年出台的Deauville标准已在国际多中心临床试验中得到验证，用于HL患者的中期疗效评估标准。经一线ABVD化疗4个周期后，PET-CT示胸腺受侵病灶SUV

值增高，Deauville 评分 5 分，属于"难治性病变"，予二线方案 GDP 化疗 4 个周期后 PET-CT 再分期 Deauville 评分仍为 5 分，病情进展，为提高局部控制率，应在全身化疗基础上给予局部放疗。

（二）第二次查房

住院医师：患者症状、体征同前，偶有咳嗽，无咳痰，胸骨后偶有隐痛，无须服用止痛剂，不影响日常生活及休息。向患者及家属交代病情及放疗可能并发症，取得理解合作，并签署知情同意书。

主治医师：今日行 CT 模拟定位，增强扫描，勾画靶区。放疗方式采用受累野放疗（IFRT），照射野应包括化疗前的受侵部位及淋巴结区，该患初始治疗时有右侧颈部淋巴结受侵，故 CTV 应包含右侧全颈淋巴结引流区。

主任医师：患者经 4 个周期 ABVD 方案及 4 个周期 GDP 方案化疗后行 PET-CT 检查，根据 Deauville 评分标准为 5 分，化疗疗效欠佳，为提高局部控制率，应在全身化疗基础上行局部放疗。患者化疗前未行 PET-CT 检查，无法明确化疗前病灶侵犯范围，故不宜行累及部位或累及淋巴结照射，给予累及野放疗。靶区包括：GTV：胸腺残存病灶，CTV：化疗前胸腺病灶侵及范围、右侧全颈淋巴结引流区。患者既往已行多个周期化疗，放疗期间注意定期检测血常规，预防骨髓抑制，及时对症处理。

三、治疗经过

2016 年 1 月 11 日开始行根治性放疗：6MV-X 线，放疗方式：VMAT。放疗剂量：右颈部淋巴引流区、前上纵隔淋巴结引流区 30Gy/15f，胸腺残存病灶 40Gy/20f。危及器官受量为：左肺 V20 为 8.29%，平均受量为 54.47Gy；右肺 V20 为 10.18%，平均受量为 60.65Gy；双肺平均受量为 57.93Gy；心脏 V30 为 5.98%，V40 为 0.11%；右腮腺 D50% 为 13.29Gy（病例 37 图 4，病例 37 图 5）。放疗期间出现 I 度右颈部皮肤反应、I 度咽黏膜炎、II 度中性粒细胞减低，予对症治疗后均好转，未中断/延误治疗。2016 年 2 月 5 日患者放疗结束，胸痛明显好转，CT 待放疗结束 1 个月后复查。

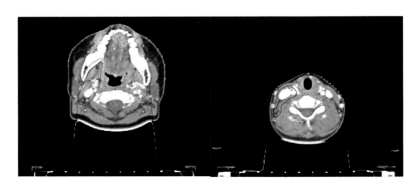

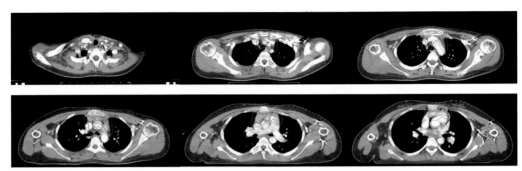

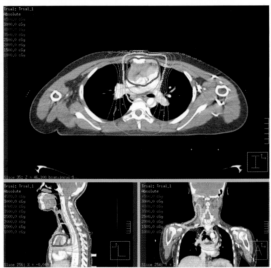

病例37图4　放疗计划

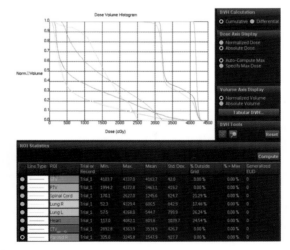

病例37图5　剂量曲线分布图

四、诊疗结局及随访

放疗后 1 个月复查胸部增强 CT（2016 年 3 月 8 日）示：前纵隔肿物，符合淋巴瘤表现，范围较前无著变，边缘肺组织少许炎变（病例 37 图 6）。放疗后 4 个月胸部增强 CT（2016 年 6 月 7 日）：前纵隔肿物，符合淋巴瘤表现，范围较前相仿，边缘肺组织炎变消退（病例 37 图 7）。随访至 2017 年 2 月（放疗后 1 年），患者病情稳定。

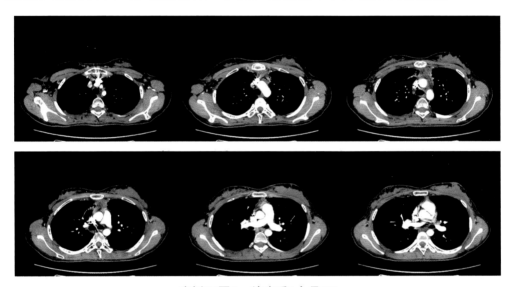

病例37图6　放疗后1个月CT

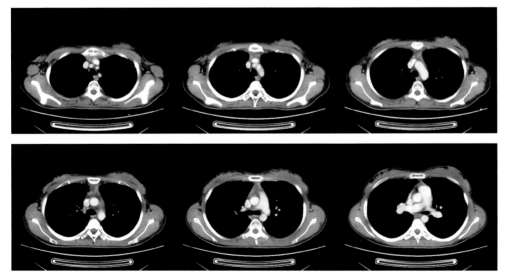

病例37图7　放疗后4个月CT

五、主要治疗经验

1. 患者入院后完善各项检查，应完成的实验室检查包括血常规、肝肾功能、乳酸脱氢酶（LDH）、β_2-微球蛋白、血沉、乙肝和丙肝病毒检测，以及骨髓穿刺细胞学和（或）活检等。对于存在中枢神经系统受侵危险的患者应进行腰椎穿刺，予以脑脊液生化、常规和细胞学等检查。对 NK/T 细胞淋巴瘤患者，应进行外周血 EB 病毒 DNA 滴度检测。

2. 常用的影像学检查方法为 CT、MRI、PET-CT、超声和内镜等。MRI 对于中枢神经系统、骨髓和肌肉部位的病变应首选 MRI；PET-CT 推荐用于有条件者的肿瘤分期与再分期、疗效监测、肿瘤残存及复发时的检查；PET-CT 对于疗效和预后预测优于其他方法。超声一般不用于淋巴瘤的分期，对于浅表淋巴结和浅表器官（如睾丸、乳腺）病变的诊断和治疗后随诊具有优势，可以考虑使用。

3. HL 预后因素

（1）初治早期 HL 的不良预后因素：不同的研究组关于早期 HL 的不良预后因素略有不同，早期霍奇金淋巴瘤的预后不良因素具体如下。

1）NCCN：血沉＞50mm/h 或伴 B 组症状；肿块最大径/胸腔最大径＞0.33 或直径＞10cm；受累淋巴结区＞3 个。

2）GHSG：血沉＞50mm/h 无 B 组症状；血沉＞30mm/h 伴 B 症状；肿块最大径/胸腔最大径＞0.33；受累淋巴结区＞2 个；有结外病变。

3）EORTC：年龄≥50 岁；血沉＞50mm/h 无 B 症状；血沉＞30mm/h 伴 B 组症状；肿块最大径/胸腔 $T_{5/6}$ 水平横径＞0.35；受累淋巴结区＞3 个。

4）NCIC：年龄≥40 岁；混合细胞型或淋巴细胞消减型；血沉＞50mm/h 或伴 B 组症状；肿块最大径/胸腔最大径＞0.33 或直径＞10cm；受累淋巴结区＞3 个。

注：NCCN：美国国立综合癌症网络；GHSG：德国 HL 研究组；EORTC：欧洲癌症研究与治疗组织；NCIC：加拿大国家癌症研究所。

（2）晚期 HL 国际预后评分（International Prognostic Score，IPS）的不良预后因素：①清蛋白＜40g/L；②血红蛋白＜105g/L；③男性；④年龄≥45 岁；⑤Ⅳ期病变；⑥白细胞≥15×10^9/L；⑦淋巴细胞占白细胞比例＜8% 和（或）计数＜0.6×10^9/L。

4. PET 5 分评分标准（Deauville 标准）

（1）1 分：病灶代谢的摄取值不超过背景显像。

（2）2 分：病灶代谢的摄取值≤纵隔血池影。

（3）3 分：纵隔血池影＜病灶代谢的摄取值＜肝血池影。

（4）4 分：任何病灶部位的摄取值相对肝血池有适度浓聚。

（5）5分：任何病灶部位的摄取值相对肝血池有显著浓聚。

（6）X：新的摄取区域不太可能与淋巴瘤相关。

5. 结外病变的放疗靶区需个体化，但应适用淋巴结病变类似的 GTV/CTV/PTV 确定原则。胸壁浸润：根治剂量应尽量包括初始胸壁浸润；肺部受累：纵隔或肺门病变浸润到肺部的区域可使用较低剂量（15Gy）治疗，除非相对体积较小，在这种情况下可使用更高剂量治疗。必须对部分肺耐受加以细致考虑。肺结节病变在化疗后通常不进行治疗，除非存在残留病灶；胸膜或心包积液不包括在 GTV 内，在考虑心脏耐受情况下可包括结节性心包受累；骨病变区域可使用超出影像学所确定 GTV 的 CTV 治疗，如存在椎体病变，通常进行整个椎体的治疗。

六、相关知识点

1. PET 检查对淋巴瘤疗效评价和预后预测的价值　PET 检查及 PET-CT 检查，已成为 HL 患者初始分期及治疗结束时疗效评估的重要手段，具有很高的灵敏性和特异性，在早期和晚期霍奇金淋巴瘤中，其阴性预测值为 95% ~ 100%，阳性预测值超过 90%。患者在治疗后 PET 阳性被证明是一个重要的不良危险因素。Sher 等研究结果示在化疗结束后 PET 阴性患者的精算 2 年无失败生存率（FFS）为 95%，PET 阳性患者组为 69%。在 HD15 试验中，BEACOPP 化疗后 PET 呈阳性的患者发生后续治疗失败的风险增加。PET 阴性和 PET 阳性患者的 48 个月无进展生存率（PFS）分别为 92.6% 和 82.6%（$P = 0.022$）。故 NCCN 指南推荐把 PET 检查用于初始分期和治疗末对残留肿物的评估。对于 I ~ II 期病变患者，NCCN 专家组的共识为对于接受综合治疗的患者在接受 ABVD 化疗 2 ~ 4 个周期后行 PET 检查并根据 Deauville（5-PS）标准进行中期疗效评估，而对于单纯化疗的患者则在 ABVD 化疗 2 个周期后行 PET 检查并根据 Deauville（5-PS）标准进行中期疗效评估。对于接受 Stanford V 方案患者，通常在化疗结束后（8 周）及开始放疗前进行中期疗效评估。我国的 2015 年版《恶性淋巴瘤诊疗规范》推荐初治 HL 患者 2 ~ 3 个周期化疗后采用 PET-CT 进行疗效评价，有助于预判治疗的有效性和患者的无进展生存率，可作为选择较少治疗周期或较低治疗强度的依据。

2. 早期 HL 单纯化疗 VS 化疗＋放疗　2012 年伊始发表于《新英格兰医学杂志》（N Engl J Med）的 NCIC（加拿大国家癌症研究所）HD6 研究的长期结果，在血液肿瘤学家和放射肿瘤学家中引起了广泛的争议：非大肿块、预后好的早期霍奇金淋巴瘤（HL）是否可以接受单纯化疗？还是应以短疗程化疗＋低剂量受累野作为标准治疗手段？该研究将 405 例之前未接受过治疗的 I A 或 II A 期非大肿块 HL 患者，随机分为 4 ~ 6 个周期单纯 ABVD 化疗组、35Gy 次全淋巴结照射（STNI）＋ 2 个周期 ABVD 组（高危者）和 STNI 组（低危者）。亚组分析提示，对于低危患者，放疗组与化疗组的 OS 率均为 98%，FFP（89% 对 87%）和 EFS（89% 对 86%）相似。在 HD6 研究中，放疗方式采用的是旧的 STNI 技术，而目前的 ABVD 化疗＋受累野照射（IFRT）已成为早期 HL 的常规治疗模式。IFRT 明显缩小了照射范围，明显减少了远期不良反应。虽然 HD6 研究已经报告了单纯 ABVD 化疗组非常有前途的结果，但尚不能得出"早期 HL 可以完全不需要放疗"的结论。HD-6 研究主要参与者、加拿大多伦多癌症中心放疗科主任 Gospodarwicz 指出："该研究不是比较单纯化疗和短疗程＋低剂量受累野照射的疗效，我中心仍用短疗程化疗＋低剂量受累野照射作为早期预后好的 HL 的标准治疗"。目前 NCCN 指南仍然推荐ⅠA、ⅡA 期预后良好的 HL 患者 ABVD 化疗后进行 PET-CT 疗效评估，进一步给予 IFRT 放疗，或按照"难治性病变"继续治疗（病例 37 图 8）。

此外，德国淋巴瘤研究组的 HD10 研究，进一步降低了化疗强度和放疗剂量的方案 —2 个疗程 ABVD 化疗联合 20Gy 的 IFRT 放疗治疗早期预后良好的 HL 患者，8 年生存率达到 95%，提示该方案合理有效，并且避免了远期不良反应。大规模Ⅲ期临床研究 E2496 和最近发表的 HD11 研究结果提示，6 ~ 8 个疗程 ABVD 方案联合 30 ~ 36Gy 剂量 IFRT 是目前具有预后不良因素的早期 HL 的常规治疗策略。

3. 难治性病变的治疗　NCCN 指南建议，对ⅠA、ⅡA 期预后良好的 HL 患者 ABVD 化疗后进行 PET-CT 疗效评估，如 Deauville 评分为 5 分、活检呈阳性，则列为"难治性病变"。对此类患者，治疗方案存在争议，尚未有数据支持某种治疗明显优于其他治疗方式。由英国国家淋巴瘤研究组和德国 / 欧洲血和骨髓移植研究组实施的两项随机Ⅲ期临床试验中，对比了 HDT/ASCR（大剂量治疗联合自体干细胞移植）与传统化疗对复发性或难治性 HL 患者的疗效。两项研究均表明，同单纯采用传统化疗相比，采用 HDT/ASCR 治疗复发性或难治性 HL 患者的 EFS、PFS 以及 FFTF 方面显著提高，但并未改善 OS。GHSG 的 Josting 及其同事报告称，二线放疗对某些亚组的复发性或难治性病变患者可能有效，5 年 FFTF 和 OS 率分别为 28% 和 51%，病变进展或复发时有无 B 症状和病变分期为确定 OS 率的重要预后因素。Moskowitz 及其同事已证实二线放疗联合化疗对复发性和难治性病变患者的有效性和可行性。中位随访 43 个月，ICE（异环磷酰胺、卡铂和依托泊苷）联合 IFRT 的缓解率为 88%，行 HDT/ASCR 治疗患者的 EFS 率为 68%。二线放疗对具有良好体能状况的伴局限期新近复发和无 B 组症状患者可能有效。对于经单纯化疗后在初始受累部位复发的初始预后良好的Ⅰ~Ⅱ期病变患者，这可能是一种非常有效的治疗。NCCN 指南建议可在 HDT/ASCR 治疗之前行传统剂量二线全身治疗，治疗后使用 PET 进行疗效评估。Deauville 评分 1 ~ 3 分的患者应给予 HDT/ASCR，如果存在 HDT/ASCR 禁忌则进行观察 ± ISRT。对于 Deauville 评分 4 分或 5 分的患者，建议给予附加二线治疗（ISRT 或二线化疗 ± ISRT）。或者，Deauville 评分 4 分的患者可以进行 HDT/ASCR ± ISRT 治疗。在伴复发或难治性病变的患者中，与耐药患者相比，HDT/ASCR 前的二线治疗完全缓解的患者在 HDT/ASCR 后结局更好（病例 37 图 9 ）。

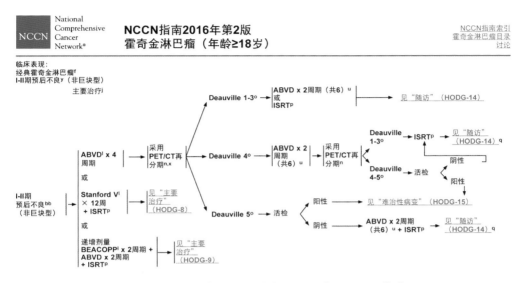

病例37图8　经典HLⅠ～Ⅱ期预后不良组NCCN指南

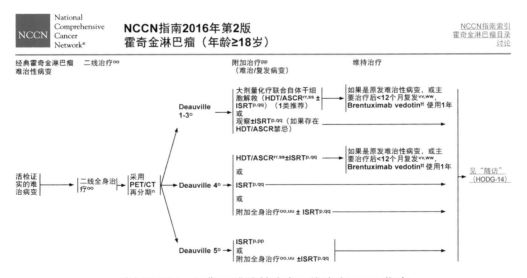

病例37图9　经典HL难治性病变二线治疗NCCN指南

病例38　精原细胞瘤术后放疗

一、病历摘要

患者男性，51岁，汉族，吉林省敦化市人，因"发现右睾丸肿物1年5个月，精原细胞瘤术后1个月"于2015年8月6日由门诊入院。

现病史：患者1年5个月前无意中触及右侧睾丸内一肿物，大小约1.5cm×1cm，无疼痛，边界清楚，未重视，未进一步诊治。后发现右侧睾丸内肿物逐渐增大至直径约5cm。该患于2015年6月下旬就诊于我院，行相关检查（具体不详）后诊断考虑为右侧睾丸精原细胞瘤。于2015年7月3日在全麻下行经腹股沟切口高位右侧睾丸切除术。术后病理示（右侧阴囊）睾丸精原细胞瘤，肿瘤局部浸出白膜，肿瘤体积约4.5cm×3.3cm×3cm，脉管及神经未见明确肿瘤浸润，附睾及精索未见肿瘤浸润，精索及输精管切缘未见肿瘤浸润（病理号：外院）。术后患者恢复良好，为进一步诊治入院。患者自发病以来，精神食欲良好，大小便正常。近期体重无明显变化。患者既往有右侧隐睾病史，后睾丸逐渐下降至阴囊，无高血压、冠心病、糖尿病病史，无高血脂病史，否认肝炎、结核、伤寒等传染病史，否认外伤史，无药物过敏史。母亲罹患胃癌，已故。

入院查体：T：36.2℃，P：82次/分，R：18次/分，BP：130/86mmHg，H：172cm，W：90kg，BS：2.03m^2，KPS：90分，NRS：0分。中年男性，发育正常，营养中等，正常面容，正力型，神志清醒，精神好。自主体位，查体合作。全身皮肤正常，无黄染，无瘀斑，全身浅表淋巴结未触及肿大。头颅正常，无畸形，毛发分布均匀，双侧眼睑无水肿，巩膜无黄染，眼结膜无苍白，双侧瞳孔等大等圆，对光反射灵敏。双耳郭未见异常，外耳道未见异常分泌物，鼻外形未见异常，通气良好，无异常分泌物，鼻窦无压痛，口唇红润，牙龈无出血，伸舌居中，咽部无充血水肿，双侧扁桃体无肿大。颈软，无抵抗，气管居中，颈静脉怒张，未见颈动脉异常搏动。胸廓两侧对称无畸形，呼吸运动双侧对称，无胸膜摩擦感，双侧语颤正常，两肺叩诊清音，双侧呼吸音清，异常呼吸音，未闻及干湿啰音。心前区无隆起，心尖冲动有力，心界不大，心率82次/分，律齐，心音有力，未闻及病理性杂音。腹平坦，未见胃肠型，未见蠕动波，腹壁静脉无怒张。全腹无压痛及反跳痛，未扪及明显包块。Murphy氏征阴性，肝肋下未及，脾未触及。移动性浊音阴性。肝及双肾区叩痛。肠鸣音5次/分，未闻及气过水声。肛门指诊未查。外生殖器查体详见专科情况。脊柱、四肢无畸形，活动自如。腹壁反射、角膜反射存在，Babinski 征阴性。专科情况：右侧腹股沟区可见一长约 6cm 术痕，愈合良好；右侧睾丸阙如，左侧阴囊内可触及睾丸，大小及形态正常，未触及异常包块。

实验室与辅助检查：2015 年 7 月 3 日术后病理：（右侧阴囊）睾丸精原细胞瘤，肿瘤局部浸出白膜，肿瘤体积约 4.5cm×3.3cm×3cm，脉管及神经未见明确肿瘤浸润，附睾及精索未见肿瘤浸润，精索及输精管切缘未见肿瘤浸润。

入院诊断：右侧睾丸精原细胞瘤术后（$pT_1N_xM_x$）。

二、查房记录

（一）第一次查房

住院医师：患者中年男性，既往有右侧睾丸隐睾史，1 年 5 个月前发现右侧阴囊内一肿物，并逐渐增大。后就诊于外院诊断考虑为右侧睾丸精原细胞瘤，于 1 个月前行"经腹股沟切口高位右侧睾丸切除术"。该患者为行术后放疗就诊于我科。查体右侧腹股沟区可见一长约 6cm 术痕，愈合良好；右侧睾丸阙如，左侧阴囊内可触及睾丸，大小及形态正常，未触及异常包块。化验检查：AFP、β-HCG、LDH 均正常范围。

主治医师：隐睾症的患者发生生殖细胞肿瘤的风险较高，约 10% 的睾丸肿瘤患者有隐睾史。以发现右侧睾丸无痛性肿块起病，于外院行睾丸彩超考虑精原细胞瘤，遂行"经腹股沟切口高位右侧睾丸切除术"。术后病理证实为睾丸精原细胞瘤。不同分期的精原细胞瘤术后靶区范围及放疗剂量不同，患者未提供术前影像学资料，如腹盆腔 CT 等。本次入院需完善相关检查，明确肿瘤分期，建议行全腹 CT 及盆腔 CT 检查。

主任医师：该患者睾丸精原细胞瘤的临床诊断明确。术后病理：肿瘤体积约 4.5cm×3.3cm×3cm，肿瘤局部浸出白膜，无脉管及神经浸润，未侵及附睾及精索。T 分期为 T_1，但目前无评估区域淋巴结的影像资料，无法明确 N 分期，仍需进一步完善全腹 CT、盆腔 CT 等检查。进一步完善相关检查后，如无放疗禁忌证，建议术后放疗降低局部复发概率。

（二）第二次查房

住院医师：患者彩超：双锁骨上、双颈部未探及明显肿大淋巴结。全腹及盆腔 CT 检查：肝脏、脾脏、胰腺、胆囊及双侧肾脏未见确切异常；膀胱壁较光整，腔内未见确切异常密度改变，前列腺大小及形态未见确切异常；直肠壁光整，周围脂肪间隙清晰；腹膜后腹主动脉旁见肿大淋巴结，大小约为 1.6cm×1.3cm。临床诊断明确为右侧睾丸精原细胞瘤（$T_1N_1M_0$，ⅡA 期）（病例 38 图 1）。

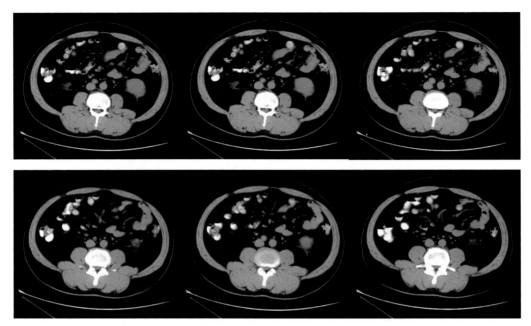

病例38图1　放疗前CT

主治医师：患者腹部 CT 可见腹膜后腹主动脉旁见一枚肿大淋巴结影，大小约 1.6cm×1.3cm，考虑为腹膜后淋巴结转移。根据 AJCC/UICC 2010 年第七版，肿瘤临床分期为 $T_1N_1M_0$，ⅡA 期。放疗范围包括腹主动脉旁及右侧髂外淋巴引流区。推荐放疗剂量：35 ~ 40Gy。

主任医师：该患睾丸精原细胞瘤（$T_1N_1M_0$，ⅡA 期）的临床诊断明确。对于ⅡA 期的睾丸精原细胞瘤，治疗原则为经腹股沟切口高位睾丸切除术联合术后放疗，可不行术后化疗。靶区射野为腹主动脉旁及同侧髂外淋巴引流区，即在常规放疗时代的"狗腿野"。为提高靶区的精准性，推荐患者行静态调强放疗，一阶段放疗 1.8Gy/ 次，计划 15 次，后缩野至腹膜后转移淋巴行二阶段放疗，2.0Gy/ 次，计划 4 次。放疗过程中每周行 IGRT 验证。

三、治疗经过

患者在定位前口服 20% 泛影葡胺 10ml ＋ 800 ~ 1000ml 水，仰卧于体部平架上，双手上举抱肘置于额前，热塑膜固定腹盆部，行增强 CT 扫描，扫描范围包括全腹和盆腔、双侧腹股沟及睾丸，层厚 0.5cm。GTVnd：腹膜后转移淋巴结；CTV：包括主动脉 - 下腔静脉间隙、主动脉前区、主动脉旁淋巴结及右侧髂外和髂总淋巴结。PTV：CTV ＋ 0.5cm（前后左右）、CTV ＋ 1.0cm（头脚）。2015 年 8 月 7 日开始行睾丸精原细胞瘤术后放疗。放疗方式采用静态调强放疗，一阶段放疗范围为腹主动脉旁＋右侧髂外淋巴引流区，放疗剂量：27Gy/（15次·3周），1.8Gy/次。危及器官受量为：左肾平均剂量：912.1cGy，右肾平均剂量：813.5cGy，小肠平均剂量1577.2cGy，小肠最大剂量2961cGy，右侧肱骨头平均剂量：1799.1cGy，肝脏平均剂量：191.6cGy（病例38图2至病例38图4）。2015年8月26日复查全腹CT示原腹膜后转移淋巴结消失。2015年8月29日缩野至原腹膜后转移淋巴结区行二阶段放疗，2.0Gy/次，计划4次（病例38图5至病例38图7）。2015年9月1日患者放疗结束。放疗期间诉出现Ⅱ度腹泻，2015年8月21日、2015年8月24日分别出现Ⅱ度白细胞减低、Ⅰ度血小板减低，对症治疗后均示好转。一阶段放疗结束后复查腹部CT示腹膜后转移淋巴结病灶消失，疗效评价：CR。

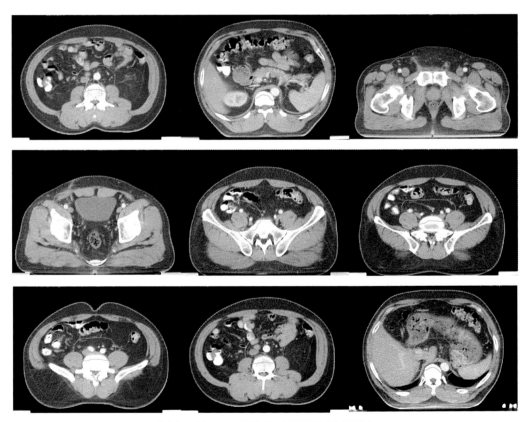

病例38图2 一阶段放疗靶区（横断面）

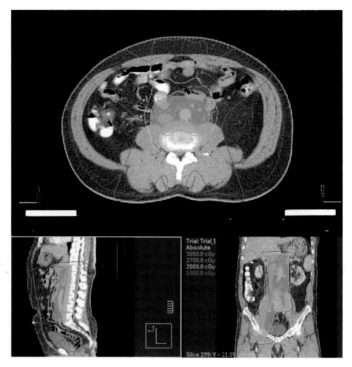

病例38图3　一阶段放疗计划

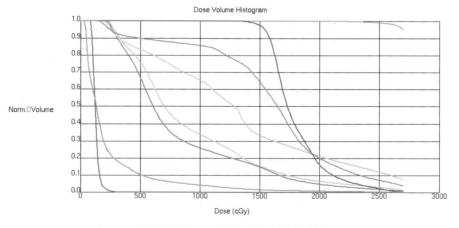

病例38图4　一阶段剂量曲线分布图

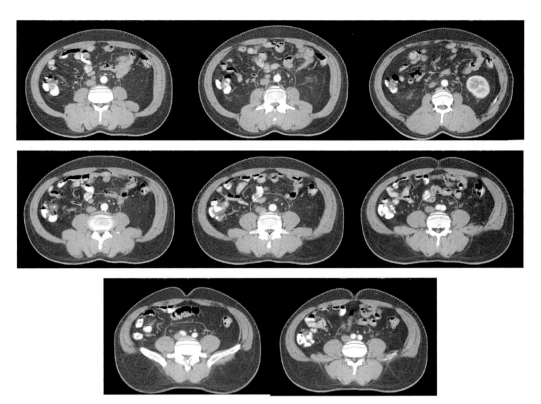

病例38图5 二阶段放疗靶区（横断面）

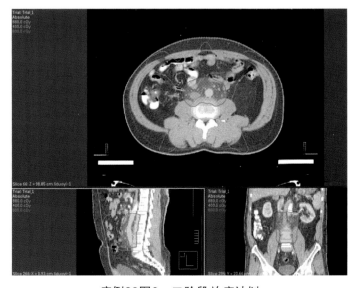

病例38图6 二阶段放疗计划

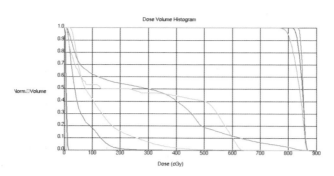

病例38图7　二阶段剂量曲线分布图

四、诊疗结局及随访

患者放疗结束后腹泻症状缓解，无腹痛、腹胀，无恶心、呕吐。2016 年 3 月 28 日复查胸部、全腹部、盆腔 CT 示：①左下肺炎性条索；②全腹及盆腔 CT 检查未见异常，腹腔内、腹膜后及盆腔内未见肿大淋巴结（病例 38 图 8）。

随访：2016 年 10 月 26 日复查胸部、全腹部及盆腔 CT 示：①左肺下叶炎性索条；②左侧胸膜略增厚；③轻度脂肪肝；④全腹及盆腔 CT 扫描未见占位性病变（病例 38 图 9）。

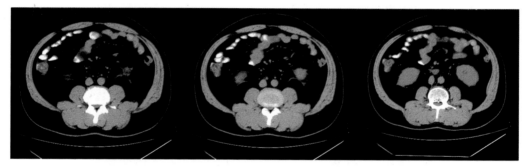

病例38图8　放疗结束后CT

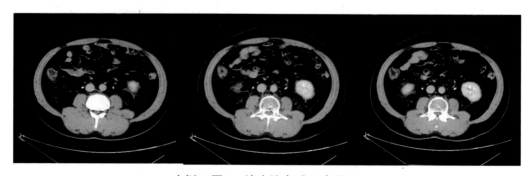

病例38图9　放疗结束后13个月CT

五、主要治疗经验

1. 精原细胞瘤术后放疗前因完善各项检查，包括腹盆腔 CT、肺 CT、睾丸及颈部淋巴结彩超、实验室检验（AFP、β–HCG、LDH），明确肿瘤分期。

2. 精原细胞瘤常规放疗的布野方式主要为"狗腿野"，肠道受照射的体积较大，放疗过程中Ⅲ度及以上的胃肠道反应发生率较高。调强放射治疗不仅能够使靶区接受较高剂量的照射，提高肿瘤控制率，而且能够降低周围正常组织的受量，减少正常组织的损伤，减轻放疗反应。推荐有条件的单位采用调强放疗技术替代传统的常规照射。

3. 治疗过程中密切监测患者放疗不良反应，及时对症处理。全部治疗结束后，需定期随诊。

六、相关知识点

1. Ⅰ～ⅡA/B 期睾丸精原细胞瘤的治疗　确诊睾丸肿瘤后应首先行经腹股沟的睾丸、精索切除术。Ⅰ期精原细胞瘤术后若不进行任何干预，复发率约为 32%。但通过术后干预，Ⅰ期精原细胞瘤的治愈率可超过 99%。2010 年 ESMO 推荐Ⅰ期术后标准的处理是密切随访；对于无法随访者可行辅助治疗，包括卡铂单药辅助化疗 1 个周期或腹主动脉旁放疗。欧洲生殖细胞肿瘤共识组（EGCCCG）二次会议报告提出放疗是ⅡA、ⅡB 期睾丸精原细胞瘤术后标准治疗。其中ⅡA 期放疗靶区为腹主动脉旁＋同侧髂淋巴引流区。ⅡB 期侧界应根据淋巴结情况外放，并留出 1.0～1.5cm 的安全边界。目前尚无证据表明既往睾丸下降不良、阴囊或腹股沟侵犯、pT$_{3～4}$ 患者需要照射对侧髂部、腹股沟、阴囊区域。对于不愿接受放疗的ⅡB 期精原细胞瘤，可以选择 3 个周期 BEP 或 4 个周期 EP 方案化疗，尤其是腹膜后肿瘤负荷较大的患者。2010 年 ESMO 推荐ⅡA 期以及部分ⅡB 期（肿瘤负荷小，淋巴结 2.0～2.5cm）术后处理为腹主动脉旁＋同侧髂淋巴结放疗。其次是 BEP 方案化疗 3 个周期或 PE 方案化疗 4 个周期。ⅡB 期（淋巴结 2.5～5.0cm）术后处理是 BEP 方案化疗 3 个周期或 PE 方案化疗 4 个周期，其次为放疗。

2. Ⅰ～ⅡA/B 期睾丸精原细胞瘤的术后放疗　经典的睾丸精原细胞瘤术后照射野包括腹主动脉旁＋同侧髂淋巴结区，即所谓的"狗腿野"放疗，上界为胸$_{11}$椎体上缘，下界为同侧闭孔下缘，两侧在体中线旁开 4～5cm，至腰$_5$水平延伸至患侧。有研究发现Ⅰ期精原细胞瘤术后随访期间复发的患者中，84%～94% 复发部位在腹主动脉旁，10% 的患者同时有盆腔淋巴结复发，单纯盆腔复发罕见。因此，对于Ⅰ期的患者，如果随访依从性较好且没有盆腔手术史，可以单纯行腹主动脉旁照射，以减少急性反应及对精子的影响，但在以后的随访中要定期复查盆部。如果随访依从性较差，或者既往有盆腔手术史，建议采用"狗腿野"放疗。尽管诸多大型研究均将第 11 胸椎上缘作为放疗野上界，但近年来的研究显示可以将放疗上界从 T_{11} 椎体上缘降至 T_{12} 椎体上缘。Paly 等研究显示 99% 的腹膜后转移淋巴结均发生在胸 $_{12}$/腰 $_1$ 水平以下，未发现左侧睾丸精原细胞瘤有高于腰 $_1$ 椎体以上的转移淋巴结，也未发现右侧睾丸精原细胞瘤有高于腰 $_2$ 椎体水平的转移淋巴结。Bruns 等将靶区的上界从第 11 胸椎上缘降至第 12 胸椎上缘，随访 7 年后未发现有缩减范围内的复发增加，但降低了肾脏、胃、肠等部位的照射剂量以及发生第二恶性肿瘤的风险。因此以第 12 胸椎上缘作为放疗野上界应该能充分包括复发高危区。仅照射腹主动脉旁区域的患者，下界可置于第 5 腰椎下缘。同时照射腹主动脉旁＋同侧髂淋巴结区的患者，下界可从闭孔提高至髋臼上缘水平。首选的放疗剂量及分割方式是 20Gy/10 次，2 周，对血液系统的影响较小。Ⅱ A/B 期睾丸精原细胞瘤的放疗范围包括腹主动脉旁＋同侧髂淋巴引流区。上界：T_{12} 椎体上缘。经典"狗腿野"的下界一般在同侧闭孔下缘。德国的系列研究显示将"狗腿野"下界提高至髋臼上缘水平并未影响患者治疗结果，无一例出现盆腔或腹股沟复发。因此，近年来多篇文献推荐Ⅱ A 或Ⅱ B 期精原细胞瘤术后放疗下界置于髋臼上缘，以减少照射体积、毒副反应以及第二肿瘤的发生。推荐放疗剂量：腹主动脉旁＋同侧髂淋巴区照射剂量为 20Gy/10 次，2 周，结束后对病灶缩野加量（Ⅱ A 期 10Gy/5 次，1 周；Ⅱ B 期 16Gy/8 次，1.6 周）。

3. 睾丸精原细胞瘤的精确放疗　常规照射野是根据患者的骨性标志确定的，未必适合每个患者，照射靶区可能偏大，也可能偏小，而以 CT 影像为基础的精确放疗技术（如 3D-CRT、IMRT）能够做到更加个体化。此外精确放疗在靶区覆盖率、剂量适形度及剂量均匀性方面均优于常规放疗，同时也降低了小肠低剂量照射体积和睾丸的散射剂量。邓翀等进行了睾丸精原细胞瘤术后 3D-CRT 与传统放疗照射的剂量学对比分析，结果显示 3D-CRT 计划的靶区适形度指数（CI）及不均匀性指数（HI）优于虚拟常规计划，且 3D-CRT 计划的照射体积更小（$P < 0.05$）。3D-CRT 计划的小肠平均剂量和 V15 以及睾丸的平均剂量均明显低于虚拟常规计划。Ⅰ期精原细胞瘤的腹主动脉旁靶区勾画推荐：CTV 为下腔静脉和腹主动脉分别外扩 1.2cm 和 1.9cm，以包括主动脉旁淋巴结，略去骨骼和肠道等。PTV 为 CTV 均匀外扩 0.5cm。Ⅱ期精原细胞瘤靶区勾画推荐：CTV1 的勾画方法与Ⅰ期患者基本相似，同时还应继续向下勾画同侧髂总、髂外、近端髂内血管，直至髋臼上缘。髂血管周围外扩 1.2cm，略去骨骼和肠道。PTV1 为 CTV1 均匀外扩 0.5cm，应将肿瘤病灶包括在内。肿块均匀外放 0.8cm，不包括骨骼和肠道，形成 CTV2。CTV2 外放 0.5cm 形成 PTV2。

病例39 皮肤癌术后放疗

一、病历摘要

患者男性，47岁，汉族，吉林省双辽市茂林镇人，因"发现右鼻翼肿物6年，右鼻翼基底细胞癌术后3个月"于2016年10月21日7时46分由门诊入院。

病史：患者6年前（2010年10月）无意中发现右侧鼻翼处一肿物，约2.0mm×2.0mm大小，色黑，略突出皮肤表面，无疼痛及破溃，未予重视，肿物缓慢生长。2年前右鼻翼肿物出现破溃并伴有渗出，未诊治。3个月前即2016年7月19日就诊于××医院，系统检查后于2016年7月22日于全麻下行右侧鼻翼处肿物切除术、带蒂轴型皮瓣转移修复术、鼻畸形矫正术。术后病理诊断：右侧鼻翼处基底细胞癌（结节型），下切缘及内侧缘见有癌，外侧切缘及上切缘未见癌，底部残端见有癌。术后患者恢复良好。现为进一步治疗入我院。高血压病史8年，血压最高140/105mmHg，现口服降压药治疗，具体药物不详，血压控制良好；糖尿病病史5年，现口服二甲双胍，血糖控制欠佳。2007年因右足外伤行手术治疗。

入院查体：T：36.5℃，P：72次/分，R：18次/分，BP：140/80mmHg，H：176cm，W：105kg，BS：2.20m^2，PS：1分。一般状态良好，体型肥胖，神清语明，自动体位，查体合作。全身皮肤黏膜无黄染，未见皮疹、瘀点、紫癜及瘀斑，未见肝掌及蜘蛛痣。全身浅表淋巴结未触及肿大。头颅大小形态发育正常，眼睑无水肿，巩膜无黄染，双侧瞳孔等大同圆，对光反射灵敏，鼻外形正常，无鼻翼翕动，未见异常分泌物，鼻窦无压痛。右侧鼻翼可见一类椭圆形瘢痕，愈合良好，无红肿，其周皮下未触及肿物。口腔黏膜无溃疡，咽部略充血，两侧扁桃体无肿大。颈部对称，未见颈静脉怒张及颈动脉异常波动，气管居中，甲状腺无肿大。胸廓对称无畸形，胸骨无压痛及叩击痛，纵隔不宽，两肺叩诊呈清音，听诊呼吸音清晰，未闻及干湿性啰音。心浊音界正常，心率72次/分，节律规整，各瓣膜听诊区未闻及病理性杂音。腹部平软，未见胃肠型及蠕动波，未见腹壁静脉曲张。腹软，全腹无压痛、反跳痛及肌紧张，肝脾肋下未触及，未触及包块，移动性浊音阴性，肠鸣音可闻及4次/分。肛门及外生殖器未见异常。脊柱呈生理性弯曲，活动不受限，四肢活动自如，双下肢无水肿，各椎体棘突无压痛及叩击痛。无杵状指/趾，膝腱及跟腱反射正常，Babinski征阴性，Kernig征阴性，Brudzinski征阴性。

实验室与辅助检查：术后病理（2016年7月26日，××医院，590810）：右侧鼻翼处基底细胞癌（结节型），下切缘及内侧缘见有癌，外侧切缘及上切缘未见癌，底部残端见有癌。

入院诊断：①右鼻翼基底细胞癌术后（$pT_xN_0M_0$结节型，AJCC癌症分期第七版）；②原发性高血压病（2级，极高危险组）；③2型糖尿病。

二、查房记录

（一）第一次查房

住院医师：患者中年男性，因"发现右鼻翼肿物6年，右鼻翼基底细胞癌术后3个月"入院。患者6年前发现右侧鼻翼处一肿物生长，大小约2.0mm×2.0mm，色黑，略突出皮肤表面，无疼痛及破溃，肿物缓慢生长。2年前右鼻翼肿物出现破溃并伴有渗出，未诊治。3个月前就诊于××医院，系统检查后于2016年7月22日全麻下行右侧鼻翼处肿物切除术、带蒂轴型皮瓣转移修复术、鼻畸形矫正术。术后病理诊断：右侧鼻翼处基底细胞癌（结节型），下切缘及内侧缘见有癌，外侧切缘及上切缘未见癌，底部残端见有癌。术后患者恢复良好，现为进一步治疗入我院。

主治医师：该患者因"发现右鼻翼肿物6年，右鼻翼基底细胞癌术后3个月"入院，目前患者术后恢复良好，无明显不适，初步诊断明确为：右鼻翼基底细胞癌术后（$pT_xN_0M_0$结节型），原发性高血压病（2级，极高危险组），2型糖尿病。依据该患术后病理，下切缘及内侧缘见有癌，底部残端见有癌，提示切缘阳性，应予以根治性放疗，以达到消灭肿瘤的目的。为进一步明确有无其他相关疾病及放疗禁忌证，建议行血常规、生化、淋巴细胞亚群分析、肺CT、肝胆胰脾肾、颈部淋巴结超声、心电图检查。

主任医师：该患者临床诊断已明确，病理提示部分切缘阳性，故应给予根治性放疗，以达到消灭肿瘤的目的。皮肤基底细胞癌男性多见，以颜面、眼眶周与颧颞部多见，直接浸润扩散为主，极少发生转移。对于鼻及眼睑周围等头面部病变、无法手术等原因者可选择根治性放疗。

（二）第二次查房

住院医师：辅助检查回报：肝功能：谷氨酰转肽酶114.7U/L，血糖9.41mmol/L，血脂：总胆固醇7.64mmol/L，甘油三酯3.30mmol/L。心电图正常。彩超提示脂肪肝，肺CT平扫未见明显异常。

主治医师：患者肝脏转氨酶及血脂升高，考虑与患者肥胖、脂肪肝及脂类代谢异常等因素有关，嘱患者低脂饮食，加强运动，并给予降血脂、保肝、降酶对症治疗，嘱患者加强血糖控制。目前患者一般状态尚可，无放疗禁忌证，向患者及家属交代病情、治疗方案及治疗中注意事项，并签署《放疗知情同意书》，做放疗前准备工作。

主任医师：患者皮肤癌的临床诊断可明确。因皮肤癌位置表浅，采用混合电子线照射，靶区适当外扩，注意保护眼球、晶体。放疗期间应注意患者血常规、肝功能、血糖等变化。

三、治疗经过

患者仰卧于模拟机上，以术后瘢痕为靶区，周围外扩 1cm，避开眼球，制作铅挡，填写放疗计划单，以 6Mev-β 线及 9Mev-β 线混合射线为放射源，单次剂量：2.0Gy，拟完成总量：60.0Gy（9Mev-β 线及 6Mev-β 线各 15 次）。保护器官主要是晶体及视神经：晶体＜9.0Gy，视神经＜54.0Gy。经物理师制作及优化计划，上级医师审核后开始放疗。于治疗计划系统模拟出该患者的放疗计划，因该患者靶区部位皮肤起伏波动较大，无法形成较平坦、均匀的靶区平面，造成电子线剂量梯度变化不均匀，剂量分布较差（病例 39 图 1，病例 39 图 2）。

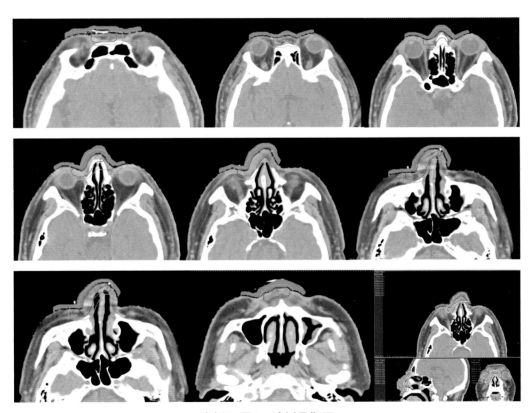

病例39图1　计划及靶区

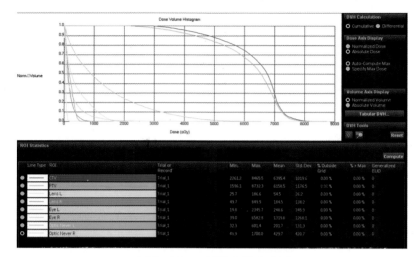

病例39图2　剂量曲线分布图

于 2016 年 10 月 25 日开始放疗，以总量 60.0Gy 评价：晶体最大受量为：左侧 164.7cGy，右侧 862.4cGy；视神经最大受量为：左侧 607.2cGy，右侧 1714.1cGy。于 2016 年 12 月 5 日放疗结束。放疗期间同时给予保肝、降酶、降血脂及皮肤防护等对症治疗，治疗全程射野区加 0.5cm 补偿物。治疗期间患者出现轻度眼干、眼涩，考虑为散射线所致，嘱患者自备氯霉素眼膏外用缓解症状，治疗过程顺利。

四、诊疗结局及随访

诊疗结局：2016 年 12 月 5 日放疗结束，患者鼻翼部射野区皮肤可见色素沉着，无破溃，视力正常。出院前给予相关检查，提示病情稳定。嘱患者 3 个月后返院复查。

随访：患者 3 个月后返院复查，行彩超检查示局部皮肤结构层次清晰，未见异常。嘱患者 3 个月后再次返院复查。

五、主要治疗经验

1. 放射源可依据肿瘤侵犯的深度，选取 6MV-X 线及或 6 ～ 12Mev β 线的混合射线，同时为提高皮肤表面剂量，照射时靶区应全层加 0.5 ～ 1.0cm 补偿物，以保证皮肤各层及皮下组织均匀受照射。

2. 因该患靶区距离患侧眼球较近，治疗靶区避开眼球，要求铅档制作精确、误差小，治疗开始时建议每周跟随患者摆位 1 ～ 2 次，避免因摆位误差等原因造成靶区位移，导致眼球受到照射。治疗期间嘱患者使用滴眼液及眼膏，以减轻放疗散射线带来的眼干、眼涩等不适。

六、相关知识点

1. 皮肤癌的生物学特点　皮肤癌以基底细胞癌（60%）及鳞状细胞癌（30%）为主，其次为恶性黑色素瘤，其他如隆突性皮肤纤维肉瘤、血管肉瘤等较少见，以澳大利亚和新西兰发病率高，与该地区紫外线、电离辐射强有关；其次白种人发病率高，与其皮肤内含黑色素细胞少、喜爱日光浴等原因相关，其他病因还包括经常接触砷、沥青、着色性干皮病和白化病易发生皮肤癌。

皮肤基底细胞癌男性多见，以颜面眼眶周与颧颞部多见，直接浸润扩散为主，极少发生转移。鳞状细胞癌男性多见，颞颊耳前的头皮（65%）及上肢（25%）多见，局部浸润扩散为主，偶有淋巴结转移，血行转移罕见。Bowen 病多发在头颈部，属原位癌或表皮内鳞状细胞癌。Merkel 细胞癌具有浸润性高、神经内分泌功能及易局部复发和远处转移的特点。

2. 放疗在皮肤癌治疗中的应用　皮肤癌的治疗有手术、放疗、药物、冷冻、激光以及电灼等方法。手术治愈率可达 90% 以上。放疗应合理选择适应证，对于鼻及眼睑周围等头面部病变手术影响容貌者，年龄大、合并其他内科疾病不能耐受手术者，术后复发不可再手术者及晚期病变者均可考虑行根治性放疗。

因皮肤癌位置往往较表浅，大多选择电子线照射，依据病变深度可选择不同能量的电子线混合照射，甚或选择 X 线与电子线混合照射，同时为提高皮肤表面剂量，应合理选择补偿物，以使剂量建成区前移。浅层 X 线与电子束治疗皮肤癌 5 年生存率无差异，但在美容效果方面，电子束明显优于浅层 X 线。

病理类型、T 分期、区域淋巴结转移和治疗方法是影响皮肤癌放疗疗效的主要因素。照射野的设计应随病灶大小和病理类型不同而异，对病灶较小而边界清楚的基底细胞癌，病灶边缘外扩 0.5cm 作为照射野范围；随着病灶的增大，癌肿向四周及深层浸润，照射范围也应随之扩大，特别是边界不清的病灶，应扩大至距肿瘤边缘外 2cm；鳞状细胞癌比基底细胞癌相应增加 1cm。对伴有继发性感染致使边界不清的，开始应扩大照射范围，照射 DT 30 ~ 40Gy 后缩野照射。术后放疗远期疗效优于单纯放疗，前者 5 年、10 年生存率分别为 93.3%、85.0%，后者为 78.8%、68.2%，组间比较有显著性差异（$P < 0.05$）。关于放疗剂量的选择方面，鳞癌单纯放疗剂量建议为 60 ~ 70Gy，术后放疗 50 ~ 60Gy；基底细胞癌单纯放疗为 55 ~ 65Gy，术后放疗 50 ~ 55Gy。

3. 其他放疗方法　曾有文章报道，北京第三医院肿瘤放疗科曾采用 [192]Ir 高剂量率近距离放疗，成功为一名高龄皮肤癌患者实施治疗。患者治疗之前行 CT 模拟定位联合超声探查肿瘤浸润的深度，基于 CT 做好治疗计划及剂量计算的验证，采用表面施源器予以放疗。近距离放射治疗也可以用作晚期皮肤癌常规外放射治疗后的推量技术。目前欧美国家广泛应用该项技术治疗皮肤癌，技术成熟，而国内较少见。

国内也有研究利用重离子束（12C6$^+$）行皮肤癌放射治疗的报道。采用能量为 80 ~ 100MeV 的 12C6$^+$ 垂直束流。研究中照射剂量用戈瑞等效剂量（gray equivalent dose，GyE）表示。各肿瘤靶区均匀的相对生物效应（relative biologic effectiveness，RBE）为 2.5 ~ 3.0。根据皮肤癌的常规放疗剂量确定治疗总剂量，放疗剂量 60 ~ 70GyE，单次剂量 2.5 ~ 5.41Gy，1f/d，连续 6 ~ 7 个分次，病灶未达 CR 者予以病灶补量 20GyE，也取得良好的治疗效果。与常规放射治疗采用电子束或浅层 X 线 6 ~ 7 周的治疗时间比较，治疗时间显著缩短，且无明显近期不良反应发生。同时重离子束属于高 LET 射线，其相对生物学效应高，独具的 Bragg 峰特性与常规射线相比肿瘤致死率高，还能更好地保护周围正常组织，并且 Bragg 峰的深浅及宽度均可通过特殊装置调节，以适应深浅大小、形状不同的病灶，重离子在体内到达的位置还便于观察确定，是一种理想的放射治疗方法。但远期疗效和晚期反应还有待进一步观察。

4. 放疗结合化疗　皮肤癌在瘤体增生到一定体积时中央缺血坏死，形成溃疡，并常在溃疡面生成一层质韧伪膜，阻碍正常肉芽组织生长，若合并细菌感染，可加重局部疼痛等症状及毒素吸收，故在治疗过程中对表面破溃的肿瘤进行局部清污冲洗有利于肿瘤的治疗。有研究依据上述观点，局部喷洒或注射氟尿嘧啶注射液，达到与放射线互相增敏的协同治疗作用。氟尿嘧啶渗入癌细胞 DNA，使之吸收更多的放射线能量，两者同时作用于癌细胞的 DNA，致使其更易受损，且很难修复；此外，单纯放疗对 S 期细胞不敏感，而氟尿嘧啶对 G_1/S 边界细胞有延缓作用，对 S 期细胞有直接作用。氟尿嘧啶主要在肝脏分解，皮肤癌组织中不含氟尿嘧啶分解酶或分解酶活性低，氟尿嘧啶注射液局部应用无刺激性，同时使得癌组织中局部药物浓度高，可取得较好的疗效。

5. 预后　皮肤癌有很高的治愈率，即使放疗失败后再手术仍有满意的治疗结果，故在皮肤癌特别是颜面部的皮肤癌治疗中，放疗成为首选的治疗方法。基底细胞癌预后好于鳞状细胞癌，原因是基底细胞癌很少出现区域淋巴结转移和血行播散，肿瘤部位表浅，而且头面部血运丰富供氧充足，因此对放疗较鳞状上皮细胞癌敏感。

病例40　皮肤疣状癌术后放疗

一、病历摘要

患者女性，56 岁，汉族，吉林省抚松县人，因"发现骶尾部脓肿 4 年，骶尾部皮肤疣状癌术后 1 个月"于 2016 年 2 月 19 日 13 时 10 分由门诊入院。

病史：患者于 4 年前无明显诱因发现骶尾部脓肿，在当地医院行"脓肿切开引流术"，术后病变处愈合欠佳，创面可见白色组织生长；2 年前骶尾部脓肿复发，就诊于北京 ×× 医院，再次行"脓肿切开引流术"，术后愈合欠佳，创面可见白色组织生长。一个月前患者骶尾部红肿，触痛明显。遂就诊我院在局麻下行"清创探查 VSD 负压引流术，术后病理提示：疣状癌。术后定期更换 VSD。复查盆腔 MRI（2016 年 2 月 15 日）：骶尾部软组织内可见团块状等 T_1 稍长 T_2 信号影，其内信号欠均匀，与右侧周围组织、部分尾骨分界欠清，右侧尾骨肌明显肿胀。骶尾骨 CT：臀部部分软组织阙如，可见导管影。尾骨周围可见不规则团片影，尾骨及骶骨可见骨质破坏。骨 ECT 检查提示：骶 $_5$ 椎体及尾骨放射线摄取增强。现为行放化疗收入院。无高血压、冠心病、糖尿病病史，无高血脂病史，否认肝炎、结核、伤寒等传染病史，否认外伤史，无药物过敏史，否认肿瘤家族史。

入院查体：T：36.5℃，P：72 次 / 分，R：20 次 / 分，BP：140/90mmHg，H：165cm，W：65kg，BS：1.71m²，KPS：90 分，NRS：0 分。中年女性，发育正常，营养中等，正常面容，正力型，神志清醒，精神好。俯卧位，查体合作。全身皮肤正常，无黄染，无瘀斑，全身浅表淋巴结未触及肿大。头颅正常，无畸形，毛发分布均匀，双侧眼睑无水肿，巩膜无黄染，眼结膜无苍白，双侧瞳孔等大等圆，对光反射灵敏。双耳郭未见异常，外耳道未见异常分泌物，鼻外形未见异常，通气良好，无异常分泌物，鼻窦无压痛，口唇红润，牙龈无出血，伸舌居中，咽部无充血水肿，双侧扁桃体无肿大。颈软，无抵抗，气管居中，颈静脉怒张，未见颈动脉异常搏动。胸廓两侧对称无畸形，呼吸运动双侧对称，无胸膜摩擦感，双侧语颤正常，两肺叩诊清音，双侧呼吸音清，无异常呼吸音，未闻及干湿啰音。心前区无隆起，心尖冲动有力，心界不大，心率 72 次 / 分，律齐，心音有力，未闻及病理性杂音。腹平坦，腹部伤口愈合佳，未见胃肠型，未见蠕动波，腹壁静脉无怒张。全腹无压痛及反跳痛，未扪及明显包块。Murphy 氏征阴性，肝肋下未及，脾未触及。移动性浊音阴性。肝及双肾区叩痛。肠鸣音 4 次 / 分，未闻及气过水声。直肠指检未及肿块。骶尾部可见红肿，面积较大，约 10cm×10cm，有触痛，中心处可见创面被覆白色组织，呈"豆腐渣"样，周边留有橡皮筋引流。脊柱、四肢无畸形，活动自如。腹壁反射、角膜反射存在，Babinski 征阴性。

实验室与辅助检查：术后病理提示：疣状癌。盆腔 MRI：骶尾部软组织内可见团块状等 T_1 稍长 T_2 信号影，其内信号欠均匀，与右侧周围组织、部分尾骨分界欠清，右侧尾骨肌明显肿胀。骶尾骨 CT：臀部部分软组织阙如，可见导管影。尾骨周围可见不规则团片影，尾骨及骶骨可见骨质破坏。骨 ECT 检查提示：骶 $_5$ 椎体及尾骨放射线摄取增强。骶尾部细菌培养及药敏：细菌培养为大肠埃希菌，丁胺卡那霉素（阿米卡星）、哌拉西林/他唑巴坦、头孢西丁、亚胺培南、美罗培南敏感。

入院诊断：骶尾部皮肤疣状癌术后（$pT_4N_0M_0$，Ⅲ期）。

二、查房记录

（一）第一次查房

住院医师：患者中年女性，既往体健，因"发现骶尾部脓肿 4 年，骶尾部皮肤疣状癌术后 1 个月"入院。患者于 4 年前无明显诱因发现骶尾部脓肿，在当地医院行"脓肿切开引流术"，术后病变处愈合欠佳，创面可见白色组织生长；2 年前骶尾部脓肿复发，就诊于北京 ×× 医院，再次行"脓肿切开引流术"，术后愈合欠佳，创面可见白色组织生长。1 个月前患者骶尾部红肿，触痛明显。遂就诊我院在局麻下行"清创探查 VSD 负压引流术，术后病理提示：疣状癌（病例 40 图 1）。术后定期更换 VSD。复查盆腔 MRI（2016 年 2 月 15 日）：骶尾部软组织内可见团块状等 T_1 稍长 T_2 信号影，其内信号欠均匀，与右侧周围组织、部分尾骨分界欠清，右侧尾骨肌明显肿胀。骶尾骨 CT：臀部部分软组织阙如，可见导管影。尾骨周围可见不规则团片影，尾骨及骶骨可见骨质破坏。骨 ECT 检查提示：骶 $_5$ 椎体及尾骨放射线摄取增强。查体：骶尾部可见红肿，

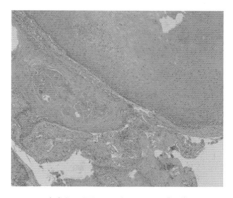

病例40图1　病理图文报告

面积较大，约10cm×10cm，有触痛，中心处可见创面被覆白色组织，呈"豆腐渣"样，周边留有橡皮筋引流。血常规：白细胞计数12.60×10⁹/L，血红蛋白90g/L，血小板计数185×10⁹/L。

患者放疗前 MRI 与放疗后3个月 MRI 对比见病例40图2、病例40图3；放疗前创面与放疗后3个月创面对比见病例40图4、病例40图5。

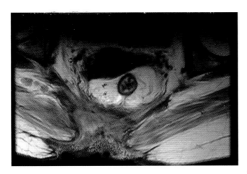

病例40图2　放疗前磁共振

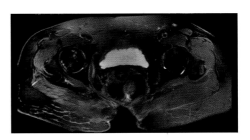

病例40图3　放疗后3个月磁共振

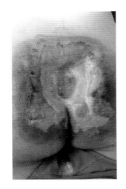

病例40图4　放疗前创面图片

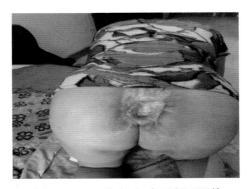

病例40图5　放疗后3个月创面图片

主治医师：该患者主因发现骶尾部脓肿4年，骶尾部皮肤疣状癌术后1个月就诊。术后病理提示：疣状癌。术后定期更换 VSD。复查盆腔 MRI（2016年2月15日）：骶尾部软组织内可见团块状等 T_1 稍长 T_2 信号影，其内信号欠均匀，与右侧周围组织、部分尾骨分界欠清，右侧尾骨肌明显肿胀。骶尾骨 CT：臀部部分软组织阙如，可见导管影。尾骨周围可见不规则团片影，尾骨及骶骨可见骨质破坏。骨 ECT 检查提示：骶₅椎体及尾骨放射线摄取增强。从目前检查来看，可明确诊断为骶尾部皮肤疣状癌术后（$pT_4N_0M_0$，Ⅲ期）。疣状癌是鳞状上皮癌的一种亚型，浸润性生长是其特点，该患局部经多次手术，此次术后病理证明为疣状癌，且伴有感染菌，但目前治疗仍以抗肿瘤治疗为主。靶区需包括影像学可见病灶，外放2～2.5cm 为 PTV 低危区，剂量 DT：

50Gy/25f 残留肿瘤区靶区剂量 DT：70Gy/35f，常规放疗。放疗期间可给予伊班膦酸钠 1 次 / 月静脉滴注抗骨转移治疗。

主任医师：从患者目前的各项影像学及病理诊断结果来看，骶尾部皮肤疣状癌术后（$pT_4N_0M_0$，Ⅲ期）诊断明确。皮肤癌分为原发性和继发性癌，原发性皮肤癌常见的有基底细胞癌、原位鳞癌（鲍温病）、鳞状细胞癌、湿疹样癌和恶性黑色素瘤。疣状癌是鳞状细胞癌的一个特殊亚型，具有局部侵袭性、转移罕见的特点。该患局部病变较大，且骶骨、尾骨可见骨质破坏，具有放疗指征。目前放疗可分为外照射和近距离照射两种，鉴于该患创面大，深部有骨质破坏，可选用外照射。靶区应包括影像学所见，肉眼所见肿瘤侵袭边界外放 2 ~ 2.5cm 为低危区，剂量 DT：50Gy/25f，残留肿瘤区靶区剂量 DT：70Gy/35f，放疗期间应给予创面清理，防止创面不愈。

（二）第二次查房

住院医师：患者症状、体征同前无明显变化。放疗前行 CT 模拟定位，3mm 层厚扫描，患者禁食 2 ~ 3 小时，俯卧位、膀胱充盈，真空垫固定、双手上举，扫描范围从第 1 腰椎至肛门外 3cm，骶尾部创面周边皮肤改变处标记。临床靶体积（CTV）包括影像学所见软组织影，骶尾部创面周边皮肤改变处标记外放 2.0 ~ 2.5cm。计划靶体积（PTV）：CTV 外放 0.5 ~ 1.0cm，剂量 DT：50Gy/25f。残留区加量至 DT：70Gy/35f。放疗过程中注意营养支持治疗，病情变化及时向上级医师反应，做对症治疗。

主治医师：该患影像学提示临床分期为 T_4，具有术后放疗指征。根据第一次查房布置情况，各项工作均已就绪，交代病情后，患者及家属表示理解。与患者及其家属沟通后，给予常规术后放疗。临床靶体积（CTV）包括影像学所见软组织影，骶尾部创面周边皮肤改变处标记外放 2.0 ~ 2.5cm。计划靶体积（PTV）：CTV 外放 0.5 ~ 1.0cm，剂量 DT：50Gy/25f。放疗过程中给予伊班膦酸钠 1 次 / 月静脉滴注抗骨转移治疗。

主任医师：皮肤癌生长在体表，容易早期发现，及时治疗疗效好，治愈率可达 90% 以上。治疗原则有手术、放疗、药物、冷冻等。主要依据病理类型、病变部位和范围大小选择合理的治疗方法。影响预后因素主要与肿瘤细胞的侵袭力，存在时间、部位、起源以及间变时间相关。但该患病史长，反复手术切除，现局部有骨质破坏，创面大，估计预后差，应向患者及家属交代，取得支持和配合治疗。

三、治疗经过

2016 年 2 月 28 日开始行放疗，放疗分两阶段治疗。第一阶段为大野照射，靶区包括影像学所见肿瘤及骶尾部创面周边皮肤改变处标记外放 3cm 计划靶区，给予调强放射治疗，PTV 低危 DT：50Gy/25f（病例 40 图 6 至病例 40 图 8）。第二阶段为肿瘤残留区放疗，累积剂量 DT：70Gy/35f（病例 40 图 9 至病例 40 图 11）。危及器官受量为：膀胱平均剂量：2222.4cGy，V50 < 50%。放疗期间给予伊班膦酸钠静脉滴注抗骨转移治疗。患者放疗期间各项血液指标均位于正常范围内，偶有腹泻症状，给予止泻、黏膜修复、指导饮食等对症治疗后均好转。放疗后定期复查。

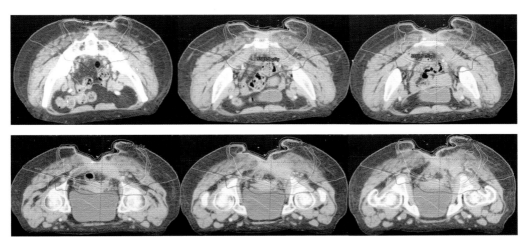

病例40图6　第一阶段骶尾部皮肤疣状癌术后放疗剂量分布（部分）

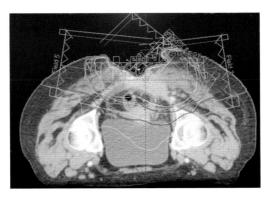

病例40图7　第一阶段骶尾部皮肤疣状癌术后放疗照射野设计（部分）

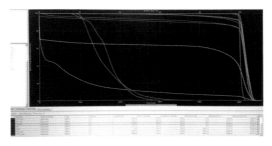

病例40图8　第一阶段放疗剂量曲线分布图

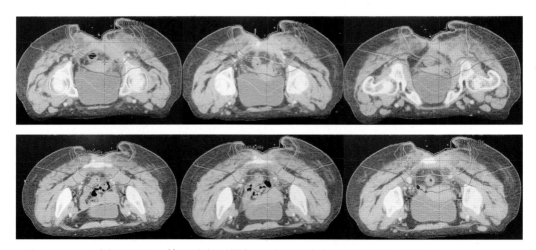

病例40图9　第二阶段骶尾部皮肤疣状癌术后剂量分布（部分）

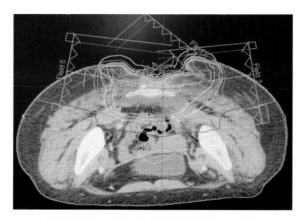

病例40图10　第二阶段照射野设计（部分）

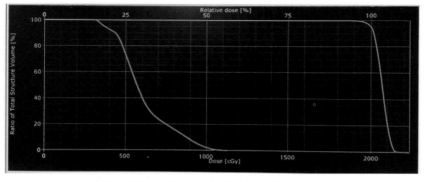

病例40图11　第二阶段放疗剂量曲线分布图

四、诊疗结局及随访

患者放疗结束后骶尾部疼痛症状缓解，偶有尿频、稀便对症治疗后好转。

随访：包括全面病史询问和体格检查，每 3 ~ 6 个月随访 1 次，共 1 ~ 2 年。之后每 6 ~ 12 个月随访 1 次。共 3 ~ 5 年；以后每年 1 次。监测 MRI、CT、骨 ECT，必要时行 PET-CT 检查。

五、主要治疗经验

1. 患者入院后完善各项检查，排除放疗禁忌证。放疗期间注意营养支持治疗，防止因营养状态差而中断治疗。

2. 该患为骶尾部皮肤疣状癌，术后长期处于俯卧位，治疗体位容易受膀胱充盈程度影响；定位前叮嘱患者进行憋尿练习，尽量在每次治疗时使患者膀胱充盈程度保持一致，减少其对靶区的影响。我们的经验是对于这一类俯卧位患者，叮嘱患者每次治疗前 2 小时排空膀胱，同时口服 500ml 水，30 分钟后进行治疗。

3. 该患者为术后放疗，影像学提示术床区域仍见到软组织，同时靶区内皮肤创面大，易出现创面感染，定期给予清创，防止感染发生。同时可应用生物膜促进皮肤愈合。放疗期间，密切观察患者创面变化、避免更换生物膜的次数，减少人为对新生皮肤的损伤。

4. 治疗过程中密切监测患者放化疗不良反应，及时对症处理。全部治疗结束后，需定期随诊。

六、相关知识点

1. 多模态影像技术确定皮肤癌 GTV　皮肤癌位于表面，肉眼可见肿瘤是否侵犯周边皮肤，但浸润深度则需要 CT、MRI 等影像学来判断，从而进行放疗前定位。CT/MRI 融合图像勾画的 GTV 更接近于实体肿瘤，与单独 CT 或 MRI 图像相比优势明显。CT/MRI 图像融合技术有利于盆腔肿瘤靶区的确定，提高了临床对肿瘤靶区（GTV）勾画的准确率，利于患者的诊治。对于 3D-CRT 和 IMRT 来说，除了传统的临床检查以外，多模态的医学影像手段已成为常规。目前来说形态学的影像手段 CT、MRI 应用最广泛，功能影像（使用多示踪剂的 PET、功能 MRI 等）可揭示肿瘤细胞的代谢状态、乏氧情况和增生阶段等生物学信息，而这些信息对预测治疗疗效可能非常重要。

2. 疣状皮肤癌　是鳞状细胞癌的一种特殊类型，其外观呈疣状，具有生长缓慢、局部浸润和高分化形态学等生物学特点，属于低度恶性。多见于中年以上男性，过去观点认为该病主要发生于口腔、颊部和眼部，目前研究发现此病在凡覆盖有鳞状上皮细胞的部位均可出现。对疣状癌的诊断应结合临床、病理变化等进行综合分析。临床上疣状癌生长缓慢，早期为外生性呈疣状或乳头状生长；晚期可向深部浸润，但出现转移者少见。疣状癌的组织学诊断标准为：①瘤乳头为高分化棘细胞构成，常无基底细胞；②瘤乳头长、密集；③瘤乳头垂直、平行，基底钝圆呈球状或杵状，向真皮延伸；④瘤乳头常挤压并浸润周边组织；⑤瘤乳头间及边缘间质中有慢性炎细胞浸润。

3. 皮肤癌放疗的疗效　Caccialanza 等报道了 229 例复发皮肤癌的放射治疗结果，剂量为 45 ~ 70Gy，5 年治愈率为 83.62%，治疗后保持面容效果好或可接受占 92%，认为放射治疗是安全和有效的，对不能进行广泛切除、复发的病变，建议首选放射治疗。

Petit 等对 174 例放射治疗与手术治疗后的面部基底细胞癌的面容保持效果进行了比较，发现手术者的并发症发生率较放射治疗者高，而在 4 年后的面容保持效果好者分别为 87% 与 69%。了解病变范围、浸润深度对选择治疗方法非常重要。选择治疗方法时既要考虑控制病变，又要考虑保持好的面容效果。由于手术、放疗以及局部化疗治疗皮肤癌的效果相近，因而治疗后容貌的好坏对选择治疗方法很重要。

4. 皮肤癌的放疗靶区　2012 年来自加拿大的 Khan L 等建议：对小于 2cm 的基底细胞癌，外扩边界为 10mm；大于等于 2cm 的基底细胞癌，外扩边界为 13mm；对小于 2cm 的鳞状细胞皮肤癌，外扩边界为 11mm；对大于等于 2cm 的鳞状细胞皮肤癌外扩边界为 14mm。研究结果提示：大于 2cm 的肿瘤以及组织学为鳞状细胞的肿瘤需要更大的照射范围来确保覆盖微观肿瘤范围。这对于非黑色素瘤皮肤癌的放射治疗而言是至关重要的信息。临床医生必须注意到的是这项推荐并不适用于肿瘤极小或极其巨大的患者。依据现有临床经验，建议肿瘤边界外放 2 ~ 3cm，剂量 DT：30 ~ 40Gy 时，应根据肿瘤缩小情况，酌情缩小照射野至肿瘤外 1cm。当有淋巴结转移时，应单独设野照射。

5. 皮肤癌放疗剂量　建议总剂量 DT：6000 ~ 7000cGy。

病例41 左侧臀部骨肉瘤复发病灶姑息性放疗

一、病历摘要

患者女性，49岁，汉族，吉林省梅河口市人，因"左臀部疼痛2年，左侧髂骨肉瘤切除术后1年，诊断复发半年"于2016年9月22日10时由门诊入院。

病史：患者缘于2年前无明显诱因出现左侧臀部疼痛，疼痛呈间歇性钝痛，不影响活动，就诊于当地医院，行腰椎CT检查，诊断为"腰椎间盘突出症"，给予对症治疗后症状未见好转，且渐加重。1年7个月前患者无意间发现左臀部肿胀，局部发现一约"鹅蛋"大小肿物，生长较快。1年5个月前就诊于梅河口市××医院，行盆腔MRI检查提示：左侧臀部臀大肌内侧可见团块状不均匀长 T_1、短混杂 T_2 信号病灶，病灶上缘可见小片状短 T_1 信号（少量出血），病灶大小约为8.8cm×7.1cm×9.6cm，病灶与左侧臀大肌分界欠清，左侧臀大肌、髂肌呈弥散长 T_1 长 T_2 信号改变，邻近骨质形态及信号未见异常，盆腔内见少量长 T_1、长 T_2 信号影。给予肿物穿刺活检，病理经我院会诊：（左臀部肿物）形态学考虑为间叶组织恶性肿瘤。1年4个月前患者为进一步治疗入住我院，综合病史及辅助检查明确临床诊断为左侧髂骨骨肉瘤、宫颈癌术后，给予"AD＋HDMTX＋HDMTX＋IFO"方案新辅助化疗2个周期，化疗过程顺利。1年前患者于吉林大学××医院，行左髂骨骨肉瘤切除术，术中所见：见臀肌下肿物，假包膜尚完整，与周围组织分界不清，质硬韧如骨，大小约5.0cm×5.0cm×6.0cm，沿肿物边缘小心分离组织，显露位于肿物下方的坐骨神经，神经与肿物粘连紧密，迅速剥离切断肿物周围组织及滋养血管，用骨刀切断肿物与髂骨连接处，刮出可疑髂骨骨质。术后病理：左臀部肿物形态符合骨肉瘤侵及横纹肌，部分瘤细胞退行性变，两长轴、横轴切缘未见肿瘤，免疫组化：Vim（＋）、CK（－）、S-100（－）、Desmin（－）、Ki67（30%＋）。术后行"AD"方案化疗1个周期及"HDMTX＋HDMTX＋IFO"方案化疗1个周期，化疗过程顺利。后患者定期复查未发现复发及转移。2个月前患者无明显诱因出现左侧下肢疼痛，自行止痛药治疗（具体药物及剂量不详），疼痛有所缓解。半个月前患者就诊于我院门诊行骨盆CT检查：左侧臀部可见团块状低密度影，边界不清，病变长径约11.1cm，病变累及邻近臀部肌肉及左侧梨状肌，周围分界欠清，脂肪间隙模糊，可见条片状密度增高影。提示左侧髂骨骨肉瘤术后，左侧臀部肿块，较前增大。现患者为进一步治疗入院。患者自发病以来，精神食欲可，大小便正常。近期体重无明显变化。宫颈癌术后放疗后 10 年，现病情稳定。无高血压、冠心病、糖尿病史，否认肝炎、结核、伤寒等传染病史，否认外伤史，无药物过敏史，否认肿瘤家族史。

入院查体：T：36.0℃，P：80 次 / 分，R：18 次 / 分，BP：120/80mmHg，H：168cm，W：85kg，BS：1.94m²，KPS：90 分，NRS：5 分。中年女性，发育正常，营养良好，表情自如，自主体位，神清语明，查体合作。全身皮肤正常，无黄染，无瘀斑，全身浅表淋巴结未触及肿大。头颅正常，无畸形，毛发分布均匀，双侧眼睑无水肿，巩膜无黄染，眼结膜无苍白，双侧瞳孔等大等圆，对光反射灵敏。双耳郭未见异常，外耳道未见异常分泌物，鼻外形未见异常，通气良好，无异常分泌物，鼻窦无压痛，口唇红润，牙龈无出血，伸舌居中，咽部无充血水肿，双侧扁桃体无肿大。颈软，无抵抗，气管居中，无颈静脉怒张及颈动脉异常搏动。胸廓两侧对称无畸形，呼吸运动两侧对称，无胸膜摩擦感，两侧语颤正常，两肺叩诊清音，双肺呼吸音清，无异常呼吸音，未闻及干湿啰音。心前区无隆起，心尖冲动有力，心界不大，心率 80 次 / 分，律齐，心音有力，未闻及病理性杂音。腹平坦，未见胃肠型，未见蠕动波，腹部静脉无怒张；全腹无压痛及反跳痛，未见扪及明显包块，Murphy 氏征阴性，肝肋下未及，脾未触及；移动性浊音阴性；肝及双肾区无叩击痛；肠鸣音 4 次 / 分，未闻及气过水声。脊柱、四肢无畸形。左下肢活动略受限，双下肢无水肿。左侧臀部见一长约 30.0cm 手术瘢痕，愈合良好，局部无肿胀。腹壁反射、角膜反射存在，Babinski 征阴性。

实验室及辅助检查：盆腔 MRI 检查提示（2015 年 1 月梅河口市 ×× 医院）：左侧臀部臀大肌内侧可见团块状不均匀长 T_1、短混杂 T_2 信号病灶，病灶上缘可见小片状短 T_1 信号（少量出血），病灶大小约为 8.8cm × 7.1cm × 9.6cm（上下径 × 前后径 × 左右径），病灶与左侧臀大肌分界欠清，左侧臀大肌、髂肌呈弥散长 T_1 长 T_2 信号改变，邻近骨质形态及信号未见异常，盆腔内见少量长 T_1 长 T_2 信号影。骨盆磁共振（2016 年 9 月 24 日我院）：髂骨肉瘤术后，左侧臀部肿瘤复发，肿块侵犯梨状肌突向盆腔；子宫及双侧附件显示不清。彩超：脂肪肝。离子：钠 134.9mmol/L，氯 98.9mmol/L（降低）。血脂：总胆固醇 6.96mmol/L；甘油三酯 6.09mmol/L，升高。术后病理（2016 年 6 月吉林大学 ×× 医院）：左臀部肿物形态符合骨肉瘤侵及横纹肌，部分瘤细胞退行性变，两长轴、横轴切缘未见肿瘤，免疫组化：Vim（＋）、CK（－）、S-100（－）、Desmin（－）、Ki67（30%+）（病例 41 图 1）。

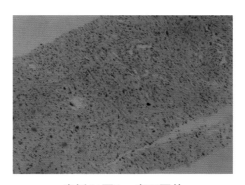

病例41图1　病理图片

入院诊断：①左侧髂骨骨肉瘤切除术后、化疗后复发（RT$_{2b}$N$_0$M$_0$ Ⅲ期）；②宫颈癌术后、放疗后（PT$_{1b}$N$_0$M$_0$ Ⅰ b 期）；③脂肪肝；④高脂血症；⑤电解质紊乱；⑥低钠、低氯血症。

二、查房记录

（一）第一次查房

住院医师：患者中年女性，既往体健，因"左臀部疼痛 2 年，左侧髂骨肉瘤切除术后 1 年，诊断复发半年"入院。患者 2014 年 9 月出现左侧臀部疼痛。2015 年 2 月发现左臀部肿胀，局部发现一约"鹅蛋"大小肿物，生长较快。2015 年 4 月就诊于梅河口市 ×× 医院，行盆腔 MRI 检查提示：左侧臀部臀大肌内侧可见团块状不均匀长 T$_1$、短混杂 T$_2$ 信号病灶，病灶大小约为 8.8cm × 7.1cm × 9.6cm，病灶与左侧臀大肌分界欠清，左侧臀大肌、髂肌呈弥散长 T$_1$ 长 T$_2$ 信号改变，邻近骨质形态及信号未见异常，盆腔内见少量长 T$_1$ 长 T$_2$ 信号影。给予肿物穿刺活检，病理经我院会诊：（左臀部肿物）形态学考虑为间叶组织恶性肿瘤。给予"AD + HDMTX + HDMTX + IFO"方案新辅助化疗 2 个周期。2015 年 9 月于吉林大学 ×× 医院，行左髂骨骨肉瘤切除术，术后病理：左臀部肿物形态符合骨肉瘤侵及横纹肌，部分瘤细胞退行性变，两长轴、横轴切缘未见肿瘤，术后行"AD"方案化疗 1 个周期及"HDMTX + HDMTX + IFO"方案化疗 1 个周期。2016 年 9 月 7 日就诊于我院，门诊行骨盆 CT 检查提示左侧髂骨骨肉瘤术后，左侧臀部肿块，较前增大。为进一步治疗入院。

查体：脊柱呈生理性弯曲，活动无受限，各棘突无压痛及叩击痛。左下肢活动略受限，双下肢无水肿。左侧臀部见一长约 30.0cm 手术瘢痕，愈合良好，局部无肿胀。目前患者仍有左臀部及左侧下肢疼痛。血常规：白细胞计数 6.1 × 10^9/L，红细胞计数 4.64 × 10^{12}/L，血红蛋白 133.2g/L，血小板计数 220 × 10^9/L。肝功能、肾功能、血糖未见异常。离子：钠 134.9mmol/L；氯 98.9mmol/L，降低，嘱患者多进食高盐饮食。血脂：

总胆固醇 6.96mmol/L，甘油三酯 6.09mmol/L（升高），给予阿托伐他汀（立普妥）行降血脂治疗。

主治医师：该患者现左臀部及左侧下肢疼痛为主要症状。入院后行骨盆磁共振：髂骨肉瘤术后，左侧臀部肿瘤复发，肿块侵犯梨状肌突向盆腔。为控制左侧臀部肉瘤术后复发病灶，缓解左臀部及左侧下肢疼痛症状，可行复发病灶姑息性放疗。

主任医师：骨肉瘤是恶性程度较高的骨原发性肿瘤，其特点是瘤细胞直接形成骨样组织，但肿瘤的成骨过程不明显者也不能排除骨肉瘤。从患者目前的各项影像学检查、病理诊断结果来看，患者左侧髂骨骨肉瘤切除术后、化疗后复发的临床诊断是成立的。患者行左髂骨骨肉瘤切除术，术后行化疗，未行放疗，半年前患者出现左侧髂骨处复发，患者失去了二次手术的机会，放疗为首选的治疗方式，且无放疗禁忌证，建议行复发病灶姑息性放疗。

（二）第二次查房

住院医师：患者症状、体征同前无明显变化。我院 2016 年 9 月 22 日行骨盆磁共振：左侧臀部见椭圆形肿块影，肿块信号欠均匀，呈等长 T_1 长 T_2 异常信号影，肿块局部液化，肿块内前缘侵犯梨状肌突向盆腔内。肿块长径约为 12.5cm。膀胱及直肠未见确切异常。子宫及双侧附件显示不清。盆腔未见确切肿大淋巴结。诊断意见：①髂骨肉瘤术后，左侧臀部肿瘤复发，肿块侵犯梨状肌突向盆腔；②子宫及双侧附件显示不清，请结合临床（病例 41 图 2）。

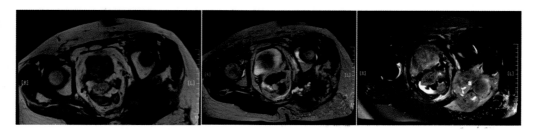

病例41图2　骨盆磁共振

主治医师：根据第一次查房布置情况，各项工作均已就绪，交代病情后，患者及家属表示理解。与患者家属沟通后，向患者及家属充分交代病情及放疗可能并发症，取得理解合作，并签署知情同意书。安排左侧髂骨骨肉瘤切除术后复发姑息性放疗，具体放疗方案：以左侧臀部肿瘤复发病灶为靶区，放射源：6MV-X 线，放疗方式：IMRT（IGRT），单次量：3.0Gy，计划 15 次。

主任医师：患者左侧髂骨骨肉瘤切除术后、化疗后复发（$RT_{2b}N_0M_0$ Ⅲ 期），诊断明确。需要注意的是：放疗期间密切观察放疗不良反应，定期检测血常规、肝肾功能，及时对症处置。

三、治疗经过

2016年9月26日开始行左侧髂骨骨肉瘤切除术后复发病灶姑息性放疗及对症治疗，以左侧髂骨复发病灶为靶区，行精确放疗，3.0Gy/次，计划15次。完成放疗组织剂量DT：45.0Gy/（15次·21天）（病例41图3至病例41图5）。

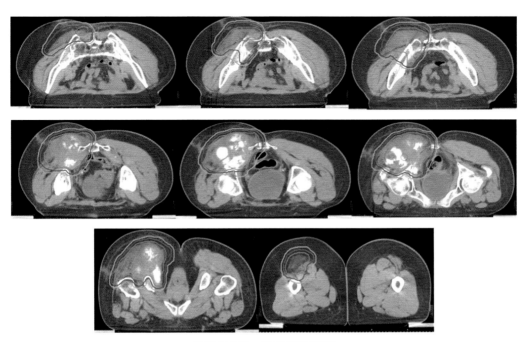

病例41图3 轴位层面图像

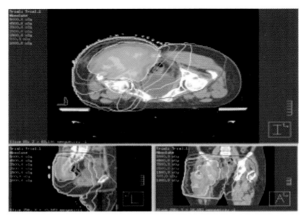

病例41图4 冠状、矢状层面图像

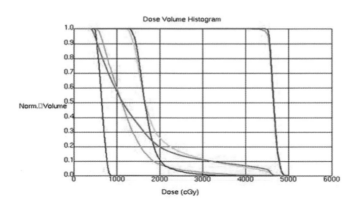

病例41图5　剂量曲线分布图

2016年10月14日复查骨盆磁共振提示左侧臀部复发病灶较前相仿，提示病情稳定（病例41图6）。

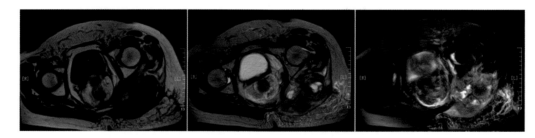

病例41图6　骨盆磁共振

四、诊疗结局及随访

患者放疗后左侧下肢疼痛有所缓解。定期随访，病情稳定。

五、主要治疗经验

1. 骨肉瘤的病史常为1～3个月，局部疼痛为早期症状，可发生在肿块出现以前，起初为间断性疼痛，渐转为持续性剧烈疼痛，尤以夜间为甚。骨端近关节处肿瘤大，硬度不一，有压痛，局部温度高，静脉扩张，有时可触及搏动，可有病理骨折。

2. 所有疑似骨肉瘤患者的标准诊断步骤应包括：体检、原发病灶影像学检查［X线平片、局部MRI和（或）增强CT扫描］、骨扫描、胸部影像学检查（胸部CT是发现肺转移首选的影像学检查手段）、实验室检查（血常规、乳酸脱氢酶、碱性磷酸酶）；然后进行活检获得组织学诊断；最后完成骨肉瘤分期诊断。有条件者可考虑应用PET-

CT 对肿瘤进行辅助分期及疗效评估。

3. 实验室检查 如乳酸脱氢酶、碱性磷酸酶与骨肉瘤诊断及预后相关，应在患者接受新辅助化疗前进行，在化疗的过程中须检测血常规及肝肾功能。需要注意的是，这些实验室检查在治疗和随访期间应定期复查。

4. 病理学检查 组织学表现符合骨肉瘤定义，即原发于髓腔内的高度恶性肿瘤，肿瘤细胞可产生骨样组织。该定义说明两个问题：其一，肿瘤起源于髓腔，并且是高度恶性肿瘤；其二，肿瘤细胞能够产生骨样组织，不计量的多少。

5. 当病变的临床和影像学表现都提示为比较典型的骨肉瘤时，常用穿刺活检确诊。外科治疗前需行活检术，一般来说，没有遵循适当的活检程序可能导致不良的治疗结局。活检位置选择对以后的保肢手术非常重要，穿刺点必须位于最终手术的切口线部位，以便最终手术时能够切除穿刺道，因此建议在拟行外科治疗的医院由最终手术医师或其助手进行活检术。

六、相关知识点

1. 骨肉瘤是起源于间叶组织的恶性肿瘤，以产生骨样组织的梭形基质细胞为特征。经典型骨肉瘤是原发于髓腔内的高度恶性肿瘤，肿瘤细胞产生骨样组织，可能是极少量。常见发病部位为股骨远端和胫骨近端，首发症状常为疼痛及肿胀，最常见的转移方式是血行转移至肺脏。

2. 发生于脊柱、骨盆等中轴骨部位的骨肉瘤预后明显差于肢体骨肉瘤，发生肺转移或其他部位转移的患者预后差，肿瘤坏死率评估结果为对化疗反应差的患者预后差。

3. 骨肉瘤是一种对放疗不敏感的肿瘤，在大剂量放疗后大多数患者仍有明显的肿瘤残存，局部控制率低，因此不能用单纯放疗来治愈骨肉瘤。放疗的作用主要是辅助性治疗或姑息治疗，对于不能手术切除的病变或拒绝截肢的患者，局部放疗有一定的作用。

4. 骨肉瘤肺转移是制约骨肉瘤患者 5 年生存率的瓶颈之一。对于发生肺转移的患者，肺转移灶应以手术切除为主，联合化疗、放疗可以使患者的生存期延长，少部分患者甚至获得长期生存，这在国内外已经基本达成共识。骨肉瘤患者出现肺转移，如果病灶可以切除且患者的身体情况和肺功能能够耐受切除手术时，进行手术切除受累的肺组织是可以选择的治疗方式。

5. 新辅助化疗并不能在辅助化疗的基础上提高生存率，但至少有以下优点。

（1）化疗期间有足够的时间进行保肢手术设计。

（2）诱导肿瘤细胞凋亡，促使肿瘤边界清晰化，使外科手术更易于进行。

（3）有效的新辅助化疗可以有效地降低术后复发率，使保肢手术可以更安全地进行。

对于术前化疗后仍不能切除的肿瘤，可行放射治疗。骨肉瘤术前化疗推荐药物为大剂量甲氨蝶呤、异环磷酰胺、阿霉素和顺铂，给药方式可考虑序贯用药或联合用药，每例患者选用两种以上药物，经动脉或静脉给药（MTX、IFO 不适合动脉给药）。

我们推荐药物剂量的范围：甲氨蝶呤 $8 \sim 10g/m^2$（2 周），异环磷酰胺 $15g/m^2$（3 周），阿霉素 $90mg/m^2$（3 周），顺铂 $120 \sim 140mg/m^2$（2 周），用药时间达 4 ~ 6 个周期（2 ~ 3 个月）。广泛切除术术后病理证实疗效的，继续化疗；广泛切除术术后病理证实疗效不好的患者，术后应改变化疗方案或增加剂量强度。

新辅助化疗的疗效评估：骨肉瘤患者术前需评估新辅助化疗疗效，从临床表现、肢体周径变化可以获取化疗疗效好坏的初步判断，后续需通过影像学检查（X 线：肿瘤的表现及累及范围变化；CT：骨破坏程度变化；MRI：肿瘤局部累及范围、卫星灶、跳跃转移变化；骨扫描：范围及浓集度变化；PET-CT：肿瘤局部累及范围及骨外病灶变化）来进一步评估。术前化疗反应好表现为症状减轻、影像学上肿瘤界限变清晰、骨化更完全、肿块缩小和核素浓集减低。

6. 术前化疗疗效好的患者，术后可维持术前化疗药物种类和剂量强度；术前化疗疗效不好的患者，则需更换药物或加大剂量强度。建议骨肉瘤患者术后化疗维持总的药物剂量强度，用药时间为 8 ~ 12 个月（12 ~ 18 个周期）。需要说明的是，国际上关于骨肉瘤的化疗方案众多，包括多个版本的 T 方案、不同历史时期的 COSS 方案和 Rizzoli 方案等。尽管不同的治疗中心采用的具体方案各异，但由于使用类似的药物种类和剂量强度，其治疗效果相似。因此，本版共识并未推荐化疗方案，只强调药物种类和剂量强度。应注意的是骨肉瘤化疗剂量大、毒性高，各治疗中心均曾出现因化疗毒副反应从而导致患者死亡的情况。因此，应根据各自的情况和条件，合理调整骨肉瘤化疗的剂量强度，以保障患者的治疗安全。

7. 对于复发的骨肉瘤患者，建议行手术治疗，术后再次进行化疗。通常认为：对于复发时间间隔小于术后 1 年的患者，建议换二线化疗；复发时间间隔超过 1 年者可考虑原一线方案化疗；术后边缘阳性者，如果能够接受手术可考虑行扩大切除或截肢术，如果不能接受手术可考虑行局部放疗。对于进展期骨肉瘤患者建议进行姑息性切除或截肢，不能切除者应进行放疗，即使有远隔转移也应考虑手术治疗，并强烈建议加入临床试验研究。支持治疗是晚期患者多采用的治疗方案。转移性骨肉瘤的二线治疗是骨肉瘤化疗的难点，长期生存率不足 20%，目前，对于骨肉瘤肺转移的治疗强调多学科协作，至少需要骨肿瘤外科、肿瘤内科及胸外科医师的积极参与。如果化疗有效，对肺转移瘤进行外科切除是非常必要的。但到目前为止，国际上尚无标准的骨肉瘤二线治疗方案，因此，在我国进行多中心随机对照临床试验，研究有效的二线治疗方案对于提高骨肉瘤的总体治疗水平非常重要。

8. 骨肉瘤是青少年最常见的骨原发恶性肿瘤，规范的治疗模式是术前化疗－外科手术－术后化疗。骨肉瘤的诊断与治疗强调多学科协作，怀疑为骨肉瘤的患者应转诊至骨肿瘤专科医师就诊，需要接受规范化的新辅助化疗。对于接受外科手术治疗的骨肉瘤患者，应该进行术前计划，术中需严格实施，术后进行外科边界和化疗效果的评估，治疗结束后仍需长期的随访。

9. 由于存在复发、转移、化疗或放疗相关合并症的危险，长期随访是必要的。长期生存患者还需要注意手术的潜在并发症以及放疗或化疗的潜在不良反应，如假体松动、心脏毒性、不育、继发恶性肿瘤等。为了解患者生存状态，应安排一个多学科小组进行随访。治疗结束后即应开始随访。本共识推荐的随访时间间隔具体为：手术后最初2年，每3个月1次；第3年，每4个月1次；第4、第5年，每6个月1次；5年后每年1次至术后10年。每次随访内容包括：全面体检、局部X线、骨扫描、胸部影像学检查（胸部CT）和功能评分。

病例42 下腔静脉平滑肌肉瘤术后同步放化疗

一、病历摘要

患者女性，60岁，吉林省长春市人，因"体检发现腹部肿物3年"，于2014年9月9日就诊于我科。

病史：患者于3年前体检发现腹部肿物，具体大小不详，不伴有腹痛、腹胀、恶心等不适症状，未行治疗，后定期复查，近日于××医院复查见腹部肿物明显增大，大小约8.2cm×5.5cm。为求进步一治疗就诊于我院普通外科，于2014年8月9日在全麻下行腹腔肿物切除、下腔静脉部分切除、下腔静脉人工血管置换术。术后病理（本院496013）：（腹腔）间叶来源肿瘤，结合免疫组化染色结果，大部分区域符合梭形平滑肌肉瘤，部分区域呈未分化高级别多形性肉瘤样改变。术后10天复查腹部增强CT（本院CT358584）：腹腔肿物切除术后，右侧腹膜后可见不规则形高密度影，密度不均匀增高，最大层面约为33mm×41mm，与邻近输尿管关系紧密，其上输尿管及肾盂扩张，下腔静脉受压，局部显示欠清。胰腺大小、形态未见明显异常，其内密度均匀。增强扫描：未见明显强化。考虑肿瘤残存，为行进一步治疗就诊我科。病程中无头晕、头痛，无发热、盗汗，无乏力、心悸，无咳嗽、咳痰，无恶心、呕吐，无尿频、尿急、尿痛及排尿困难，无腹痛、腹泻及便秘，饮食及睡眠尚可，体重无明显变化。

入院查体：T：36.5℃，P：80次/分，R：17次/分，BP：166/58mmHg。发育正常，营养良好，表情痛苦，坐卧不安，查体配合。全身皮肤无黄染，无皮疹及皮下出血。全身浅表淋巴结未触及肿大。头型无畸形，毛发分布均匀。双眼视力正常，睑结膜无苍白，巩膜无黄染，角膜无浑浊，双侧瞳孔等大同圆，对光反射存在。耳郭无畸形，外耳道无异常分泌物，乳突无压痛。鼻部正常，无压痛，鼻中隔无明显偏曲，鼻道通畅无异常分泌物，鼻旁窦区无明显压痛。口唇无发绀，咽部无充血，牙龈无肿胀，牙列齐，伸舌居中，扁桃体无肿大。颈部无抵抗感，未见颈静脉怒张及颈动脉异常搏动，气管居中。甲状腺不大，未闻及血管杂音。胸廓对称，双侧呼吸动度及语颤均等，无明显增强及减弱，双肺叩诊清音，肺肝界位于右侧锁骨中线第6肋间，双肺呼吸音粗，可闻及干、湿啰音及胸膜摩擦音。心前区无隆起，心尖冲动位于右侧第5肋间锁骨中线外1cm，全心增大，心率80次/分，心音有力，节律规整，各瓣膜听诊区未闻及病理性杂音，未闻及心包摩擦音。腹部平坦，未见胃肠型及蠕动波，无腹壁静脉曲张，全腹无压痛，无反跳痛及肌紧张，未触及明确肿物，肝脾肋下未触及，Murphy 氏征阴性，肠鸣音正常，约 5 次 / 分。四肢无水肿，生理反射存在，病理反射未引出。

实验室与辅助检查：术前全腹平扫加增强 CT（×× 医院 2014 年 7 月 29 日）：①肝右叶钙化灶；②子宫切除术后改变，双侧附件未见显示，请结合临床病史；③右上腹膜后占位性病变，考虑恶性，转移瘤或下腔静脉来源恶性肿瘤可能性大，病变累及下腔静脉、与右肾、十二指肠降段紧邻。术后腹部增强 CT（×× 医院 358584）：腹腔肿物切除术后，右侧腹膜后可见不规则形高密度影，密度不均匀增高，最大层面约为 33mm×41mm，与邻近输尿管关系紧密，其上输尿管及肾盂扩张，下腔静脉受压，局部显示欠清。胰腺大小、形态未见明显异常，其内密度均匀。增强扫描：未见明显强化。术后病理（本院 496013）：（腹腔）间叶来源肿瘤，结合免疫组化染色结果，大部分区域符合梭形平滑肌肉瘤，部分区域呈未分化高级别多形性肉瘤样改变，请结合临床。免疫组化染色结果：ER（ - ）、PR（ - ）、CD117（ - ）、DOG-1（ - ）、CD68（局 +）、SMA（ + ）、Desmin（ + ）、S-100（ - ）、H-Caldesmon（ + ）、Ki67（阳性率 50%）、CD34（ - ）。

入院诊断：腹腔平滑肌肉瘤（$T_3N_0M_X$）术后。

二、查房记录

（一）第一次查房

住院医师：患者于 3 年前体检发现腹部肿物，具体大小不详，不伴有腹痛、腹胀、恶心等不适症状，未行治疗，后定期复查，近日于 ×× 医院复查见腹部肿物明显增大，大小约 8.2cm×5.5cm。为求进步一治疗就诊于我院普通外科，于 2014 年 8 月 9 日在全麻下行腹腔肿物切除、下腔静脉部分切除、下腔静脉人工血管置换术。术后病理（本院 496013）：（腹腔）间叶来源肿瘤，结合免疫组化染色结果，大部分区域符合梭形平滑肌肉瘤，部分区域呈未分化高级别多形性肉瘤样改变。

主治医师：该患者主因腹腔平滑肌肉瘤（$T_3N_0M_X$）术后入院，术后 10 天复查腹部增强 CT（本院 CT358584）：腹腔肿物切除术后，右侧腹膜后可见不规则形高密度影，密度不均匀增高，最大层面约为 33mm×41mm，与邻近输尿管关系紧密，其上输尿管及肾盂扩张，下腔静脉受压，局部显示欠清。胰腺大小、形态未见明显异常，其内密度均匀。增强扫描：未见明显强化。考虑肿瘤残存，为行进一步治疗就诊我科。从目前检查来看，分期为 $T_3N_0M_X$ 期。为进一步明确病变范围、淋巴结情况及有无放化疗禁忌证，建议行 CT。

主任医师：根据病史、查体及辅助检查，可明确临床诊断为：腹腔平滑肌肉瘤（$T_3N_0M_X$）术后。该患病期晚，术后肿瘤残存，根据患者病情给予调强适形放疗同步紫杉醇联合吡柔比星，21 天周期化疗。考虑腹腔肉瘤的生物学特性及危及器官受量，放疗靶区剂量 PGTV 55Gy/25f，控制肿瘤进展，延长生存期。

（二）第二次查房

住院医师：患者症状、体征同前无明显变化。我院 2014 年 9 月 9 日 CT 示右肾前内侧，腰大肌前方软组织密度影，密度不均匀，下腔静脉显示不清，右肾盂扩张，输尿管上段与肿瘤分界不清并有扩张，肝实质密度均匀，片中腹腔淋巴结无增大。右侧腹膜后肿瘤术后复发，右侧输尿管上段扩张，右肾积水。

主治医师：根据第一次查房布置情况，各项工作均已就绪，交代病情后，患者及家属表示理解。向患者及家属充分交代病情及化疗可能并发症，取得理解合作，并签署知情同意书。安排行化疗，具体化疗方案为：紫杉醇 200mg，吡柔比星 60mg。放疗靶区为腹腔平滑肌肉瘤（$T_3N_0M_X$）术后残留肿瘤及淋巴引流区，剂量 PGTV 55Gy/25f。

主任医师：根据病史、查体及辅助检查，可明确临床诊断为：腹腔平滑肌肉瘤（$T_3N_0M_X$）术后。该患病期晚，术后肿瘤残存，根据患者病情给予调强适形放疗同步紫杉醇联合吡柔比星，21 天周期化疗。考虑腹腔肉瘤的生物学特性及危及器官受量，放疗靶区剂量 PGTV 55Gy/25f，控制肿瘤进展，延长生存期。

三、治疗经过

2014 年 9 月 17 日开始行同步放化疗，具体化疗方案为：紫杉醇 200mg，吡柔比星 60mg，共 4 个周期。放疗靶区为腹腔平滑肌肉瘤（$T_3N_0M_X$）术后残留肿瘤及淋巴引流区，剂量 PGTV 55Gy/25f（病例 42 图 1 至病例 42 图 4）。

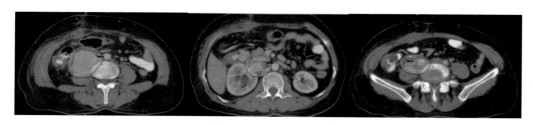

病例42图1　放疗靶区

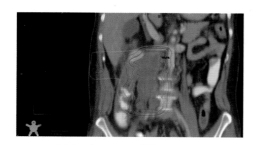

病例42图2　放疗靶区与计划

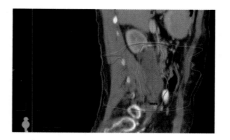

病例42图3　放疗靶区与计划

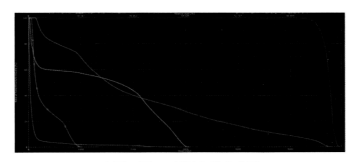

病例42图4　剂量曲线分布图

四、诊疗结局及随访

患者治疗结束后腹部肿物明显缩小，并维持不再增大，无明显不适。2016年12月22日复查腹部CT（病例42图5）：肝脏表面光滑，轮廓清晰，各叶比例适中，肝裂无明显增宽，肝下极见结节状钙化密度，肝内胆管未见扩张。胆囊大小、形态未见异常，其内未见异常密度影。脾脏不厚，脾下极见结节状钙化灶。胰腺平扫形态大小未见异常，内部密度均匀，未见异常密度影，胆总管、胰管未见扩张。腹膜后未见肿大淋巴结。右肾形态规整，右侧肾盂、输尿管移行处管腔扩张积水，管壁增厚，左侧肾脏大小、形态、密度未见异常，左侧肾盂及输尿管未见扩张，膀胱充盈良好，壁光滑，未见占位性病变。子宫及宫颈未见确切显示，残端未见明显软组织肿块影，宫旁及两侧盆壁未见明显软组织结节影，直肠未见明显异常，盆腔未见液体密度影。右肺下叶见团块状高密度影。诊断提示：肝下极钙化灶。脾下极钙化灶。右肾盂及输尿管上段改变，建议进一步检查。子宫及宫颈未见确切显示，请结合临床。

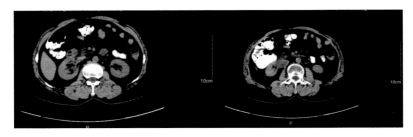

病例42图5　腹部CT

五、主要治疗经验

老年女性，下腔静脉血管平滑肌肉瘤 $T_3N_0M_X$，因肿瘤体积大，跨学科联合手术仍无法完整切除，为达到最佳局部控制，术后进行了同步放化疗。综合考虑肉瘤的放疗敏感性，正常器官：小肠、肾脏等的限量，放疗靶区范围和剂量确定为术后残留肿瘤及同侧淋巴引流区，剂量 PGTV 55Gy/25f，放疗期间同步阿霉素联合方案化疗。治疗结束后定期复查结果：肿瘤明显缩小，根据实体瘤疗效评价标准（RECIST 1.1），疗效评价：PR。随访至今肿瘤无进展，患者无消化系统、造血系统及泌尿系统急、慢性不良反应。

经验：血管内平滑肌肉瘤属于少见病例，相关国内外文献报道仅数百例。肿瘤一般生长缓慢，缺乏特异症状或体征，术前要做出准确诊断相当困难，最终要靠病理确诊。治疗以手术切除最有效，目前对于软组织肉瘤的最佳治疗方案还没有达成共识，放疗可作为切除不彻底或切除术后复发的首选治疗。术前放疗肿瘤缩小，将难切除的病灶转为易于切除。新辅助化疗和辅助化疗的作用有待于进一步确定。尽管对放疗和化疗价值有不同看法，但对包括免疫和基因在内的综合治疗应受到重视。血管平滑肌肉瘤尽管放化疗敏感性差，本病例术后残存病灶给予高姑息剂量放疗辅助紫杉醇＋阿霉素同步化疗，同步放化疗期间未发生Ⅱ级以上的血液系统及胃肠道不良反应（CTCAE 4.0）。患者仍然获得了 2 年的无进展生存，随访期间患者生存质量好，未发现远处转移。肉瘤患者大约有 50% 的病例不可避免地发生转移，肺是最常见的转移器官，对于这部分高危患者而言，后续辅助维持治疗及精准的免疫和基因治疗有望提高患者的无复发及转移生存期。

六、相关知识点

1. 外科治疗　尽管多种治疗方式的综合治疗已广泛应用于临床肿瘤学，外科手术依然是软组织肉瘤的首选治疗方式，是整体治疗决策的基础。外科手术的方式包括沿肿瘤假性包膜解剖的肿物去除术和包括不多周围组织的局部边缘切除术，这类手术依据报道肿瘤大小、深度、部位和组织分级的不同，复发率高达 60% ～ 90%。广泛的局部切除术则将肿瘤及周围一定范围的正常组织一并切除，依据扩大程度的不等，局部复发率一般报道为 25% ～ 50%。发生病变结构整体的根治性切除术，例如沿肌腔隙将病变所涉及的肌肉起始端整体切除，这类手术的局部失败率仅为 15% ～ 20%。对于病变已侵犯重要大血管和神经或骨，局部性手术已无法实施者，则需被迫接受截肢术，但仍可能有 5% ～ 15% 的局部复发率。

2. 放射治疗（RT）　可作为初始、术前或术后治疗。总放疗剂量取决于组织耐受性。新的放疗技术如近距离照射、术中放疗（IORT）、调强放疗（IMRT）可改善 STS 的治疗预后。近距离照射可在术中通过导管放置放射性粒源到瘤床。NCCN 专家组推荐术前放疗，因为术后放疗区域大于术前区域，特别是巨大肿物。研究表明，术前放疗的局部复发率低于术后放疗，特别是腹膜后 STS。术前放疗可能减少迟发毒性（纤维化、水肿和关节僵直）及术中肿瘤种植；还可能使肿瘤退化，假包膜变厚、无细胞，降低切除难度，降低复发风险。大部分机构的放疗区域包括全部术野。术前放疗的主要缺点是影响伤口愈合。术前放疗完成后距手术时间：手术需间隔 3 ～ 6 周，以等待急性反应消退，降低伤口并发症风险。对于接受术前放疗的患者，其治疗团队应加入整形科医生。术后放疗的远期治疗相关不良反应发生率高。切缘阳性患者中，术后放疗可提高局部控制率。切缘阳性患者伤口愈合后，可应用术后放疗增量 16Gy。但研究表明，因病灶邻近重要解剖结构、导致局灶切缘阳性的低级别 LPS 患者中，术后放疗增量不改善生存。因为迟发纤维形成、肿瘤细胞的增生，放疗时间不宜超过术后 8 周。决定术后放疗前应评估肿瘤局部复发风险和术后放疗毒性。

　　放疗有 2 种方案：①术前 50Gy 外照射治疗。然后手术、放置钛夹。估计切缘阳性者可进行术中放疗，R1 者剂量 10 ～ 12.5Gy，R2 者剂量 15Gy。不推荐术后外照射增量，如果有必要，可在经高度选择患者中进行术后放疗，将正常组织保护起来（组织置换，如大网膜或其他生物合成置换物），R1 者术后增量 16 ～ 18Gy，R2 者增量 20 ～ 26Gy；②在有经验的机构，术前对全部临床靶区（clinical target volume）采用 45 ～ 50Gy/25 ～ 28 次，同时使用剂量描绘同步集成增量到 57.5Gy、共 25 次放疗，范围覆盖到手术医生和放射肿瘤学家共同制定的高危腹膜后边缘区域，然后手术。此类患者不加术后放疗。

　　3. 立体定向放疗（stereotactic body radiation therapy，SBRT） 是另一种常用的外照射技术，主要包括 γ 刀、X 刀、射波刀、TOMO 刀等，常用于治疗较小的病灶，可以在肿瘤局部形成较高的照射剂量而周围正常组织受量很低。根据 SBRT 技术的特点，常用于导致脊髓侵犯、神经根受压等关键部位肿瘤的治疗，治疗效果优于外照射治疗，应用 SBRT 治疗进展缓慢的孤立性远处转移灶有较好的近期疗效。大分割的放疗方式改变了既往放射生物学的观念，增加了肿瘤的控制率。

　　4. 组织间近距离照射 近十年来组织间插植治疗更多地应用于软组织肉瘤的术后照射，同样取得了很好的局部控制效果，尤其是对于组织学高分级的肉瘤。当外科实施广泛切除术时，手术切缘至少应包括病变边缘外 2cm 范围的组织，然而实际病灶状况的分析认为，60% 以上的情况下，当靠近神经、血管、涉及骨间膜和重要筋膜时均难以完成上述操作而使根治性切除不够完全，这将增加局部复发风险。

　　5. 术前放疗联合加温治疗 对于大肿瘤、高分级的肢体软组织肉瘤，行保肢手术常常会发生困难，常采用术前放疗、术前放化疗或术前加温治疗联合放疗以期提高肿瘤的手术完全切除率，扩展手术加放疗所取得的局部控制疗效，并希望可以改善远期的生存率。处于疯狂增值状态的肿瘤细胞更易于受到热的损伤而导致死亡，其致死性和亚致死性损伤的程度与加热的温度和持续时间呈正相关关系。

　　6. 当我们推断软组织肉瘤的死亡率时，应当首先逆向分析一下其死亡原因，尽管某些原发病灶的特殊部位具有破坏的致死性，但对于多数病例而言，无法遏制的转移构成主要的直接死因。

7．肢体软组织肉瘤治疗相关的急性并发症包括皮肤及皮下组织的放射性红斑、水肿、干性或湿性放射性皮炎、伤口的不愈、感染和坏死、皮瓣剥脱、局部的感觉异常和疼痛。晚期损伤则包括不同程度的皮肤及软组织的纤维化或溃疡、血管狭窄、纤维化和闭锁、外周神经损伤及部分功能的丧失、放射性骨髓炎和骨折、关节功能障碍和肢体淋巴结水肿。

参考文献

[1] 张志贤，等.阴茎癌的放射治疗与综合治疗.中华肿瘤杂志［J］，1980，2（3）：227

[2] 寿建忠，马建辉，毕新刚，等.阴茎癌淋巴结转移的治疗［J］.实用癌症杂志，2000，15（3）：308-310

[3] 陈贵平，赵阳，范永田，等.阴茎癌84例临床分析［J］.现代泌尿外科杂志，2003，8（3）：164-165

[4] 杨庆，王林辉，孙颖浩，等.阴茎癌外科治疗36例分析［J］.肿瘤学杂志，2005，11（7）：285-286

[5] Staubitz WJ，Lent MH，Oberkircher OJ.Carcinoma of the penis［J］.Cancer，1995，68：371-378

[6] 倪速.眼部解剖组织学及其临床应用［M］.上海：上海医科大学出版社，1993，148-166

[7] 周宗玫，张志贤.脉络膜转移癌的治疗［J］.中华放射肿瘤学杂志，2000，9（1）：58-60

[8] Ferry AP，Font RL.Carcinoma metastatic to eye and orbit：a cliniopathologic study of 227 cases［J］.A rchophthalmol，1974，92（4）：276-278

[9] Shields CL，Shields JA，G ross NE，et al.Survey of 520 eyes with uvealmetastases［J］.Ophthalmology，1997，104（8）：1265-1276

[10] Rosset A，Zograf os L，Coucke P，et al.Radiotherapy of choroidal metastases［J］.Radiother Oncol，1998，46（2）：263-268

[11] Shields CL，Shield JA，Potter PD，et al.Plaque radiotherapy for themanagement of uveal metastasis［J］.A rch O pht halmol，1997，115（2）：203-209

[12] Arepalli S，Kaliki S，Shields CL.Choroidal metastases：Origin，features，and therapy［J］.Indian J Ophthalmol，2015，63（2）：122-127

[13] Dawood S，Ueno NT，Valero V，et al.Differences in survival among women with stage Ⅲ inflammatory and noninflammatory locally advanced breast cancer appear early［J］.Cancer，2012，118（4）：1171-1172

[14] Bertucci F，Finetti P，Rougemont J，et al.Gene expression profiling identifes molecular

subtypes of inflammatory breast cancer [J].Cancer Res, 2005, 65（6）: 2170-2178

[15] LehmanHL, Dashner El, Lucey M, et al.Modelingand character-ization of inflammatory Breast cancer emboli grown in vitro [J].Int J Cancer, 2013, 132 （10）: 2283-2294

[16] Rosenthal DT, Zhang J, Bao L, et al.Rho Cimpactsthe metastatic potential andabundance of breast cancer stem cells [J].PLoSone, 2012, 7（7）: e40979

[17] Robertson FM, Petricoin IE, Van Laere SJ, et al.Presence of ana-plastic lymphoma kinase in inflammatory breast cancer [J].Spri-ngerplus, 2013, 2: 497

[18] Hurley J, Doliny P, Reis I, et al.Docetaxel cisplatin and trastu-zumab as primary systemic therapy for human epidermal growth factor 2-positive locally advanced breast cancer [J].J Clin On-col, 2006, 24（12）: 1831-1838

[19] Panades M, Olivotto IA, Speers CH, et al.Evolving treatment strategies for inflammatory breast cancer: a population-based survival analysis [J].J Clin Oncol, 2005, 23（9）: 1941-1950

[20] Boussen H, Massimo C, Tal Z.Phase Ⅱ study to evaluate the efficacy and safety of neoadjuvant lapatinib plus paclitaxel in patients with inflammatory breast cancer [J]. J Clin Oncol, 2010, 28（20）: 3248-3255

[21] Davies C, Pan H, Godwin J, etal.Long-term effects of continuing adjuvant tamoxifen to 10 years versus stopping at 5years after di-agnosis of oestrogen receptor-positive breast cancer: ATLAS [J]. Arandomised trial.Lancet, 2013, 381（9869）: 805-816

[22] Chen Jingyu, Zhang Yue, Zhang Qingyuan.Molecular clinical features and advances in treatment of inflammatory breast cancer [J].Modern oncology, 2016, 24（20）: 3331-3334